T0244213

IMÁGENES
QUE CURAN

CHAMANISMO Y MEDICINA MODERNA

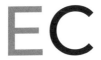

EC

EDITORIAL CÁNTICO
COLECCIÓN LA FLORESTA
DIRIGIDA POR RAÚL ALONSO

cantico.es · @canticoed

© Editorial Almuzara S. L., 2023
Editorial Cántico
Parque Logístico de Córdoba
Carretera de Palma del Río, km. 4
14005 Córdoba
© Jeanne Achterberg, 1985
Publicado bajo acuerdo con Shambhala Publications Inc.
© de la traducción: José Daniel García, 2023

ISBN: 978-84-19387-55-4
Depósito legal: CO 949-2023

JEANNE ACHTERBERG

IMÁGENES QUE CURAN

CHAMANISMO Y MEDICINA MODERNA

EDITORIAL CÁNTICO

COLECCIÓN LA FLORESTA

AGRADECIMIENTOS

Este libro pertenece a Frank Lawlis, mi marido, que lo engendró en todos los sentidos. Fue algo circunstancial que me convirtiera en la escriba de la aventura. Los viajes a través del mundo chamánico, la búsqueda de principios científicos para apoyar los datos que habíamos reunido, las réplicas en laboratorio del material que se alejaba mucho de la psicología y la medicina contemporáneas, todo forma parte de nuestra estrecha relación personal y profesional. Él es, ante todo, un científico, el papel del chamán fue asumido mutuamente en pos de los más crudos descubrimientos científicos. Y, por mucho que respete sus excelentes habilidades como estadístico y sus juicios sensibles como clínico, también puedo confiar en mis propias y similares observaciones.

Nos damos mutuamente valor y apoyo para adentrarnos en las regiones no autorizadas de la conciencia, y confiamos en que la dirección es buena.

Quiero dar las gracias a las personas que han hecho un hueco en sus vidas durante los últimos años para que yo pudiera permitirme el lujo de investigar y escribir. Siempre guardaré el grato recuerdo de escribir con fervor para cumplir los plazos, levantando la vista periódicamente para ver el cambio de las estaciones en nuestros hermosos bosques. El tiempo ha sido un regalo.

Hay que agradecer a mis hijos sus contribuciones especiales: Barry, que me mantuvo en sintonía con el presente y toleró mi distracción con respecto a las tareas de la vida diaria, y Lee Ann, que se tomó la tediosa y poco gratificante tarea de elaborar la bibliografía del libro. También agradezco enormemente el trabajo de revisión del manuscrito y el apoyo emocional de Barbara Peavey y Maggie Marrero.

Expreso mi gratitud al profesorado y a los recursos del Departamento de Ciencias de la Rehabilitación. En muchos sentidos, el departamento sigue siendo un baluarte de la clásica –aunque, por desgracia, escasa– libertad académica. Al tratar con personas a las que a menudo se considera casos desesperados, con personas cuyas vidas se ven completamente alteradas por su discapacidad física, ninguna dirección del pensamiento que pueda mejorar la condición humana se considera una indagación indebida.

Los estudiantes han sido especialmente útiles en su disposición a escuchar, ofrecer comentarios y leer partes del manuscrito. Nan Wells y David Casey son dignos de elogio por sus grandes esfuerzos.

Tres personas merecen ser mencionadas como grandes influencias, no sólo en mi trabajo, sino también en la dirección de la evolución cultural. En primer lugar, aprendí de Huston Smith, filósofo y maestro, lo necesario que es mirar más allá de las insignificantes diferencias de doctrina en busca de los hilos de verdad y validez en el punto de vista espiritual y, de hecho, cómo nosotros, como científicos, no podemos sustraernos a la relevancia de ese punto de vista a la hora de ejercer nuestro oficio. En segundo lugar, en innumerables ocasiones durante la última década, he recibido un empujoncito en mi camino personal, o un nuevo giro en mi investigación, y he mirado hacia atrás en el tiempo sólo para ver a Larry LeShan ya allí, con las gafas colgadas del cuello, riendo, blandiendo su mente machete para abrir el camino. Y por último, Michael Hamer entró en nuestras vidas recientemente y ha ayudado a colocar muchas de las piezas con su maravilloso enfoque académico y experiencial de las formas antiguas. Y de todos ellos, he aprendido tal vez la lección más importante de todas: la necesidad de ser capaz de encontrar humor en el Orden Divino.

Un reconocimiento muy especial a Virginia Hine, querida amiga y mentora, cuya presencia suavemente sentida sigue ejerciendo su gran influencia en mis pensamientos. La concepción del libro surgió de discusiones nocturnas y decenas de cartas que no tenían nada que ver con la ciencia, los chamanes o la medicina, o eso creíamos. Más bien, tenían que ver con las relaciones entre personas que sentían un amor especial el uno por el otro, como Frank y yo, y como ella y su marido. Lo llamábamos un "vínculo total" y se formó una red de almas afines, con Virginia –antropóloga cultural, siempre– a la cabeza. El doloroso y extático desdoblamiento y envoltura de uno mismo en la otra persona y viceversa, el reconocimiento de haber sido cortado de la misma tela y saber muy bien una inseparabilidad eterna nos llevó a todos a reexaminar nuestras visiones personales de la realidad. A través de los mitos y leyendas, las grandes enseñanzas espirituales y los nuevos avances de la ciencia nos llegaron indicios de la textura de esta enorme perplejidad. El material que aquí se presenta fue hallado como parte vital de esa exploración.

INTRODUCCIÓN

Lo imaginario siempre ha desempeñado un papel fundamental en medicina. ¿Qué es lo imaginario? Lo imaginario es el proceso de pensamiento que invoca y utiliza los sentidos: la visión, la audición, el olfato, el gusto, los sentidos del movimiento, la posición y el tacto. Es el mecanismo de comunicación entre la percepción, la emoción y el cambio corporal. Causa principal tanto de la salud como de la enfermedad, la imagen es el mayor y más antiguo recurso curativo del mundo.

La imaginación, o la sustancia de la imaginación, afecta íntimamente al cuerpo, tanto a niveles aparentemente mundanos como profundos. Los recuerdos del olor de un amante despiertan la bioquímica de la emoción. El ensayo mental de una presentación de ventas o una carrera de maratón evoca cambios musculares y mucho más: sube la tensión arterial, cambian las ondas cerebrales y se activan las glándulas sudoríparas. Debido a este pronunciado efecto que la imagen tiene sobre el cuerpo, cede poder sobre la vida y la muerte, y desempeña un papel clave también en los aspectos menos dramáticos de la vida.

En las sociedades primitivas, el brujo sacude los huesos y pronuncia una maldición. El corazón de la víctima palpita, su temperatura desciende y la muerte sobreviene rápidamente. La autopsia demostraría que el maleficio ha provocado la parada del organismo, una muerte del sistema nervioso parasimpático, como la llamarían los fisiólogos. La víctima muere, no de miedo, sino de desesperación, del trabajo vívido de la imaginación.

Un enfermo terminal de cáncer acude al santuario de Lourdes, Francia. Una mujer con artritis reumatoide grave cruza la frontera con México para recibir una terapia que, según las autoridades estadounidenses, no está probada y, por tanto, es ilegal en este país. Una pareja, sin hijos desde hace tiempo, visita por primera vez la clínica de infertilidad de una famosa facultad de medicina. En cada uno de los casos, se han documentado cambios positivos en la afección en cuestión que precedieron al tratamiento o acompañaron a lo que podría calificarse de intervención médicamente inútil. Pacientes de todo el mundo reciben placebos de un tipo u otro. A menudo muestran disminuciones del dolor, las náuseas, la ansiedad e incluso en las células tumorales. No sólo cambia su actitud, sino que su bioquímica también ha sufrido una transformación. Lejos de ser el engaño de inocentes y malintencionados, los placebos y el poder de la sugestión suelen funcionar mejor en personas que necesitan y quieren curarse.

La característica común de estos acontecimientos –los ensayos mentales, las maldiciones vudú, las visitas a santuarios religiosos o médicos y la respuesta a los placebos– es que todos ellos sirven para alterar las imágenes o las expectativas que las personas tienen respecto al estado de su salud. Y al hacerlo, las imágenes provocan profundos cambios fisiológicos, un hecho que no debe quedar oculto por el glamour de la medicina moderna. A pesar de los avances tecnológicos, siempre tendremos que lidiar con este vasto complejo de expectativas, creencias, motivaciones y el papel a veces beligerante, a veces milagroso, de la imaginación.

Hay poca discusión sobre el poder negativo de la imaginación para la salud. La aceptación de esta idea procede sin duda de la investigación ampliamente difundida sobre el estrés y la enfermedad, así como de la observación personal y la intuición. La mayoría de la gente parece haber reconocido al menos una conexión tentativa entre los factores causales que emanan de su estado de ánimo y la posterior observación de resfriados o infecciones u otras pruebas de una menor resistencia a la enfermedad. Lo que no se ha propuesto con frecuencia en los tiempos modernos es que lo contrario también debe ser cierto. Dado que la naturaleza crea pocos pasajes unidireccionales, si podemos enfermar por nuestro mal comportamiento, incluso morir por maleficios y corazones rotos, entonces también debemos ser capaces de curarnos a nosotros mismos.

La renovación de la atención prestada a la imaginación como aspecto antiguo y potente de la curación contribuirá a que esta década haya iniciado los avances más espectaculares que el mundo haya visto jamás en el campo de la medicina. Las fuerzas responsables de estos cambios representan una gran confluencia de teología, psicología, medicina y antropología, y están encarnadas en los personajes del científico y el chamán.

Esta celebración de la conciencia, del poder de la psique humana y de la imaginación como esencia del universo está ganando impulso incluso en círculos académicos poco probables. La medicina no es el objetivo, ni siquiera la causa, de estos grandes cambios, pero se beneficia de ellos. En ninguna parte hay una manifestación tan concreta de la materia ilusoria que es la mente y el alma como en el cuerpo humano. Es allí, en el cuerpo, en su estado de relativa salud o enfermedad, donde se representa la armonía de la persona con el cosmos. El cuerpo no tiene secretos; nunca miente. Ni los pecados de omisión y comisión en el entorno, ni los pensamientos pasados y presentes, pueden pasar sin dejar su huella corpórea. El tratamiento de este complejo paisaje del pensar, sentir y ser ha sido competencia de la medicina, para bien o para mal. Y es en el campo de la medicina donde los nuevos desarrollos, las nuevas comprensiones de los poderes de la imaginación, tendrán su fuerza más directa.

Del estudio de la imaginación como sanadora han surgido temas definidos, relacionados con dos formas básicas en las que se cree que la imagen influye positivamente en la salud. La primera es lo que he denominado imaginario preverbal. En este caso, la imaginación actúa sobre el propio ser físico. Las imágenes se comunican con los tejidos y órganos, incluso con las células, para producir un cambio. La comunicación puede ser deliberada o no. Es preverbal en el sentido de que probablemente evolucionó mucho antes que el lenguaje y utiliza diferentes vías neuronales para la transmisión de información. El segundo tipo de imágenes curativas es el transpersonal, que incorpora el supuesto de que la información puede transmitirse de la conciencia de una persona al sustrato físico de otras.

En la actualidad, el método científico es mucho más aplicable al estudio de las imágenes de tipo preverbal. Los fenómenos preverbales pueden describirse utilizando hechos derivados de la fisiología, la anatomía, la química y las ciencias del comportamiento. La proposición puede probarse, y se ha probado, utilizando el método científico. En cambio, el imaginario transpersonal requiere la existencia de canales de flujo de información que no han sido identificados por las herramientas de la ciencia. Por lo tanto, la validación de las imágenes transpersonales debe buscarse en los tipos más cualitativos de datos observacionales recogidos por los antropólogos, teólogos, historiadores de la medicina y otros, así como en la especulación intuitiva y filosófica. El mayor apoyo a esta teoría proviene de la tenacidad con la que los humanos se han aferrado a la creencia en la curación transpersonal, y se han visto reforzados en ese sistema de creencias, durante al menos 20.000 años.

Aunque la dicotomía de la imaginería en modos transpersonales y preverbales es útil para describir y comprender los sistemas de curación, sólo es correcta a grandes rasgos. Los dos tipos se entremezclan en la práctica y en la realidad, y existe una gran variedad en la aplicación de ambos. Sin embargo, la complejidad de describir la imagen no termina en su categorización.

En las siguientes páginas aparece una improbable mezcla de arte y ciencia, historia y medicina. Como cabía esperar en la búsqueda del conocimiento de uno de los grandes enigmas de la naturaleza humana, desvelar las dimensiones de la imaginación ha exigido recorrer múltiples vías. Algunas eran francamente extrañas, otras ofrecían solo pistas tenues, otras eran tan encantadoras que resultaba difícil alejarse del todo. Este libro es la historia de mi búsqueda, que ha girado en torno a la idea de la imaginación como sanadora, tejiendo hilos de metáfora y tocando una y otra vez la primacía de la conciencia como hecho de la existencia humana.

Comenzaré en el capítulo 1 contando la historia de los chamanes intentando tratar su perspectiva de forma adecuada, pero con una mirada científica. Al describir la imaginación y la curación, parecía lógico acercarse a los conocimientos de estos expertos reconocidos desde hace mucho tiempo.

El chamanismo es la medicina de la imaginación. El chamán es omnipresente en todas las épocas y en todo el mundo. El chamanismo es y ha sido el tipo de medicina más practicado en el planeta, sobre todo para las enfermedades graves. Se dice que los chamanes comprenden, en un sentido espiritual, el nexo entre la mente, el cuerpo y el alma. Su principal tarea siempre ha sido curar a su pueblo de los males de la humanidad, sea cual sea la forma que adopten. Los chamanes afirman tener habilidades especiales para viajar a los planos de la imaginación donde es posible curar el cuerpo y sanar el planeta.

La mayor parte de la tradición chamánica es tan ajena a los mitos de la medicina contemporánea que hace tiempo que se descartó por ser demasiado fantasiosa e insostenible para la humanidad sensata, civilizada y racional del siglo XX. Sin embargo, las prácticas de salud chamánicas han seguido prosperando (o al menos sobreviviendo) junto a la corriente principal del pensamiento médico.

El concepto tradicional de chamanismo lo situaría dentro de la clasificación de curación transpersonal, y es sobre esa cuestión sobre la que los chamanes han establecido su reputación. Sin embargo, la imaginería preverbal también desempeña un papel importante. El trabajo ritual de los chamanes tiene un efecto terapéutico directo en el paciente al crear imágenes vívidas e inducir estados alterados de conciencia que conducen a la autocuración. Los conceptos chamánicos de la enfermedad y la implicación de la comunidad en la curación también merecen consideración en estos tiempos en los que la enfermedad se ha convertido en una entidad separada de su huésped y de las circunstancias del entorno.

En el capítulo 2, se exploran más a fondo las pruebas cualitativas e históricas de lo imaginario como herramienta curativa, en concreto en la medida en que se encuentra firmemente arraigada en el linaje de la medicina occidental. Asclepio, Aristóteles, Galeno e Hipócrates, considerados los padres de la medicina, utilizaron lo imaginario tanto para el diagnóstico como para la terapia. Sus sensibles observaciones sobre la capacidad de la imagen tanto para curar como para matar constituyeron un legado que los médicos creativos del Renacimiento aprovecharon plenamente.

Dado que todos estamos muy influidos por la herencia anglosajona, he incluido un análisis de aquellas tradiciones curativas de Inglaterra y Europa que reflexionaban sobre la imaginación. Durante varios cientos de años, la Iglesia católica funcionó como la autoridad en materia de salud. Los tratamientos que la Iglesia sancionaba eran peregrinaciones y rituales que seguían teniendo la mancha pagana del chamanismo, aunque los dioses diferían. La Iglesia primitiva y medieval incorporó los antiguos métodos griegos de curación en templos especiales dedicados a la premisa de que la visión y los sueños contenían semillas de conocimiento sobre la salud.

Varios estudiosos opinan que las verdaderas raíces del chamanismo en la civilización occidental se encuentran en las prácticas de las mujeres sabias, consideradas las máximas proveedoras de lo sobrenatural y, por tanto, de la imaginación. En la época celta eran sacerdotisas, pero sus sucesoras fueron condenadas como brujas. El reflujo y la disolución final de la influencia de las mujeres en la medicina y la ciencia fueron fundamentales para alejar la curación de las virtudes femeninas clásicas de la crianza, la intuición, la empatía y la emocionalidad, todas ellas consideradas amenazas e impedimentos para el progreso del nuevo orden científico. Sin embargo, médicos, curanderos y la Iglesia tomaron prestados y mantuvieron durante generaciones sus conocimientos específicos.

Esta historia de las prácticas sanitarias es fascinante en sí misma, pero lo más importante es que nos sirve de base: nos dice que la imaginación siempre ha sido parte integrante del proceso de curación, independientemente del disfraz cultural. A lo largo de la historia, los dones de la imaginación han prevalecido sobre la farmacia y la cirugía, y los más hábiles en el manejo de los poderes de la imagen han sido los primeros en la jerarquía de la curación. La era científica puso fin a esta aclamación.

Solo recientemente ha vuelto a ser casi respetable plantear (y responder) preguntas sobre la mente y la medicina. El capítulo 3 describe el trabajo de aquellos que se dedican a estas cuestiones y que podrían denominarse chamanes/científicos. Han estado y están en medio de la medicina convencional, y han combinado las antiguas sabidurías con la tecnología moderna. En su mayor parte, estos practicantes no son ajenos al terreno del espíritu y, con su ayuda, las prácticas humanistas y naturalistas están volviendo gradualmente de los márgenes de la medicina.

A partir de temas tan diversos como la hipnosis, la terapia autógena, la retroalimentación biológica, la práctica médica general y la respuesta placebo, parece que la imaginación entra en la atención sanitaria de formas no muy distintas a las descritas en la historia de la curación. En primer lugar, forma parte de toda la asistencia sanitaria, en el sentido de que cada interacción con el personal sanitario, cada diagnóstico y tratamiento, crea algún tipo de imagen en la mente del paciente. Estas imágenes, por sí solas, pueden cambiar el curso de la enfermedad. En segundo lugar, las imágenes vuelven a utilizarse como diagnóstico. Debido a su íntimo contacto con el cuerpo físico, las imágenes parecen expresar una sabiduría corporal, una comprensión tanto del estado como del pronóstico de la salud. En tercer lugar, las imágenes se utilizan como terapia, su aplicación más controvertida. Por último, la imaginación se emplea para ensayar sistemáticamente acontecimientos que provocan ansiedad, como el parto natural y el doloroso tratamiento de quemaduras graves.

Antes de pasar a la investigación y la práctica innovadoras que probablemente se convertirán en la base de la medicina del futuro, relato las pruebas de la imaginación y la salud, contadas desde el lugar especial de observación del científico. Los hallazgos científicos no explican en absoluto la eficacia de la imaginación en la salud, sino que describen los hechos de diferentes maneras. El estudio de la imaginación, que implica la verificación externa de acontecimientos intrínsecos y privados, es especialmente susceptible a la naturaleza caprichosa de las necesidades personales, así como a las debilidades de los seres humanos a la hora de informar sobre tales acontecimientos. Por lo tanto, el método científico no sólo es necesario, sino absolutamente crítico para obtener información precisa, reproducible y válida, que pueda utilizarse en un sentido productivo en el ámbito de la salud.

La ciencia, cuando se practica bien, es un ballet de descubrimientos, un elegante complemento para el resto del conocimiento del mundo. Y lo que es más importante, prohíbe el autoengaño, lo que distingue los métodos científicos de observación de otras formas de buscar información.

Incluso con las salvaguardas de los métodos científicos, las descripciones que el científico (al igual que el chamán) hace de la imaginación y el proceso de curación son mitos. Científicos, artistas, místicos y poetas siguen utilizando sus propios medios especiales para describir la imaginación. Pintan cuadros en el lienzo de su elección. Las historias que nos llegan de la ciencia no son ni más ni menos ciertas que las de las grandes tradiciones culturales, pero difieren tanto en los métodos utilizados para obtener y ver los datos como en el nivel al que se da la descripción.

Utilizando información de las ciencias básicas, en capítulo 4 he descrito la transición de las imágenes mentales al cambio físico, o de la mente a la materia, según algunos.

Aunque es evidente que las respuestas no están del todo claras, se dispone de suficiente información procedente de la neuroanatomía y la fisiología, así como de la bioquímica, para corroborar la existencia de las vías. Las imágenes, de hecho, todos los pensamientos, son acontecimientos electroquímicos que están intrincadamente entretejidos en el tejido del cerebro y del cuerpo.

Al considerar la ciencia y la imaginación, nos enfrentamos a los hechos de diferentes niveles de descripción, todos ellos obtenidos con el método científico. Las ciencias sociales y del comportamiento también han estudiado la función de la imaginación en los sistemas curativos, pero en términos del comportamiento del individuo y en el contexto del medio social. Su posición es digna de mención y se describe en el capítulo 5. En lugar de considerar la imaginación en un sentido místico (como harían los chamanes) o como un fenómeno fisiológico o bioquímico, se convierte en un constructo hipotético, una no-cosa, que sólo se mide a través del comportamiento observable de las personas y sus sociedades.

El análisis de la imagen tiende a girar en torno a acontecimientos psicológicos, más que fisiológicos. Gracias a estos científicos, nos damos cuenta de la importante distinción entre enfermedad y dolencia, siendo la primera el impacto personal único de la patología mental o física, y la segunda la patología en sí. Lo más probable es que se considere que las técnicas que utilizan la imaginación para lograr la salud afectan a la enfermedad, pero no necesariamente a la dolencia. De los científicos del comportamiento, en particular, procede una gran cantidad de trabajos experimentales y aplicaciones estudiadas de la imaginación como terapia en los trastornos psicológicos.

En el capítulo 6, he concluido con información sobre la vanguardia de la salud: el campo de la inmunología. Cada vez se sabe más sobre este magnífico sistema de defensa, y parece que las principales enfermedades de la humanidad podrían vencerse si se pudiera entrenar al sistema inmunitario para que funcionara eficazmente. Las enfermedades del sistema inmunitario incluyen el cáncer, las alergias, las infecciones, los trastornos autoinmunitarios como la esclerosis múltiple y la artritis reumatoide, y una multitud de otras afecciones que son consecuencia de un sistema inmunitario lento o hiperactivo.

Tenemos un esfuerzo de investigación de treinta años de científicos como Walter Cannon, Hans Selye, y muchos otros, mostrando el potencial del estrés para obstaculizar la función inmune. Hay una serie tras otra de ensayos con animales de los laboratorios más respetados del mundo que demuestran que, en condiciones de estrés, el sistema inmunitario comprometido puede provocar enfermedades o incluso la muerte. Incluso se acepta cada vez más la idea de que el estrés exacerba el crecimiento del cáncer en los seres humanos, desencadena brotes en pacientes con artritis reumatoide y envía a los asmáticos a urgencias para que les administren oxígeno. El estrés está implicado como factor tanto en la aparición como en la exacerbación de todas las enfermedades autoinmunes, aquellas en las que el sistema inmunitario ya no puede distinguir entre lo propio y lo ajeno, entre amigo y enemigo.

Afortunadamente, aunque el sistema inmunitario se ve agredido violentamente por muchos tipos de comportamientos y pensamientos, existe información que también puede potenciarse y programarse mediante actos conscientes. Según las nuevas investigaciones, diversas técnicas – imágenes específicas, sentimientos positivos, sugestiones, aprender a responder a los factores estresantes de forma relajada– tienen el potencial de aumentar la capacidad del sistema inmunitario para contrarrestar las enfermedades.

Estudios muy actuales han demostrado que el propio sistema inmunitario está bajo el control directo del sistema nervioso central, en particular de las zonas del cerebro implicadas en la transmisión de la imagen al cuerpo.

Existe una profunda relación entre el cerebro, el comportamiento, los factores psicológicos y el sistema inmunitario, aunque aún no se ha especificado la naturaleza exacta de la relación. Las nuevas terapias conductuales que ponen de relieve la imaginación, como la imaginación guiada, la hipnosis, la biorretroalimentación, todas ellas con un claro tinte chamánico, han demostrado influir en la inmunología en situaciones de prueba controladas.

Hay drama aquí, cuando los elusivos misterios de la mente humana comienzan a revelarse, un drama sin parangón en el campo de batalla, en el espacio, en la política o en cualquier otro ámbito. El paradigma científico cambia, las metáforas se mezclan. Es un buen momento para vivir.

I

EL CHAMÁN: MAESTRO SANADOR
DE LOS REINOS IMAGINARIOS

No sé lo que aprendiste de los libros, pero lo más importante que aprendí de mis abuelos fue que hay una parte de la mente que no conocemos realmente y que es esa parte la más importante a la hora de enfermar o mantenernos bien.

THOMAS BIGOTESLARGOS,
hombre-medicina navajo de 100 años.

E L trabajo de los chamanes se desarrolla en el reino de la imaginación, y su pericia para utilizar ese terreno en beneficio de la comunidad ha sido reconocida a lo largo de la historia. "Se trascienden las limitaciones de tiempo y espacio. Las rocas y las piedras hablan. Los hombres se convierten en animales y los animales en hombres. Es un mundo repleto de simbolismo arcaico, en el que el chamán viaja a lo largo y ancho del universo o alrededor de la luna en misiones de suma importancia para su pueblo"[1].

Desde los albores de la civilización, estos viajes se han realizado para experimentar al Creador, buscar la sabiduría y curar las dolencias del cuerpo. Me centraré aquí en el aspecto curativo, describiendo el fenómeno en la alegoría del chamán y del científico. Para que la curación con la imaginación tenga alguna vez un impacto en la práctica de la medicina moderna, primero debe medirse y describirse con los criterios de la ciencia. Por otro lado, no debemos ignorar la sabiduría de los chamanes. Los chamanes tienden a creer que las explicaciones occidentales de su medicina o son muy ofensivas o rozan la estupidez. Según Bergman en su descripción de los Navajo, las explicaciones de los chamanes de por qué funciona su medicina, "en caso de que tengan ganas de dar alguna, tienden a ser insatisfactorias para nosotros, ya que se basan en lo sobrenatural"[2]. No se debe privar a la medicina chamánica de su significado pretendiendo que es algo que no es, o considerándola como una forma bastarda y primitiva de ayuda médica y psicológica, destinada a apaciguar a los nativos ignorantes. Probablemente no sea demasiado perjudicial llamar a lo que hacen los chamanes "psicoterapia", o una salida para los vínculos personales aberrantes, o decir, en el mejor de los casos, que proporcionan una base para la creación de redes de la comunidad. Este etiquetado podría promover la buena voluntad hacia la preservación de estas prácticas ancestrales. Sin embargo, los caminos del chamán son ante todo espirituales. Es aquí, como "técnicos de lo sagrado"[3] donde reside su pericia y donde se mide su éxito según los criterios de sus propias culturas.

El actual interés generalizado por las prácticas chamánicas, que a menudo se manifiesta como una reverencia acrítica hacia todo lo que esté vagamente relacionado con la cultura nativa, debe reflejar sin duda el anhelo de una inclusión espiritual más humana en la medicina moderna. Se podría decir que la Rueda Medicinal de la civilización occidental ha mirado al norte durante demasiado tiempo, con mucho conocimiento pero poco sentimiento.

¿QUÉ ES EL CHAMANISMO?

Chamán es una palabra derivada del ruso *saman*. Weston La Barre, distinguido catedrático de antropología de la Universidad de Duke, señala que el chamán es el profesional más antiguo del mundo, y el ancestro del que descienden tanto el médico como el sacerdote moderno. "El chamán fue el artista, bailarín, músico, cantante, dramaturgo, intelectual, poeta, bardo, embajador, consejero de jefes y reyes, animador, actor y payaso, curandero, mago de teatro, malabarista, juglar, cantor popular, hombre del tiempo, artesano, héroe de la cultura y embaucador-transformador original"[4]. Mircea Eliade, autor de obras clásicas de antropología y teología, ha revisado la vasta literatura sobre el chamanismo, y encuentra a los chamanes caracterizados como sacerdote, médico, mago, hechicero, exorcista, líder político, psicótico y montesinista[5].

El concepto popular de chamanismo suele referirse a la práctica de cualquier tipo de curación no médica, popular o mentalista, o a cualquier sistema de salud que no incorpore la medicina occidental. Las palabras "brujo" y "curandero" suelen utilizarse indistintamente como equivalentes a "chamán", pero esta es una interpretación incorrecta. Un chamán puede tener conocimientos de herboristería o de medicina, de crisis o traumas, pero, en el sentido antropológico más estricto, los chamanes son aquellos individuos que se distinguen por prácticas particulares de éxtasis o estados alterados de conciencia. Durante estos estados, ascienden al cielo o descienden al inframundo de la imaginación. El viaje chamánico se centra en la obtención de poder o conocimiento para ayudar a la comunidad, o en la curación; aunque la enfermedad y, por tanto, la cura, pueden ser muy diferentes de lo que se reconoce como tal en la medicina convencional.

Eliade y otros consideran el chamanismo como un sistema de curación que implica técnicas para entrar e interpretar el paisaje de la imaginación que se encuentra durante el viaje, o el "vuelo mágico"[6]. La consecución de un estado de éxtasis (o trance, o estado alterado de conciencia) se considera un aspecto universal de la práctica chamánica, pero ciertamente no todos los extáticos son considerados chamanes. De hecho, el éxtasis chamánico ha sido identificado como una categoría muy específica y especial de estado alterado, en el que se puede entrar y del que se puede salir a voluntad[7].

Además, se identifica al chamán como alguien que tiene espíritus guardianes (también llamados a veces animales de poder, espíritus ayudantes, tutelares, tótems o fetiches), de los que se obtiene poder y conocimiento. Sin embargo, no todos los que reclaman estos espíritus son chamanes, y los profanos pueden tener espíritus similares que no les han conferido poder chamánico, o pueden estar en posesión de espíritus menores, o sólo de un número menor de ellos[8]. Aunque los espíritus ofrecen protección tanto al profano como al chamán, su uso para curar a otros o para la adivinación es normalmente competencia exclusiva del chamán[9].

El chamán, por tanto, se define tanto por sus prácticas como por su intención: La práctica chamánica implica la capacidad de entrar y salir de un estado especial de conciencia, una noción de complejo de espíritu guardián, y tiene el propósito de ayudar a los demás[10]. La característica más distintiva del trabajo chamánico a los efectos del presente tratado es que a los chamanes se les ha reconocido a lo largo de la historia registrada de la especie humana la capacidad de curar con la imaginación, por excelencia.

EL CHAMÁN EN EL COMPLEJO CURATIVO TRADICIONAL

Las técnicas curativas del chamán siempre han coexistido con la medicina de naturaleza más mecánica o tecnológica. Un buen chamán, al observar que el paciente tenía una flecha clavada entre los omóplatos, probablemente no habría ordenado un estado alterado de conciencia al menos hasta que la intrusión fuera reubicada, se aplicaran los medicamentos disponibles para restañar la hemorragia y se utilizaran otros para detener la infección y el dolor. El nivel de destreza para estas tareas podía ser considerable, pero nada comparado con lo que debía venir después: la determinación de la base de poder del paciente y del enemigo, un examen de los motivos y los sistemas de creencias, y una interpretación del trauma en el contexto cultural. Todo esto era el trabajo del chamán.

Los chamanes, que desempeñan las difíciles tareas de buscar la conectividad de todas las cosas y proteger las almas de los enfermos y moribundos, se han utilizado tradicionalmente como tratamiento de último recurso. Para los problemas sencillos, la naturaleza ha proporcionado los remedios obvios, ampliamente sembrados por todo el planeta y bien conocidos por las culturas primitivas. Los dolores de la vida se aliviaban con la corteza del sauce, precursor de la aspirina actual; los dolores de la muerte se aliviaban con la esencia de la adormidera. Incluso los dolores e irregularidades menstruales podían reducirse con las plantas que crecen en todos los nichos fértiles de la tierra. Las infecciones podían detenerse, las fiebres bajar y la locura contenerse gracias a las ofrendas de la naturaleza.

Las maniobras mecánicas del contenido del cuerpo humano tampoco estaban fuera del alcance de los primeros humanos. La cirugía cerebral se ha llevado a cabo con éxito desde hace al menos diez mil años: los cráneos de la época muestran una cuidadosa extracción y sustitución del material óseo, así como indicios de que el paciente vivía para morir por otras causas[11]. Huesos de los periodos Paleolítico, Mesolítico y Neolítico sugieren que los humanos prehistóricos eran capaces de mantenerse con vida durante unos cuarenta años, y se han observado diversas heridas bien curadas. Hace al menos dos mil años que se sustituyen las orejas y la nariz mediante delicada cirugía plástica[12].

La extirpación de cuerpos infecciosos (balas, tumores, astillas y uñas encarnadas) suele requerir buen ojo y mano firme, pero el carácter filosófico es opcional. La medicina mecánica, como la fontanería y la electrónica, depende del conocimiento de los circuitos, pero no necesariamente de una apreciación de cómo un retrete o una radio (o un ser humano) encajan en el cosmos. Por lo general, en las culturas chamánicas existe una jerarquía curativa, en la que aquellos cuyo talento singular reside en la manipulación física o la prescripción se sitúan en la base, seguidos de los especialistas en diagnóstico y coronados por los chamanes y su uso de la imaginación para intervenir con lo sobrenatural.

Hay una cuarta categoría de personas en esta jerarquía que también tiene fama de trabajar con la imaginación de forma poderosa: su nombre se traduce a veces incorrectamente al inglés como "witch". Esta gente se adentra en el lado oscuro de la magia, y se recurre a ellos cuando falla la medicina del chamán, sobre todo si la enfermedad se cree que es el resultado de un maleficio. Ni que decir tiene que su poder es muy temido, y se cree que son capaces, y sin duda lo harán, de invocar a las fuerzas malignas de destrucción. Los casos documentados de "muerte vudú" y maleficios en las revistas médicas estadounidenses atestiguan su capacidad para crear resultados malévolos a través de la imaginación[13].

El chamán puede tener conocimientos y desempeñar varias funciones curativas. Sin embargo, sería impensable acudir a un colocador de huesos que no fuera también chamán para preguntarle cómo vivir una vida o para que interpretara el significado de una enfermedad en un contexto cultural. La distinción entre la medicina mecánica y tecnológica y la medicina chamánica parece haber estado clara hasta tiempos recientes, ya que la medicina siempre ha desempeñado un papel estelar en el alivio del tormento del sufrimiento físico. En estos tiempos modernos, la medicina como tecnología se ha visto acosada por grandes expectativas. En primer lugar, se la considera una medicina exclusiva, ignorando la importante, antigua y continua contribución de la sabiduría del chamán a la salud total. Y en el segundo, irónicamente, el propio médico se ha visto envuelto en el mito del chamán como sanador omnipotente, una percepción asombrosamente inexacta teniendo en cuenta la falta de formación (e inclinación) por parte del médico hacia la antigua práctica chamánica.

EL CAMINO ANTIGUO

El chamanismo es el método más antiguo y extendido de curación con la imaginación. Hay pruebas arqueológicas que sugieren que las técnicas del chamán tienen al menos 20000 años de antigüedad, con vívidas pruebas de su antigüedad en las pinturas rupestres del sur de Francia. En la cueva de Les Trois Freres hay una misteriosa criatura parecida a un ciervo, en parte tallada y en parte pintada, que se cree representa a un chamán. En la cueva inglesa de Pin Hole se hallaron grabados en huesos de reno del Paleolítico que representan a un chamán ataviado con una máscara de animal. Otra talla en hueso de reno de enorme interés muestra a una mujer embarazada tumbada debajo de un ciervo, presumiblemente para obtener fuerzas para su calvario. (El motivo tan frecuente del ciervo como espíritu curativo se tratará en otros contextos de este capítulo). LeBarre resume las pruebas antropológicas que permiten datar el complejo chamánico en la Ur-kultur del Paleolítico y, en su opinión, el chamanismo es la Ur-religión y la esencia de todas las religiones sobrenaturales[14]. (La Ur-kultur se extendió con los grupos humanos a todas las partes de la tierra, y aún es visible en algunas prácticas culturales).

Las prácticas de los chamanes son muy similares en Asia, Australia, África, América e incluso Europa. Esta coherencia lleva a especular sobre contactos anteriores entre los pueblos de estas tierras. Hamer, sin embargo, se pregunta por qué estas prácticas se han transmitido durante 20000 años, cuando otros aspectos de los distintos sistemas sociales están en gran contraste. Sugiere que se debe a que el chamanismo funciona y, por ensayo y error, las diversas poblaciones adoptaron las mismas técnicas de curación. También cree que no es necesario compartir la perspectiva cultural del chamán para que el chamanismo sea eficaz. "La forma ancestral es poderosa, y penetra tan profundamente en la mente humana, que los sistemas de creencias culturales y las suposiciones sobre la realidad son esencialmente irrelevantes"[15]. En otras palabras, la creencia en las leyes invariables del universo que se invocan en la práctica chamánica no es más necesaria para que funcionen que la creencia en la gravedad para que los objetos caigan al suelo. En este contexto de la tradición chamánica, podemos concebir un entorno natural que responde cuando la llamamos en las viejas formas que ha aprendido a comprender. Se trata, por así decirlo, de un universo clásicamente condicionado. Esta posición de Hamers está en consonancia con la explicación de los chamanes sobre el funcionamiento de su propio sistema, y explica por qué los elementos comunes pueden ser observados en todas las partes del mundo.

Sin embargo, los sociólogos y los psiquiatras suelen adoptar otro punto de vista sobre el chamanismo o cualquier curación no médica. Este punto de vista sostiene que cualquier beneficio derivado de estos sistemas de curación es muy específico de la visión del mundo que tiene la cultura y que, por lo tanto, no se esperaría que se produjera ninguna curación transcultural a menos que hubiera puntos comunes fortuitos en el ritual y el símbolo. Cualquier similitud encontrada de tribu a tribu se explicaría por la disponibilidad mutua de materias primas para tejer el significado ritual; la fisiología de los seres humanos, que se ve íntimamente afectada por sus emociones; y la innegable necesidad humana de armonizar el conflicto interior e integrarse con un grupo y un mundo espiritual. Jerome Frank ha sido un portavoz muy respetado de esta línea de razonamiento, que lleva a la conclusión de que la eficacia de la curación chamánica está en función de una mayor expectativa por parte de los enfermos y heridos, y que el verdadero beneficio de las técnicas primitivas es proporcionar alivio emocional y un sentido de comunidad[16]. Esta posición también afirmaría que el chamanismo sería más eficaz para los problemas psicológicos (depresión y ansiedad), para los diagnósticos incluidos en el concepto tradicional de "psicosomático" y para las afecciones derivadas de la alienación cultural o familiar, en contraposición a la enfermedad "física" tal y como la diagnostican los médicos occidentales. En el capítulo 5 analizaremos con más detalle cómo se están desmoronando estas distinciones tradicionales entre las denominadas enfermedades psicosomáticas y físicas.

EL SIGNIFICADO DE SALUD Y ENFERMEDAD EN EL SISTEMA CHAMÁNICO

Es importante considerar las técnicas curativas de la imaginación utilizadas por los chamanes en el contexto de su estructura habitual de creencias sobre la naturaleza de la salud y la enfermedad. En la discusión que sigue, así como en todas las generalizaciones sobre la práctica chamánica, ciertas peculiaridades de las culturas constituirán excepciones a los puntos que se exponen. Sin embargo, hay suficientes puntos de convergencia en todas las tradiciones como para justificar observaciones generales.

Ante todo, evitar la muerte no es el objetivo de la práctica de la medicina en las tradiciones chamánicas. Nuestra desconfianza occidental hacia estos sistemas proviene a menudo de la observación de que la curación chamánica puede no haber dado lugar a una prolongación de la vida. Para el chamán, la curación es un asunto espiritual. Se considera que la enfermedad tiene su origen en el mundo espiritual y adquiere su significado en él. El propósito de la vida, en sí, es ser adoctrinado e iniciado en las regiones visionarias del espíritu y mantenerse en concierto con todas las cosas en la tierra y en el cielo. Perder el alma es el suceso más grave de todos, ya que eliminaría cualquier significado de la vida, ahora y para siempre. Por lo tanto, el propósito de gran parte de la curación chamánica es principalmente nutrir y preservar el alma, y protegerla de la errancia eterna.

La enfermedad, tal y como se concibe incluso en el sentido moderno, se considera como algo que entra en el cuerpo desde fuera, algo que hay que eliminar o destruir o contra lo que hay que protegerse. En el sistema chamánico, sin embargo, el problema principal no es el elemento externo, sino la pérdida del poder personal que permitió la intrusión en primer lugar, ya sea una flecha o un espíritu maligno. (La teoría del "dardo envenenado" de los Nekematigi de Papúa Nueva Guinea es un ejemplo de ello. En este caso, algunas enfermedades, aunque no todas, se clasifican como brujería y se consideran el resultado del disparo mágico de dardos envenenados del enemigo)[17]. Por lo tanto, el tratamiento chamánico para todas las dolencias hace hincapié en primer lugar en aumentar el poder de la persona enferma, y sólo en segundo lugar en contrarrestar el poder del agente productor de la enfermedad. Todos los medicamentos, incluidos los occidentales cuando están disponibles, se utilizan para ambas etapas. En realidad, se trata de un pensamiento bastante avanzado, ya que los recientes descubrimientos de la ciencia médica apoyan una descripción similar del proceso de la enfermedad, un tema que se tratará con cierta profundidad en el capítulo 6. Para resumir brevemente la cuestión, las denominadas causas externas primarias de enfermedades graves –virus, bacterias y otros elementos invisibles del medio ambiente– solo constituyen una amenaza para la salud cuando el manto protector natural de la persona se debilita.

En las sociedades tribales en las que ha florecido el chamanismo, la práctica de la curación se solapa y se integra con toda la vida secular y sagrada: con la oración, la agricultura, el matrimonio, la guerra y el tabú. Grossinger señala que el chamán no puede trabajar exclusivamente en el contexto de la enfermedad; la historia no proporciona ninguna base ni tecnología para aislar la enfermedad del resto de la condición humana. Se reconocen los peligros de aislar una parte de la vida de otra, y hay poco interés en simplemente alargar la vida, sino más bien en restaurar el equilibrio. También observa, en defensa de la medicina holística y chamánica, que cuando tratamos la enfermedad como una entidad concreta susceptible de remedio tecnológico, perdemos la noción de sistema integrado. La enfermedad puede manifestarse exteriormente como cambios patológicos, "pero también es el lugar donde confluyen todas las demás crisis y necesidades del organismo. Es la escritura más íntima de las turbulencias y cambios de la vida en los cuerpos individuales y colectivos de la bioesfera. Ninguna otra cosa, excepto quizá el sueño o la visión, obliga al organismo a reconciliarse instantáneamente con los devastadores poderes paganos de los que está hecho". La enfermedad, dice, tira de uno hacia la realidad de la existencia tanto biológica como social. La enfermedad puede conducir a la visión y al crecimiento personal, y a la luz de esto, "el mundo de los productos químicos estériles y las mesas de operaciones es una inversión cruel y una broma derrochadora"[18].

En las tradiciones chamánicas, como era de esperar, se hace mucho más hincapié en los trastornos del espíritu que en la medicina de los países industrializados. El chamán es muy hábil en el diagnóstico diferencial de los trastornos del espíritu. A veces se puede diagnosticar que el alma se ha asustado, otras veces que está deprimida y, lo peor de todo, que ha salido de sí misma (lo que se conoce como susto o "pérdida del alma" en las culturas de habla hispana). Los síntomas físicos y mentales son característicos de los distintos estados y se consideran bastante graves. Si no se interviene, el paciente puede morir sin que se resuelva el problema que causó la enfermedad en primer lugar, por lo que estará condenado a una vida eterna de desincronización con el universo.

Cualquier tendencia actual a romantizar la medicina chamánica o de la medicina popular en general debería atemperarse con el conocimiento de que, a menudo, los remedios prescritos eran claramente erróneos y perjudiciales desde el punto de vista del bienestar físico. Jilek-Aall describe procedimientos de parto dictados por la costumbre en algunas partes de África que desafían el curso de la naturaleza. El resultado es una elevada mortalidad infantil y una alta incidencia de epilepsia, un trastorno que se sabe que está relacionado con el trauma del nacimiento[19]. Otras condiciones de la vida de las tribus primitivas, como las enfermedades debilitantes causadas por alimentos y agua impuros, la infestación parasitaria rampante y una esperanza de vida limitada, se consideraban condiciones de vida normales. Nuestra avanzada tecnología en materia de condiciones sanitarias y nutrición ha reducido significativamente estos problemas en los países industrializados. Incluso en las culturas que aún mantienen actividades chamánicas, las instalaciones sanitarias importadas parecen considerarse la primera línea de defensa contra las lesiones, las infecciones y las enfermedades endémicas[20].

Por desgracia, la "civilización" ha creado nuevos problemas de salud en lugar de los que ha mejorado. Por ejemplo, en la medicina occidental contemporánea, las etapas naturales de la vida se consideran enfermedades defectuosas que requieren atención médica. Los recién nacidos, las futuras madres, las mujeres menopáusicas y las personas que simplemente experimentan la vejez son hospitalizadas y medicadas como si tuvieran una patología. Incluso el matrimonio y la muerte requieren el sello legal de la aprobación médica. En nuestra sociedad, los rituales de crecimiento han pasado a manos del sistema sanitario; así, la maduración y fructificación naturales de la condición humana se consideran enfermedades y necesitan intervención.

Los chamanes son figuras fundamentales en los ritos de paso de sus respectivas culturas de otra forma. Su sabiduría es consultada en acontecimientos que se consideran críticos para la vida, como el nombramiento de los niños, la búsqueda de la visión o los ritos de la pubertad, que significan el comienzo de la responsabilidad adulta, y las ceremonias de nacimiento y matrimonio. Esto es lógico en una cultura chamánica, en la que el chamán, además de curandero, actúa como filósofo/sacerdote conocedor de lo sobrenatural.

La función del sistema sanitario de cualquier sociedad está ligada, en última instancia, a las convicciones filosóficas que tienen sus miembros sobre la finalidad de la vida misma. Para las culturas chamánicas, ese propósito es el desarrollo espiritual. La salud es estar en armonía con la visión del mundo. La salud es una percepción intuitiva del universo y de todos sus habitantes como si formaran un único tejido. La salud es mantener la comunicación con los animales, las plantas, los minerales y las estrellas. Es conocer la muerte y la vida y no ver ninguna diferencia. Es mezclarse y fundirse, buscar la soledad y la compañía para comprender los múltiples yoes. A diferencia de las nociones más "modernas", en la sociedad chamánica la salud no es la ausencia de sentimiento; tampoco la ausencia de dolor. La salud es buscar todas las experiencias de la Creación y darles vueltas una y otra vez, sintiendo su textura y sus múltiples significados. La salud es expandirse más allá del propio estado singular de conciencia para experimentar las ondas y ondulaciones del universo.

¿QUIÉN SE CONVIERTE EN CHAMÁN?

Aparentemente, tanto los hombres como las mujeres tienen el mismo potencial para la práctica chamánica, pero en las culturas en las que las exigencias de la vida cotidiana son grandes y continuas para las mujeres, los hombres pueden simplemente tener más tiempo libre para dedicarse a la larga formación chamánica. El conocimiento personal y el poder del chamán se adquieren a través de muchos, muchos viajes a otros reinos de conciencia, y "suelen ser necesarios años de experiencia chamánica para alcanzar un alto grado de conocimiento del rompecabezas cósmico"[21]. Así pues, la motivación, la voluntad y el tiempo de aprendizaje son requisitos indispensables para acceder a esta, la más antigua de las profesiones.

Siempre se ha considerado que la práctica del chamanismo entraña graves riesgos para la vida y el bienestar del practicante y, en algunos casos, las mujeres pueden estar más capacitadas o dispuestas a pisar el terreno de lo sobrenatural. En China, un aspecto especialmente peligroso del chamanismo, la "elevación del alma", es practicado casi siempre por mujeres. Kendall, en un reciente trabajo sobre el chamanismo asiático, señala que las mujeres de los suburbios de la familia china eran las únicas que se atrevían a mediar con los antepasados, ya que tenían muy poco que perder al dedicarse a una tarea tan temible. Cuando las circunstancias económicas las relegaban a sus propios recursos, utilizaban habilidades intuitivas en una aplicación sobrenatural para "esquivar las vicisitudes de una sociedad dominada por los hombres"[22]. Lo mismo ocurría en Europa, donde las oportunidades económicas para las mujeres no nacidas en la alta sociedad eran escasas o inexistentes hasta este siglo.

En los escritos antropológicos ha existido durante mucho tiempo un debate sobre si el chamanismo es un refugio para personalidades trastornadas. Este tema se tratará más adelante, en la discusión sobre chamanismo y esquizofrenia. Además, dado que la práctica chamánica está muy desarrollada en la zona circumpolar, se ha especulado con la posibilidad de que el trance chamánico y otros comportamientos representen histeria ártica y sean una función del frío extremo, la soledad del desierto y diversas deficiencias vitamínicas. Esta explicación puede descartarse fácilmente, ya que en los trópicos se dan prácticas chamánicas similares[23]. Otros han sugerido que los chamanes existen porque la sociedad en general anima a las categorías oprimidas de personas –por lo general, las mujeres en el chamanismo asiático– a utilizar la inspiración divina como "una estrategia regresiva oblicua"[24].

Las aptitudes básicas requeridas para el chamán incluyen la capacidad de crear una atmósfera de sobrecogimiento, de poder espiritual y omnisciencia, y la resistencia para mantener una actuación que requiere concentración durante horas o incluso semanas[25]. La facilidad para el chamanismo se demuestra informando de sucesos sobrenaturales durante la búsqueda de la visión, teniendo sueños llenos de mensajes y precognición, o mostrando talentos como la clarividencia. El comportamiento del posible candidato tiende a indicar una facilidad mayor de lo habitual para utilizar la imaginación y/o una capacidad milagrosa para recuperarse de enfermedades importantes, de ahí las nociones de "enfermedad divina" y "sanador herido" que prevalecen en toda la literatura sobre chamanismo[26].

LA ENFERMEDAD Y LA LLAMADA INICIÁTICA

La enfermedad desempeña al menos dos papeles en la elección de la vocación chamánica. En primer lugar, estar aquejado de ciertas enfermedades puede incluir automáticamente a uno en las filas de los chamanes potenciales. En Siberia, por ejemplo, padecer epilepsia u otros trastornos nerviosos es un apreciado indicio de talento chamánico. En segundo lugar, la llamada iniciática en la que se revela la vocación puede producirse durante una crisis física o mental aguda. Joan Halifax aborda esta cuestión al escribir que la iniciación suele producirse a raíz de una crisis de poderosa enfermedad que implica un encuentro con fuerzas de decadencia y destrucción. "La enfermedad se convierte así en el vehículo hacia un plano superior de conciencia"[27]. Habla de Matsuwa, un chamán huichol, que no recibió la condición de chamán hasta que perdió la mano derecha y se mutiló el pie. Sólo ante la crisis inminente reconoció sus poderes.

Un relato sobre la iniciación de un chamán Avam-Samoyed cuenta que un hombre, enfermo de viruela, permaneció inconsciente durante tres días. Al tercer día parecía tan sin vida que estuvo a punto de ser enterrado. Tuvo visiones en las que descendía a los infiernos y era conducido a una isla en la que se encontraba el Árbol del Señor de la Tierra. El Señor le dio una rama del árbol para hacer un tambor. Siguiendo con su imaginación, llegó a una montaña. Al entrar en una cueva, vio a un hombre desnudo que lo atrapó, le cortó la cabeza, troceó su cuerpo y coció los trozos en una caldera durante tres años. Transcurrido este tiempo, su cuerpo se recompuso y se cubrió de carne. Durante sus aventuras, conoció a los malvados chamanes y a los señores de las epidemias, que le instruyeron sobre la naturaleza de la enfermedad. Se fortaleció en la tierra de las chamanesas, le enseñaron a "leer dentro de su cabeza", a ver místicamente sin sus ojos normales y a entender el lenguaje de las plantas. Cuando por fin despertó, o más bien resucitó, pudo empezar a chamanizar[28].

Incluso en la evaluación de la medicina y la ciencia contemporáneas, los chamanes elegidos a través de la enfermedad física tenían poderes especiales. Una persona que sobrevivía a la viruela, la más temida de todas las plagas, podía vivir para caminar entre los enfermos y tratarlos sin miedo a la infección. Cualquier roce con la muerte del que una persona saliera con conocimiento del encuentro, así como con una inmunidad especializada, debería ser una clara llamada a la curación. Es razonable suponer que los chamanes poseían un magnífico conjunto de glóbulos blancos.

MUERTE/RENACIMIENTO COMO TEMA RECURRENTE

Los relatos de iniciaciones aterradoras no son infrecuentes. Estas pruebas se producen sobre todo durante las búsquedas rituales de visión, cuando se busca una vocación tras días de ayuno y aislamiento. Así se pone a prueba el temple y la motivación de los aspirantes a chamanes. El tema subyacente, una y otra vez, es el de la muerte y el renacimiento, y las visiones de destrucción física y reconstrucción son bastante comunes.

Jilek relata un caso contemporáneo del mito de la muerte y el renacimiento representado en el ritual de iniciación entre los indios Salish. Estos indios creen que el poder curativo chamánico está disponible para todos y es una "compensación divina por los activos tecnológicos de la civilización blanca". Los elegidos para ejercer el poder se denominan bailarines espirituales, y son iniciados a lo largo de varios días. Durante este tiempo, según un informe, "A un nuevo bailarín se le llama bebé porque está empezando su vida de nuevo... está indefenso". Según otro, "Ellos [los iniciadores] te matan como a una persona malvada, te reviven como a un nuevo ser humano, por eso te apalean, te vas y te desmayas, pero vuelves"²⁹.

La iniciación chamánica de los Salish incluye primero un período de tortura y privación: ser apaleado, mordido, arrojado, inmovilizado, vendado, burlado, hambriento. Cuando el iniciado "endereza su canción", o se limpia la pizarra que es la mente, aparece el espíritu guardián o el animal de poder. Esta segunda fase de la iniciación va acompañada de una importante actividad física: correr descalzo por la nieve, nadar en aguas heladas, bailar y tocar el tambor hasta la extenuación. Durante el periodo de adoctrinamiento, los indios describen la entrada en estados de éxtasis o trance, que algunos han comparado con la intoxicación alcohólica y el consumo de heroína. Otros afirman: "Estaba saltando a un metro de altura y sentía una emoción tremenda, como si estuvieras flotando, como si estuvieras en el aire". "Como la electricidad; por eso no dejo que nadie baile detrás de mí.

Es una fuerza que te hace bailar, algo así como una descarga eléctrica... sólo oyes tu canción y los tambores..."[30].

Los ceremoniales de los indios Salish vuelven a practicarse y el número de danzantes de espíritus crece cada año. Fueron suprimidos durante casi un siglo por temor a que amenazaran la religión y el gobierno del hombre blanco. Ahora, la danza de espíritus sirve para reintegrar a los alienados de sus comunidades, y como tratamiento de trastornos conductuales o psicofisiológicos. Los datos de Jilek sobre la eficacia de la danza como cura del alcoholismo son impresionantes.

EL ESTADO CHAMÁNICO DE CONCIENCIA

El estado de conciencia chamánico (SSC de Harner) es el sentido mismo del chamanismo, y es fundamental para la premisa de que el chamán es el maestro pasado y presente de la imaginación como sanador. Los chamanes afirman ser capaces de entrar a voluntad en un estado inusual de conciencia, propicio para habilidades especiales de resolución de problemas. Los rituales chamánicos –los tambores y los cantos monótonos, el ayuno y el insomnio– permiten al chamán entrar en un estado onírico, entre el sueño y la vigilia, en el que es posible experimentar imágenes vívidas.

Risse afirma que, en el estado de conciencia utilizado en la curación chamánica, se emplean recursos mentales a los que las personas modernas ya no tienen acceso o no están interesadas en utilizar, en vista de la actual dependencia del pensamiento consciente coherente y racional. En los problemas difíciles, en lugar de recurrir a la racionalidad, el chamán recurre a las experiencias internas en busca de soluciones, utilizando recuerdos sensoriales, así como abstracciones y simbolismos. "Revisa su flujo subconsciente de imágenes sin el uso de los poderes críticos activados por la conciencia, así como la rejilla de la causalidad, el tiempo y el espacio"[31]. El chamán, en efecto, se conecta a un banco de datos que no puede conocer.

Una descripción del SSC que permita la verificación externa, la reproducibilidad y que sea fiable para todos los observadores, será lo más cerca que esta generación de tecnología científica estará de comprender cómo el funcionamiento de la imaginación del chamán podría actuar sobre otra persona para diagnosticar y curar como se afirma.

Carlos Castaneda, en las muchas historias de su iniciación por Don Juan, el chamán yaqui, hace una distinción crítica sobre los tipos de conciencia. Es decir, hay una realidad ordinaria (el estado ordinario de conciencia, o EOC, como lo llama Hamer) y una realidad no ordinaria (el EOC)[32]. El viaje de curación chamánica se realiza en la realidad no ordinaria. La negligencia a la hora de hacer esta distinción y de comprender todo lo que implican las definiciones ha llevado a conclusiones erróneas sobre la curación chamánica. La creencia de que los chamanes se ocupaban principalmente de casos psiquiátricos (utilizando así la imaginación para curar sólo dolencias imaginarias), o que las habilidades de los chamanes se basaban en engaños y alucinaciones (es decir, que los propios chamanes eran psicopatológicos) es un fracaso por parte del observador a la hora de entender las ramificaciones de los diferentes estados de conciencia.

Para el chamán, existen varios niveles de realidad, y él/ella existe de alguna forma en todos ellos, a menudo percibiendo la existencia simultánea en uno o varios planos. El chamán puede estar viajando en el SSC, pero al mismo tiempo aparecer alerta, consciente e incluso lúcido en el OSC[33]. Los mundos de los sueños o de la fantasía no son menos "reales" que el mundo que se percibe en el estado ordinario de conciencia de vigilia, sólo que son diferentes. El tesoro de información de los chamanes se aborda y aplica en un estado especial, o "lugar", que permite interacciones entre los vivos y los no vivos, los animales y, literalmente, todas las partículas del universo. Existe un asombroso acuerdo intercultural en este punto, suficiente para avergonzar a nuestras almas occidentales por no haber intentado antes recoger información de esta escuela médica milenaria.

Las personas que están acostumbradas a pensar en términos de más de una realidad, como los metafísicos, algunos físicos cuánticos y los místicos, no tienen ningún problema en comprender las implicaciones de la conciencia chamánica. Cuando los pensamientos se conciben como cosas, o las cosas como pensamientos (o, más exactamente, el inevitable y eterno intercambio entre masa y energía), entonces el sistema chamánico, tal como se encarna en el estado especial del ser, puede verse como algo más allá de un conglomerado exclusivo de comportamientos supersticiosos, charlatanes deshonestos y pacientes crédulos y desesperados. (No hace falta decir, sin embargo, que el fraude craso existe en todos los sistemas de curación, incluido el chamanismo).

Las implicaciones de la existencia de una real, pero no ordinaria, realidad deben examinarse primero en términos de los rituales y símbolos utilizados en las ceremonias de curación. "Ritual" y "símbolo" son conceptos que las culturas occidentales contemporáneas consideran metafóricos, o como actos y elementos fingidos. En la CSS, sin embargo, éstos se convierten –son en lo que el chamán dice que representan. Cuando un chamán se pone la piel de su animal de poder y baila alrededor de la hoguera, en la CSS es el animal de poder el que baila, no el hombre y una piel en una representación teatral. Cuando el chamán succiona un objeto ensangrentado del pecho de un paciente enfermo, o presiona en el intestino del paciente y saca una araña y afirma haber extraído la enfermedad, el científico occidental tiende a evaluar la actuación del mago en términos de realidad ordinaria. ¿Se ha curado físicamente el paciente? ¿Estaba la "cosa" extraída del paciente relacionada médicamente con la enfermedad?

Tales cuestiones son irrelevantes para el sentido chamánico de la salud. Ponerse bien puede tener poco o nada que ver con el cuerpo; y puesto que no existe el símbolo, sólo la cosa en sí, la molleja de pollo o el plumón manchado de sangre son exactamente lo que el chamán dice que son, y eso es lo que se reveló durante la CSS. Los símbolos son la forma que tiene el chamán de destilar el viaje y presentar la información de forma que la comunidad pueda apreciarla. No son mentiras, sino un sistema utilizado para comunicar una realidad poco comprendida.

El SSC representa un estado alterado de conciencia discreto, siguiendo las categorizaciones de Charles Tart[34]. La realidad encontrada es diferente de lo que Tart denomina la realidad consensuada (la realidad ordinaria de Castaneda y el estado ordinario de conciencia de Harner), pero no necesariamente equiparable a otros tipos de estados alterados de conciencia, como los observados en el sueño REM u onírico, la hipnosis, la meditación, mientras se está en coma o después de tomar drogas psicodélicas. Peters y Price-Williams analizaron las prácticas chamánicas en cuarenta y dos culturas y también concluyeron que el éxtasis chamánico era un tipo específico de estado alterado[35]. La noción de que solo existe una realidad consensuada y que cualquier otra percepción es patológica ha obstaculizado significativamente la taxonomía de los estados alterados. Sostengo que el SSC es, de hecho, diferente de los estados citados anteriormente, pero puede corresponder al reino de la conciencia descrito por los místicos y analizado por escritores de la talla de Evelyn Underhill y William James, por ejemplo, un estado de percepción de las profundidades de la verdad, no explorado por el intelecto discursivo y utilizado para establecer una relación consciente con el Absoluto[36].

La SSC se corresponde en gran medida con la descripción que Lawrence LeShan hace de la "realidad clarividente", que utiliza para describir estados del ser experimentados tanto por místicos como por sanadores psíquicos. Contrasta la realidad clarividente con la realidad sensorial, en la que la información llega a través de los sentidos, el tiempo es discreto y solamente se mueve en una dirección, y el espacio sirve de barrera para el intercambio de información. Describe la realidad clarividente como atemporal, en la que los objetos pueden existir, pero sólo como parte de un todo unificado, y ni el tiempo ni el espacio pueden impedir el intercambio de información[37]. Su definición, por tanto, es afín a la idea de una realidad no ordinaria tal y como la plantea Castaneda, así como la SSC. Los minuciosos estudios de campo de LeShan, realizados con un fino ojo científico, le permitieron clasificar los tipos de curación psíquica, reproducirla él mismo en entornos controlados y, más tarde, desarrollar un marco teórico para tales sucesos. Así es como debe comenzar cualquier búsqueda científica.

El trabajo de LeShan es bastante relevante para el tema de su libro. Aunque no he mencionado la palabra "psíquico" específicamente, la curación psíquica, tal y como él la describe, entra dentro de la rúbrica del tipo de curación con la imaginación que he clasificado anteriormente como curación transpersonal. Se podría argumentar que los místicos y los sanadores psíquicos también son chamanes, ya que entran en un estado alterado de conciencia a voluntad para ayudar a otras personas, utilizar guías espirituales, etc. Sin embargo, la definición de chamanismo implica que se desempeña una función social que forma parte integrante de la comunidad y es reconocible por ella[38]. Los psíquicos y los místicos normalmente no cumplen esta última condición. Sin duda, lo que LeShan y otros denominan fenómenos psíquicos son aspectos del chamanismo: clarividencia, precognición, telepatía, médium, capacidades especiales de diagnóstico y curación. Independientemente de la terminología, el territorio parece ser el mismo. En este sentido, LeShan cita al vidente Louis Claude de Saint-Martin: "Todos los místicos hablan el mismo idioma y proceden del mismo país"[39].

La realidad clarividente, según LeShan, se alcanza mediante la oración, o técnicas de visión del sanado desde una perspectiva espiritual, o alguna otra técnica, como la meditación, que altera el estado de conciencia. El sanador no trata de hacer nada al sanado, sólo intenta unirse, fundirse, hacerse uno con él. El corazón del mecanismo de curación es la atención o el amor profundos e intensos centrados en el sanado. Tanto el sanador como el sanado, en un momento especial, "conocen" su parte integral en el universo, lo que sitúa al sanado en una posición existencial diferente. "Él [el curado] estaba de vuelta en casa, en el universo; ya no estaba 'aislado'... Estaba completamente envuelto e incluido en el cosmos, con su 'ser', su 'unicidad', su individualidad realzada"[40]. LeShan observó que, en estas condiciones, a veces se producían cambios biológicos positivos.

LA CSS DESDE LA PERSPECTIVA
DE LA INVESTIGACIÓN

La realidad clarividente, la CSS, la experiencia mística que aporta conoimiento y perspicacia desde fuentes del más allá, sólo puede darse si las barreras que separan el yo del no yo se vuelven fluidas y la imaginación va más allá del intelecto. Lo que aquí se da a entender es que las barreras también son una función de la imaginación y que pueden levantarse durante determinados estados de conciencia. En los informes de aquellos que han viajado a estas otras realidades, como hemos observado en LeShan y otros, basta con "estar" allí con el propósito expreso de sanar para que se produzca la curación. Recuerda, en el mundo chamánico la salud es armonía. El sanador transpersonal afirma ser capaz de rearmonizar o "curar" al paciente reajustando su relación con el resto del universo y puede hacerlo en un instante de reconocer la unidad divina.

¿Cómo puede entenderse esto dentro de un marco más científico? Las ecuaciones y los "experimentos mentales" de los físicos cuánticos, así como sus comentarios sobre el comportamiento del universo como metáfora de sus observaciones de las partículas subatómicas, han sido utilizados por LeShan junto con su tratamiento de la realidad clarividente y la experiencia mística, y por Capra para analizar la experiencia del místico, así como las realidades chamánicas y similares a las chamánicas[41].

Más allá de la validación consensuada de los aspectos fenomenológicos de la CSS y de las analogías cuánticas, apenas existe información sobre los correlatos bioquímicos o neurofisiológicos.

El Dr. Joe Kamiya intentó recientemente registrar datos fisiológicos de Michael Hamer durante un viaje chamánico. Sin embargo, cree que los artefactos del movimiento hicieron que los datos tuvieran una validez cuestionable[42]. La mayoría de los equipos estándar utilizados para monitorizar la función fisiológica, especialmente las ondas cerebrales, requieren un sujeto inmóvil. Los nuevos desarrollos en dispositivos de registro telemétrico deberían ser útiles para registrar y delimitar el SSC de otros tipos de estados alterados.

Hay dos tipos de datos que pueden ser relevantes para comprender la CSS desde el punto de vista de la ciencia básica. Un conjunto de información procede de sujetos a los que se les han registrado parámetros fisiológicos durante lo que ellos describen como experiencias extracorpóreas (ooB); el segundo conjunto procede de estudios sobre los efectos de la estimulación reducida. El primer ejemplo es un estudio de caso único, pero bien documentado, realizado por Tart, que registró las ondas cerebrales (EEG), la respuesta galvánica de la piel (GSR) y la frecuencia cardiaca de una mujer que experimentaba ser oo8 con frecuencia durante el sueño. Los resultados fueron sorprendentes. Durante lo que se creía que eran los momentos en los que se repetía el estado oo8, la actividad alfa era 1 ½ ciclos por segundo más lenta que la alfa normal del sujeto, y no se registraban REM (movimientos oculares rápidos), que normalmente acompañan a los sueños. Otros parámetros fisiológicos indicaban que no había excitación fisiológica, a pesar de los informes de actividad mental aumentada. Tart informó de que ese estado nunca se había descrito en la literatura sobre el sueño: no se podía clasificar como ninguna de las etapas conocidas del sueño, ni era un patrón de etapa 1 (somnolencia), ni era un patrón de vigilia[43].

Aunque los chamanes a menudo describen viajes fuera de sus cuerpos a lugares extraños y exóticos, los estados oo8 parecen tener un aire de incontrolable que no se parece al estado de conciencia chamánico. Por lo tanto, los datos sobre los estados oo8 pueden no ser realmente representativos. La información sobre el sueño lúcido, o sueños en los que se ejerce un control consciente sobre el contenido y el soñador es consciente de existir simultáneamente en el sueño y en la realidad ordinaria, puede ser más relevante. El sueño lúcido va acompañado de imágenes vívidas, una sensación de disociación y la sensación de salir del cuerpo físico. La capacidad de soñar de esta manera ha sido bien descrita por Castaneda y otros como importante para sha "ver" maníaco[44]. Que yo sepa, aún no se dispone de parámetros fisiológicos sobre este fenómeno en particular.

Se han descrito "viajes" extracorpóreos tras periodos significativos de privación sensorial, sobrecarga sensorial o estimulación monótona o repetitiva, que forman parte del ritual para alcanzar la CSS. Por lo tanto, uno de los paradigmas experimentales más lógicos para investigar el SSC es una situación de privación sensorial controlada, o técnica de estimulación ambiental restringida (REST es el acrónimo elegido por los principales investigadores del área, y se utilizará aquí).

El entorno experimental habitual es un tanque de flotación o una sala con estimulación reducida. Los hallazgos del extenso trabajo en esta área, como se informó recientemente en un trabajo muy completo y erudito de Suedfeld, indican que la respuesta a la estimulación reducida o restringida es específica de la cultura, y se manifiesta de ciertas maneras y cambia con el tiempo a medida que se altera la ansiedad, la motivación y el complejo experiencial[45]. La mayoría de las personas seguramente no participan en el REST para alcanzar el SSC, y rara vez se realizan experimentos para estudiar el efecto del REST en el autodescubrimiento o los estados trascendentales. Las generalizaciones de REST al SSC deben hacerse con esta precaución en mente.

En el tanque de flotación, en particular, los límites lógicos entre el yo y el no yo se disuelven rápidamente. El cuerpo flota libremente, sin restricciones de ropa; los sistemas sensoriales y motores no entran en juego y no hay competencia por la energía que necesita la imaginación. El cerebro dispone de espacio y tiempo para moverse libremente por zonas que están más allá de la entrada sensorial y la exposición motora. Los investigadores están de acuerdo en que, en estas condiciones, aumentan la creatividad y la capacidad para resolver problemas especiales, y en que las imágenes visuales vívidas suelen ser la fuente de nueva información.

En algunos de los primeros trabajos en el área de la privación, Heron y Zubek, Welch y Saunders, informaron de cambios inusuales en la actividad alfa más lenta después de 96 horas y 14 días, respectivamente, de privación perceptual, lo que corresponde a los hallazgos de Tart sobre la experiencia OOB[46]. Suedfeld, al revisar los hallazgos sobre EEG y REST, ofrece apoyo para este efecto en la actividad alfa, y cita pruebas que apuntan a su persistencia días después de la exposición a la situación de REST[47]. Se observa un aumento de las ondas *theta* (las ondas cerebrales muy lentas asociadas a la creatividad), sobre todo en la región temporal del cerebro, pero no con la misma consistencia que el cambio en las ondas alfa. Por lo tanto, parece que una ralentización de las ondas alfa podría ser relevante para discriminar aspectos de la SSC, pero la importancia de la relación sigue sin estar clara.

El papel de la estimulación reducida en la facilitación de los estados alterados de conciencia no ha sido bien estudiado, aunque los cambios de conciencia, los fenómenos extracorpóreos y las experiencias trascendentales son relatados con frecuencia por los sujetos implicados en la búsqueda de conciencia, fenómenos extracorpóreos y experiencias trascendentes[48]. El hecho de que no sean objeto de investigación no es sorprendente, dada la prohibición científica existente de estudiar cualquier cosa que no sea la realidad consensuada. El trabajo de John Lilly, por supuesto, es una excepción notable, ya que ha explorado las profundidades de su propia conciencia durante la flotación y la ha analizado con su propia mezcla de puntos de vista científicos y místicos[49].

Zuckerman ha analizado la imaginería asociada al DES-CANSO y ha llegado a la conclusión de que los fenómenos son principalmente visuales (en contraposición a los auditivos, como sería el caso de las alucinaciones) y pasan de simples a complejos a medida que aumenta la duración de la situación de DESCANSO[50]. Suedfeld analiza un trabajo de G. F. Reed (en prensa), que describe el aumento de la imaginería involuntaria, en particular la imaginería visual asociada al DESCANSO, como un corolario de la disminución del pensamiento lógico y analítico basado en símbolos verbales.

Además, plantea la hipótesis de que la privación de estímulos aumenta la prevalencia de procedimientos intuitivos y configuracionales (el tipo de procesamiento de la información que ha llegado, con razón o sin ella, a caracterizar al hemisferio derecho de la corteza cerebral), a expensas del análisis, el lenguaje y la lógica (las actividades atribuidas al hemisferio izquierdo). El REST se sugiere como una "forma ambiental de lograr el dominio temporal del funcionamiento del hemisferio derecho... y puede ser un análogo externo estructurado de la meditación y estados similares"[51].

CHAMANISMO Y ESQUIZOFRENIA

Existe un debate persistente entre los estudiosos sobre si el chamanismo es o no una vocación culturalmente sancionada para los enfermos mentales, en particular los esquizofrénicos. Aunque esta postura fue uno de los principales puntos de vista antropológicos hasta la década de 1940[52], también cuenta con algunos defensores contemporáneos. Entre los más citados se encuentran Devereux, que sostiene firmemente que no hay excusa para no considerar a los chamanes como neuróticos o incluso psicóticos, y Silverman, que compara la CSS con la esquizofrenia aguda[53]. Por otro lado, Jilek considera que la etiqueta de patología es "absolutamente insostenible"[54] tras sus años de experiencia con chamanes en Norteamérica, África, Haití, Sudamérica, Tailandia y Nueva Guinea. Tiene formación tanto en psiquiatría como en antropología, y cree que la postura patológica se irá refutando cada vez más a medida que se amplíe el campo de la psiquiatría transcultural.

Un artículo reciente y definitivo de Richard Noll reúne las pruebas de ambos lados de la controversia y concluye que la metáfora esquizofrénica es el resultado de un fallo a la hora de discriminar entre las diferencias fenomenológicas del SSC y el estado esquizofrénico de conciencia[55]. Cita la distinción más importante como una de volición: El chamán, como "maestro del éxtasis"[56], entra y sale voluntariamente del estado alterado; el esquizofrénico no ejerce ningún control sobre dicha actividad y es la desventurada víctima de un delirio, con un notable deterioro en el funcionamiento de sus funciones. Harner hace hincapié en la necesidad de que el chamán funcione de manera encomiable en la realidad ordinaria, así como en el SSC, para ser creíble y mantener su estatus dentro de la comunidad[57]. Separar los contenidos de los diferentes niveles de realidad es imposible para el esquizofrénico, pero, como afirma Noll, "la validez de ambos reinos es reconocida por el chamán, cuya maestría deriva de su capacidad para no confundirlos"[58].

Sin extenderme demasiado en este tema –esperaría que muriera de muerte natural por falta de pruebas que respalden la postura esquizofrénica–, me gustaría mencionar dos cuestiones relevantes. La primera es una reiteración de que el problema para identificar el papel y la persona del chamán, así como del místico, se deriva de la categorización psicológica occidental de todos los comportamientos que no entran dentro de la "norma" (o comunes a la mayoría), como desviados en sentido negativo. La psicología tradicional no tiene un paraguas teórico para abarcar al "supernormal" –el genio creativo, el altamente imaginativo, la persona que entra en estados alterados de conciencia a voluntad– excepto para clasificar a ese individuo como enfermo mental, o a un pelo de serlo. Las nuevas teorías sobre el desarrollo de la personalidad propuestas por Ken Wilber y Elmer y Alyce Green, y las visiones de la psicología propuestas por James Hillman, incluyen la noción de que lo "normal" no es en absoluto la posibilidad más evolucionada[59].

En segundo lugar, algunos observadores han tendido a elevar el estatus tradicional de la esquizofrenia[60] y de la epilepsia[61], considerándolas como potenciadoras de grandes avances psicológicos y de una gran capacidad de discernimiento, no muy diferentes de los relatados por los místicos. La práctica antigua y ampliamente difundida de conceder a los epilépticos una posición privilegiada en el seno del chamanismo, las observaciones según las cuales el éxtasis chamánico se asemeja a una especie de actividad convulsiva controlada y la angustia mental y física aguda asociada a la iniciación o "llamada divina" del chamán[62] deben ser exploradas a este respecto.

Tanto las personas diagnosticadas de esquizofrenia como algunas formas de epilepsia tienen en común unas cantidades excepcionalmente elevadas de actividad mental. En algunos tipos de epilepsia, el EEG del paciente epiléptico se caracteriza por ráfagas de actividad cerebral persistente, localizada al principio, que luego se expande, reclutando una estela de otras neuronas, hasta que se produce una explosión eléctrica que da lugar a un ataque completo, seguido de un estado comatoso. Es posible que se produzcan auras, alucinaciones, actividad motora masiva y fenómenos sensoriales extraños. El esquizofrénico también se enfrenta a una avalancha de imágenes, hasta el punto de que la figura no está bien separada del fondo y el mundo interior se convierte en un zumbido activo e incoherente. La experiencia interior y los hechos recibidos a través de los sentidos no están bien discriminados. Debido al desenfreno de los disparos neuronales, es posible que tanto los pacientes esquizofrénicos como los epilépticos puedan experimentar todo lo que ofrece la conciencia, desde las imágenes preverbales más primitivas hasta los atisbos de los paisajes trascendentes de los que hablan los chamanes y los místicos.

Como Wilber ha afirmado con respecto al esquizofrénico, "La interrupción de las funciones de edición y filtrado de la traducción egoica (proceso secundario, índice de realidad, estructuración sintáctica, etc.) deja al individuo abierto y desprotegido tanto de los niveles inferiores como superiores de conciencia". Y al discriminar el estado místico de la fenomenología del esquizofrénico, permite que el místico esté explorando y dominando algunos de los mismos reinos superiores que dominan al esquizofrénico. Por el contrario, "el místico busca la evolución progresiva. Se entrena para ello. Tarda la mayor parte de una vida –con suerte– en alcanzar estructuras permanentes, maduras, trascendentes y de unidad". También afirma: "El misticismo no es regresión en el servicio del ego, sino evolución en la trascendencia del ego"[63]. Sin duda, los estudiosos contemporáneos que consideran que un estado evolucionado de conciencia es un requisito previo para la vocación estarían de acuerdo en que sus afirmaciones representan a los chamanes.

Así que, con la cordura de los chamanes tentativamente documentada, sea o no ampliamente aplicable a todos los que se llaman a sí mismos chamanes, pasemos a los comportamientos más específicos a los que se atribuye el mérito de invocar los poderes curativos de la imaginación.

PREPARAR EL ESCENARIO: RITUALES Y SÍMBOLOS

Los rituales y símbolos chamánicos proporcionan una de las sagas más fascinantes de cómo los seres humanos intentan relacionarse con lo sobrenatural para crear una condición de salud, en su sentido más amplio. Mi propósito, sin embargo, no es ofrecer un compendio de la práctica chamánica, puesto que eso ya lo han hecho bastante bien autores cuyos nombres están salpicados a lo largo de este capítulo. Sólo intentaré resumir y ofrecer algunos ejemplos.

De los voluminosos escritos sobre el ritual y la práctica chamánicos se pueden extraer cuatro cuestiones. La primera, sobre la que nunca se insistirá lo suficiente, ya se ha tratado en el apartado anterior: Los rituales y símbolos de curación tienen un significado bastante diferente, aunque muy real, en la realidad no ordinaria o estado chamánico de conciencia. En segundo lugar, muchos rituales y símbolos están determinados culturalmente y sólo responden a las necesidades de una población especial. Además, hay algunos símbolos y rituales similares que se encuentran en todas las partes del mundo, lo que indica la existencia de una especie de inconsciente colectivo. Por último, y lo que es más importante para la tesis de este libro, aunque estas herramientas no pueden separarse ni omitirse del concepto de chamanismo, no son las herramientas y los rituales los que curan, sino el poder que les confiere la imaginación.

En primer lugar, hablaré de las omnipresentes prácticas chamánicas.

RITUALES PARA ENTRAR EN EL ESTADO CHAMÁNICO DE CONCIENCIA

Dado que los chamanes realizan su trabajo de curación en un estado mental distinto al de vigilia, ondas cerebrales beta y pensamiento lineal, primero tienen que adoptar naturalmente formas satisfactorias de salir de esa condición. Esto constituye el comienzo serio del ritual de curación, aunque la configuración del ritual en sí puede haber tardado días en prepararse. Prácticamente todo lo que se ha utilizado alguna vez para alcanzar un estado alterado de conciencia se ha incluido probablemente en los rituales de uno u otro chamán, con la mayoría de las técnicas orientadas hacia la hipoestimulación o hiperestimulación de varios sistemas sensoriales.

Algunos ejemplos son:

1. Condiciones de temperatura intensas

La cabaña de sudación o estructura sauna es un vehículo comúnmente utilizado para inducir un estado alterado de conciencia. Una cabaña típica puede consistir en un armazón de sauce, cubierto con una lona o algún otro material pesado para captar el calor. Las rocas se calientan durante horas en un fuego y, en el momento del sudor, se colocan en el centro de la cabaña. Normalmente, hay un formato prescrito para entrar y salir del sudor, y para los cantos y cánticos de súplica, agradecimiento y afirmación de la conexión de todos los aspectos materiales e inmateriales del universo. El calor se intensifica periódicamente arrojando agua sobre las piedras calientes, y pueden quemarse hierbas como la hierba dulce o la salvia por sus aromas especiales y su significado sagrado.

Una cámara de sudación sin ritual es sólo calor; pero incluso con ritual, puede inducir un efecto sistémico masivo que incluye un rápido aumento de la frecuencia del pulso, náuseas, mareos y síncope (desmayo), en pocas palabras, signos de advertencia de una enfermedad inminente que llamamos insolación. En ocasiones, me he centrado más en sobrevivir a la prueba y evitar que las ráfagas de aire ardiente que inhalaba me atravesaran las fosas nasales, los pulmones y más allá, que en tener visiones. Los indios no comparten mi preocupación por los posibles efectos nocivos del procedimiento y, a menudo, lo prescriben como cura para enfermedades graves, incluso en jóvenes y ancianos. El ritual de la sauna también tiene una sólida base europea y los escandinavos lo han utilizado durante siglos para promover la salud del cuerpo y la mente. No cabe duda de que la respuesta fisiológica a una estimulación tan intensa es, en parte, una función del aprendizaje establecido.

Desde un punto de vista físico, existe un componente bioquímico de las altas temperaturas corporales durante las fiebres que refleja la reacción natural a las toxinas y se correlaciona con el sistema inmunológico en acción. Las altas temperaturas inducidas artificialmente por la sauna pueden imitar o inducir esta actividad (al igual que el ejercicio aeróbico sostenido). Además, el sudor o la sauna pueden actuar como un procedimiento de esterilización, matando bacterias, virus y otros organismos que prosperan a la temperatura corporal, pero son susceptibles al calor. El crecimiento de los tumores también puede inhibirse cuando la temperatura corporal es significativamente elevada.

El calor dirigido a los tumores ha sido un tratamiento experimental contra el cáncer en unos cincuenta centros médicos de este país. El Dr. Seymour Levitt, jefe de radiología terapéutica del Hospital Universitario de Minneapolis, ha perfeccionado en cierta medida el tratamiento utilizando una fuente de calor de fabricación japonesa que penetra profundamente en la piel y calienta el tumor a 100 F. Aparentemente, el calor no sólo mata las células cancerosas, sino que también hace que las células cancerosas supervivientes sean más vulnerables a la radiación y la quimioterapia. En cualquier caso, beber mucha agua y luego tomar una sauna produce sensaciones de desintoxicación y despeje de la mente. El propio calor puede ayudar a crear un estado alterado de conciencia y fomentar la intensa concentración necesaria para la curación.

Además de ayudas externas como la sauna o la cabaña de sudación, la capacidad de autogenerar calor interno suele considerarse necesaria para la curación chamánica. Una de las posibles derivaciones de la palabra chamán es la védica sram, "calentarse o practicar la austeridad"[64]. Según un chamán esquimal, "todo verdadero chamán tiene que sentir una iluminación en su cuerpo, en el interior de su cabeza o en su cerebro, algo que brilla como el fuego, que le da el poder de ver con los ojos cerrados en la oscuridad, en las cosas ocultas o en el futuro, o en los secretos de otro hombre"[65]. Esta premisa se apoya en el conocido trabajo de Evans-Wentz sobre los yoguines tibetanos, quienes, según los escritos de Eliade, afirman tener muchas de las mismas habilidades que el chamán[66]. Se dice que los yoguines avanzados son capaces de producir calor psíquico que los hace impermeables a las temperaturas extremas, incluso a la exposición prolongada a la nieve mientras están envueltos sólo en sábanas sumergidas en agua helada[67]. Para crear su estado especial, los yoguines utilizan un proceso de imaginería que consiste en visualizar un sol en diversas partes de su cuerpo y el mundo impregnado de fuego. Se dice que, como resultado de la práctica de estos ejercicios durante un largo periodo de tiempo, el yoguin tiene la capacidad de conocer acontecimientos pasados, presentes y futuros.

La relación entre el estado hipermetabólico producido por el aumento del calor y la adquisición de conocimientos inusuales está más allá de cualquier interpretación científica. Pero consideremos el increíble control mental sobre la fisiología que debe ejercerse para que se produzcan cambios drásticos de temperatura. La regulación de la temperatura es una de las funciones autonómicas más complejas del cuerpo humano. El mero mantenimiento de la temperatura homeostática requiere una interacción momento a momento entre la temperatura del aire, la temperatura de la piel y un centro regulador en el hipotálamo preóptico del cerebro. Esta regulación es necesaria incluso cuando se está sentado desnudo en una habitación confortable, ya que en estas condiciones se pierde rápidamente alrededor del 12% del calor corporal.

Para mantener el calor corporal en condiciones inusuales, como el gélido Himalaya, o para aumentar el calor corporal significativamente por encima de los niveles normales, como informan los chamanes, el cuerpo sólo dispone de tres mecanismos conocidos. Estos son: escalofríos u otra actividad muscular; excitación de las sustancias químicas que aumentan los niveles de norepinefrina y epinefrina circulantes, y posteriormente el metabolismo celular; y aumento de la producción de tiroxina, que también aumenta la tasa de metabolismo celular[68].

La temperatura externa puede elevarse desviando el calor corporal interno hacia la periferia mediante un aumento del flujo sanguíneo en la piel. Como se documenta profusamente en la literatura sobre biorretroalimentación, esto puede lograrse con diversas técnicas mentales como la imaginación y la relajación, así como la biorretroalimentación de la temperatura. Estos procedimientos se han utilizado eficazmente para tratar un gran número de enfermedades, como la migraña, el síndrome de Raynaud y otros trastornos circulatorios, la artritis, el dolor y las enfermedades relacionadas con el estrés[69]. El aumento de la temperatura periférica es un indicador de la reducción de la actividad del sistema nervioso simpático y, por lo tanto, de la reducción de la respuesta al estrés. Por supuesto, nada de esto puede ser relevante para el yoguin tibetano ni para los chamanes del Ártico, que también soportan el frío extremo, ya que el desvío de la sangre a la periferia provocaría rápidamente un descenso fatal de la temperatura central. Al parecer, los yoguines y chamanes han encontrado un medio para continuar un cambio térmico indefinido, lo que significa que tienen la capacidad de regenerar las sustancias químicas implicadas, durante mucho tiempo. Sólo podemos concluir que se aprecia una poderosa capacidad para autorregular la respuesta térmica, y observar además que quienes se involucran en tales asuntos consideran el calor interno como una vía hacia el conocimiento.

2. Privación física o sensorial

La privación física adopta muchas formas, y la experiencia mística que induce no es en absoluto exclusiva de las culturas chamánicas. Es una pena, supongo, para aquellos de nosotros que vivimos en circunstancias no privadas, que tal comodidad física no engendre misticismo. Por otra parte, el mayor poder de la mente para crear visiones en circunstancias de privación se consideraba a menudo el único factor que hacía tolerable la vida en los campos de concentración nazis. "Los sueños", dicen los supervivientes, "esos sueños maravillosos".

Normalmente, los chamanes ayunan antes de realizar un trabajo difícil. El ayuno puede incluir prescindir de la comida, o de la sal, o incluso del agua. Otras privaciones incluyen pasar varias noches sin dormir, lo que puede ocurrir de todos modos en el proceso de un largo ritual. A los chamanes europeos, los brujos, se les acusaba de comer sólo remolachas, raíces y bayas (es decir, de evitar las proteínas animales y los productos lácteos) para ayudarse en su viaje chamánico. Los chamanes huicholes ayunaban tradicionalmente durante su viaje de veinte días a la tierra del peyote, su lugar de poder. En algunas culturas también se aconseja al curandero que se abstenga de comer durante varios días.

La abstinencia sexual se utiliza universalmente para alterar los reinos de la conciencia. Esta energía vital se redirige hacia la curación o para producir estados de felicidad (como en la práctica oriental de la kundalini). El chamán jíbaro novato, por ejemplo, debe abstenerse de mantener relaciones sexuales durante al menos cinco meses para obtener suficiente energía para curar, y durante todo un año para ser realmente eficaz[70]. En el cristianismo, sin embargo, el celibato tiene orígenes muy distintos, ya que se creía que protegía a los santos padres de los restos del pecado original y, por tanto, aumentaba su divinidad.

El estado mental chamánico se ve reforzado en situaciones de privación sensorial, así como de privación física. La mayor parte del trabajo ceremonial se realiza en la oscuridad, o con los ojos cubiertos para dejar fuera la realidad ordinaria. Las visiones se buscan permaneciendo aislado en cuevas profundas o en el monótono paisaje de la tundra o el desierto. Nordland ha señalado que los estudios sobre la privación sensorial (revisados brevemente en una sección anterior de este capítulo) pueden aportar ideas sobre el chamanismo. "Parece claro que la monotonía es la base de muchas formas de chamanismo: el canto monótono, el tamborileo, la música, la danza con movimientos rítmicos. Otras veces puede ser la restricción del movimiento, la mirada fija en las llamas, la oscuridad, incluso máscaras con efectos especiales para los ojos"[71].

En resumen, los chamanes utilizan diversos medios de privación culturalmente sancionados para entrar en el

SSC. Sus métodos pueden provocar cambios físicos y mentales significativos al inducir desequilibrios electrolíticos, hipoglucemia, deshidratación, falta de sueño y pérdida de percepción sensorial. En conclusión, parecen dispuestos a llevar sus cuerpos al límite fisiológico para despertar la mente. Lo que el mundo moderno considera peligrosas amenazas para la salud, incluso para la vida misma, son vistas por el chamán como rutas hacia el conocimiento.

3. El uso de plantas sagradas

Las sustancias alucinógenas se emplean en todas las tradiciones de curación chamánica como la forma más rápida de encontrarse con lo sobrenatural; sin embargo, es importante darse cuenta de que las plantas no son esenciales para el trabajo chamánico. Prem Das, un joven formado tanto en la tradición yóguica como en la huichol, considera que las plantas sagradas son sólo un paso intermedio y afirma que los practicantes avanzados ya no las necesitan. El tema ha cautivado la imaginación de los antropólogos desde los años sesenta, cuando se produjo una gran sensibilización sobre las drogas en este país. La voluminosa lectura disponible incluye lo siguiente: el papel de los alucinógenos en algunas tradiciones chamánicas norteamericanas, sudamericanas y europeas ha sido revisado en un libro editado por Harner; Gordon Wasson ha revisado el uso de la amanita muscaria entre los siberianos, indios orientales y escandinavos; Weston LaBarre ha escrito un tratado clásico sobre el peyote; y Peter Furst ha editado un volumen sobre el uso ritual de los alucinógenos[72].

También el antropólogo Carlos Castaneda ha descrito con todo lujo de detalles el uso que hizo de plantas psicotrópicas como ayudas visionarias mientras estaba bajo la tutela del chamán yaqui Don Juan. En los círculos científicos hay reacciones encontradas sobre la autenticidad y el significado de las experiencias de Castaneda, pero existe cierto consenso en que, aunque fueran confabuladas, son muy representativas de los encuentros transculturales con lo sobrenatural[73].

La mayor parte de las experiencias de Castaneda no se encuadran propiamente dentro de la tradición curativa chamánica, sino que deberían clasificarse mejor como brujería o búsqueda de poder. Sin embargo, su viaje para encontrar el lugar "entre los mundos" implica el uso de técnicas de imaginación idénticas a las de los chamanes sanadores. Don Juan guio a Castaneda a través de episodios en los que utilizó datura (o hierba carmín), Psilocybe, una especie de hongo, y peyote. Pero sólo se recurrió a las drogas cuando se hizo obvio que el estado de conciencia de Castaneda era demasiado restringido como para expandirse en la mística y mágica realidad no ordinaria. Castaneda declaró que siempre cuestionaba la validez de sus experiencias bajo la influencia de las plantas psicotrópicas, y consideraba que la etapa final de la expansión de la conciencia –la percepción de puro asombro de ver el mundo sin interpretaciones– no era posible con las drogas[74].

Por otra parte, puesto que existe una relación entre la tradición chamánica y el uso de plantas sagradas, debemos considerar su uso y, desde luego, qué relación podrían desempeñar en un renacimiento chamánico. En primer lugar, como se ha mencionado, proporcionan un medio rápido de alterar la conciencia. En segundo lugar, en las sociedades pre-alfabetizadas, tanto la muerte como los sueños presagiaban otros estados del ser, y las respuestas a estos, los mayores misterios, se buscaban probablemente a través de la experiencia y no del discurso intelectual. Los notables efectos psicotrópicos de las plantas energéticas, como la pérdida de los límites del yo, una mayor conciencia de la continuidad de todas las cosas y una sensación de asombro y maravilla, proporcionaban a los chamanes la visión y el conocimiento que ansiaban del mundo más allá de los sentidos. Debido a estas propiedades, las plantas se denominan universalmente "medicina" y se dice de ellas que son "sagradas". Utilizarlas con fines recreativos sería impensable.

A diferencia de otras creencias místicas, los chamanes no buscan la iluminación porque sí, sino con el propósito explícito de ayudar a la comunidad. Su camino es circular; es decir, suben y bajan a otros reinos, pero luego regresan de nuevo con conocimiento y poder. Cuando las plantas sagradas se utilizan en las artes curativas, sus efectos deben ser lo suficientemente sutiles como para permitir al chamán funcionar de este modo. El trabajo ritual no puede realizarse en un estado comatoso de olvido, o cuando se cede el control a los efectos narcóticos. Los chamanes ingieren cantidades apropiadas de plantas para poder recordar después de la experiencia y mantener la conciencia suficiente para ser conscientes de las múltiples realidades con las que se encuentran. Un pie, por así decirlo, permanece en la realidad ordinaria.

La naturaleza ha proporcionado un abundante suministro de esta medicina, especialmente en las Américas. En América Central y del Sur es especialmente común el uso de la liana Banisteriopsis (a menudo llamada yagé o ayahuasca). El proceso visionario utilizado entre los indios Sharanahua del este de Perú es especialmente interesante desde el punto de vista de la capacidad de la imaginación para diagnosticar y curar. El chamán pide a los pacientes gravemente enfermos que describan sus síntomas y sus sueños. Los pacientes normalmente informan de imágenes que coinciden con categorías de cantos curativos que el chamán ha aprendido durante su largo aprendizaje. (Los cantos y cánticos son un complemento importante de la ayahuasca, ya que sin las palabras se supone que solo aparecen visiones de serpientes). Las imágenes oníricas suelen ser simples: el sol, un pájaro, alguien subiendo una montaña[75].

A primera hora de la noche de la ceremonia de curación, el chamán y otros hombres de la tribu beben la ayahuasca; los hombres cantan, el hombre canta la canción apropiada y aparece una visión de la imagen del sueño del paciente. Con gran e intensa claridad, el chamán describe esta visión. Siskind dice: "El intercambio de símbolos entre al menos dos personas es la base de cualquier sistema de comunicación. El simbolismo de los sueños y las visiones entre los Sharanahua no implica una relación uno a uno de significado y símbolo, pero tampoco hay completa libertad para el sueño idiosincrásico o la alucinación. Tanto el chamán como el paciente están sujetos a los límites de la clasificación de símbolos y síntomas de la canción curativa". La selección de síntomas debe coincidir con el sistema de símbolos común a la cultura. "Sin embargo, hay suficiente superposición y redundancia de símbolos, especialmente con respecto a las dolencias graves más comunes, diarrea sanguinolenta, dolor de estómago y gripe con fiebre alta, para que los sentimientos individuales sean expresados por el paciente y recogidos por el chamán"[76].

El uso del peyote también es una tradición en expansión en el Nuevo Mundo, y se cree que abre las claraboyas de la conciencia. "Hay una puerta dentro de nuestras mentes que suele permanecer oculta y secreta hasta el momento de la muerte. La palabra huichol para designarla es 'nierika'. Nierika es una puerta cósmica o interfaz entre las llamadas realidades ordinarias y no ordinarias. Es un pasadizo y al mismo tiempo una barrera entre mundos"[77].

Los huicholes utilizan cactus recogidos en la Tierra Sagrada del Peyote para facilitar la entrada en el nierika. Según Prem Das, la tradición chamánica huichol tiende a tener más bien un carácter transpersonal, mientras que La Iglesia Nativa Americana, una notable con federación de varias tribus indias, utiliza el peyote como parte de un ceremonial cristiano y humanista[78]. (La Iglesia Nativa Americana, fundada en México hace unos 150 años, ha sido elaborada especialmente por las tribus kiowa de este país. Sus miembros optaron por centrarse en los problemas de la vida en el mundo actual en contraposición al viaje chamánico).

Los chamanes americanos y del Viejo Mundo utilizan con frecuencia formas de la planta datura y setas con propiedades alucinógenas. El hongo ha sido especialmente atractivo para antropólogos y no antropólogos por igual, que han acechado el legendario soma y lo han identificado con los hongos de amanita muscaria de Europa y Asia[79], y han cenado la Carne de los Dioses, los hongos Psilocybe de México, ampliamente utilizados[80]. "Los mazatecos dicen que los cuartos de hongos hablan. Si se pregunta a un chamán de dónde proceden sus imágenes, es probable que responda: No lo he dicho yo, lo han dicho las setas. Los chamanes que los comen, su función es hablar, son los oradores que cantan y cantan la verdad, son los poetas orales de su pueblo, los doctores de la palabra, los que dicen lo que está mal y cómo remediarlo, los videntes y oráculos, los poseídos por la voz"[81].

Parte de una canción mazateca de la curandera dice así: "mujer de medicinas y curandera, que camina con su apariencia y su alma... ella es la mujer del remedio y la medicina. Ella es la mujer que habla. La mujer que todo lo junta. Mujer médico. Mujer de palabras. Mujer sabia de problemas"[82]. Así canta ella, hablando de un mundo comunitario, buscando las huellas del sentido, curándose tras la transformación química provocada por el hongo mágico.

En Europa, las brujas, que tanto Harner como Eliade identifican como implicadas en prácticas chamánicas, también transformaban su estado de conciencia con sustancias alucinógenas[83]. Allí, la generosidad de la naturaleza proporcionaba una selección psicodélica con un impacto considerablemente mayor que las suaves setas de la curandera mazateca. La belladona, la raíz de mandrágora, el beleño y el datura se combinaban mediante diversas recetas en un "aceite volador", y en "ciertos días o noches untan un bastón y cabalgan sobre él hasta el lugar apuntado o se untan bajo los brazos y en otros lugares velludos[84].

El alto contenido en atropina de la farmacopea del chamán europeo aseguraba una fácil absorción a través de la piel, en particular del sensible tejido vaginal. Un palo de escoba, así ungido, se convertía en el corcel de los viajes chamánicos, y el peligroso camino de la droga conducía a menudo a varios días de olvido, seguidos de amnesia. Por esta razón, Harner no cree que las brujas utilizaran las plantas en rituales de curación, sino solo para entrar en contacto con lo sobrenatural[85].

El mundo moderno de la medicina se estremecería ante la idea de que el curandero tomara potentes y peligrosos productos químicos, sobre todo cuando los mismos estados de ánimo pueden conseguirse por medios no químicos. Pero ¿no hay un paralelismo entre esto y proporcionar al paciente sustancias químicas peligrosas, cuando se está acumulando rápidamente la evidencia de que la imaginación, por sí misma, puede crear cualquier cambio físico concebible? Las muletas químicas, en ambos casos, son solo pasos evolutivos en el aprendizaje del uso de las fuerzas de la conciencia para curar.

Me gustaría hacer una última observación sobre este tema: cuando el camino sobrenatural es circular, como en el caso de los chamanes que se trasladan a esos reinos y regresan para realizar el trabajo de curación del mundo, quienes recorren ese camino traen de vuelta algo de la gloria de sus visualizaciones. El hermoso arte sagrado de las culturas chamánicas es precisamente eso. Las imágenes de ñame, los abalorios y las pinturas de arena son intentos de compartir el reino espiritual a través de los medios de este mundo. Las experiencias visionarias también se conservaban en los fardos medicinales de los chamanes: plumas, abalorios, esqueletos de animales, piedras, conchas, plantas secas e incluso la "chatarra" europea se colaba en los fardos sagrados de los indios norteamericanos. A veces, los objetos representan regalos especiales entregados al chamán en el CSE. Grossinger señala que el apego por las baratijas, que el hombre blanco nunca ha apreciado realmente, procede de la vestimenta simbólica de la experiencia visionaria. "Varias generaciones después de la visión, el fajo de medicinas es una especie de técnica objetiva. Tiene canciones, hierbas, amuletos, historias, todo ello relacionado con la revelación original y añadido por aquellos que han usado la medicina"[86].

Hace poco entré por casualidad en una casa antigua, construida en los años veinte por un antropólogo que se había dedicado a estudiar a los indios. La casa era de adobe hecho a mano, construida alrededor de grandes chimeneas semicirculares, al estilo de los indios que poblaron aquella región años atrás. Al entrar en la habitación que contenía la bañera, que era la única comodidad moderna de la casa, experimenté la desagradable sensación de que algo desequilibrado había ocurrido aquí. Una comuna hippie había dejado la huella de su paso para siempre en cientos de pequeños azulejos rugosos que cubrían la superficie interior de la bañera. Los diseños caóticos y brillantes tenían el mismo aspecto espeluznante que el arte *day-glo* de los años sesenta: mezcla de simbolismo religioso y colores ajenos a la naturaleza, incluso feos en esta realidad ordinaria. Tenía "malas vibraciones", como se decía entonces. "Ah", dije yo, al reconocerlo como la versión de arte sacro del culto a la droga, un intento de avanzar por el camino circular y devolver los confines exteriores a la mente lineal. Me habló de los intentos de los inquilinos de utilizar las drogas como medicina; sin embargo, al no tener un mapa que guiara el camino, sólo pudieron representar la cacofonía de una conciencia sin filtrar.

Las drogas, tal como se utilizaban en una tradición espiritual, eran medicina, la mejor medicina que el mundo conoció durante miles de años. Pero, para una cultura que se ha alejado progresivamente del mundo espiritual en todas sus instituciones, una cultura que se ha esforzado al máximo por separar la mente del cuerpo, las drogas sólo proporcionan un tentador sabor a misticismo, que nuestro mito cultural no puede explicar y no incorporará.

4. Ayuda auditiva para estados alterados

La estimulación repetida y monótona de cualquier sentido cambia el foco de la conciencia. Para el chamán, la elección habitual de estímulos sonoros proviene de tambores, sonajas, palos u otros instrumentos de percusión. Otros sonidos, como el zumbido agudo producido por las vasijas silbadoras encontradas en Perú y América Central, también pueden haber sido utilizados en el trabajo chamánico[87]. Los cantos y canciones, por supuesto, son importantes en las ceremonias de curación de todas las culturas.

Normalmente, los cantos son fonemas encadenados. No hay una interpretación o traducción disponible para ellos en el lenguaje de la realidad ordinaria, solo en estados de sentimiento. Puede que sirvan para eludir la parte lógica y lingüística de nuestro cerebro y llegar a la parte intuitiva. (Un amigo católico devoto observó que la Misa perdió gran parte de su impacto cuando dejó de celebrarse en latín. "Cuando no sabías lo que significaban las palabras, te comunicabas más directamente con Dios").

Los cantos pueden haber llegado a oídos de los chamanes durante la soledad de la búsqueda de la visión, o haberles sido regalados por un águila que pasaba por allí, o haberlos escuchado en un sueño. También puede tratarse de cantos tradicionales de curación o de poder, cuya fuente original se desconoce. Los cantos tienen un ritmo pulsante que, como los golpes de tambor, sincroniza la función y los movimientos del cuerpo. Los chamanes también pueden utilizar canciones con significados distintos. Los cantos del chamán Navajo, por ejemplo, son tan increíblemente complicados que un escritor los ha comparado con el equivalente a una recitación completa del Nuevo Testamento de memoria[88]. En la mayoría de los casos, las canciones persiguen la enfermedad, no la entrada al estado de conciencia chamánico.

El tambor del chamán reina como el medio más importante para entrar en otras realidades, y como una de las características más universales del chamanismo. El tambor puede estar hecho de casi cualquier cosa que emita un tono razonablemente profundo. Según Drury, está hecho de la madera del árbol del mundo, y la piel a veces está directamente vinculada con el animal que el chamán utiliza para encontrar el lugar del espíritu[89]. Los tambores de agua, maravillosamente resonantes, pueden estar hechos de viejas ollas de metal llenas de agua hasta la mitad y envueltas en piel de animal, un proceso que lleva mucho tiempo y que debe ser realizado por el chamán. Un proceso largo que debe repetirse a menudo durante los largos ceremoniales[90].

Los sonidos de los instrumentos de percusión y los sonajeros son métodos consagrados para alterar la conciencia, y se considera que tienen un efecto adormecedor o analgésico. "A nivel contemplativo", dice Drury, "el sonido del tambor actúa como un dispositivo de concentración para el chamán. Crea una atmósfera de concentración y resolución que le permite entrar profundamente en trance mientras desplaza su atención hacia el viaje interior del espíritu"[91]. Varios hechos fisiológicos apoyan el papel del sonido en este sentido. En primer lugar, las vías auditivas pasan directamente al sistema activador reticular (SRA) del tronco encefálico. El SRA es una enorme "red nerviosa" que coordina la información sensorial y el tono motor y alerta al córtex de la información entrante. El sonido, que viaja por estas vías es capaz de activar todo el cerebro[92]. Los disparos neuronales fuertes y repetitivos en las vías auditivas y, en última instancia, en la corteza cerebral, como los experimentados por los tambores, podrían, en teoría, competir con éxito por la conciencia cognitiva. Otros estímulos sensoriales de la realidad ordinaria, incluido el dolor, podrían ser bloqueados o filtrados. La mente tendría entonces libertad para expandirse a otros ámbitos.

El modelo del dolor establecido por Melzack y Wall (es decir, la teoría de la puerta) puede aplicarse adecuadamente en este caso. Su modelo es el más citado y universalmente aceptado del mecanismo del dolor. (Sin embargo, con los recientes avances en la identificación de sustancias químicas que modulan el dolor, como las endorfinas, se considera que la teoría de la compuerta es sólo una parte de la historia). Melzack y Wall han propuesto que, dado que el mensaje del dolor viaja por fibras pequeñas y lentas, la percepción del dolor puede bloquearse eficazmente por otros estímulos entrantes que viajan por fibras de conducción más rápida[93]. El modelo se ha utilizado para explicar los efectos analgésicos de la acupuntura, la estimulación eléctrica transcutánea leve y el masaje. Los sonidos potentes, como el tamborileo, que tienen la capacidad de activar todos los centros cerebrales, bien podrían cumplir el requisito de una estimulación más rápida y competitiva.

En un estudio con bebés gravemente quemados, utilicé sonidos de un corazón grabados en el útero –de naturaleza muy similar a los golpes de tambor– para crear anestesia. Los sonidos del corazón eran capaces de inducir el sueño incluso durante los dolorosos cambios de vendajes. Cuando los niños se acostumbraban a la grabadora en sus cunas, se quedaban dormidos minutos después de encenderla. Los setenta y dos latidos por minuto del corazón medio son mucho más lentos que theta, pero es posible que los sonidos estimularan patrones de ondas cerebrales delta, que oscilan entre 0,5 y 4,0 ciclos por segundo. En cualquier caso, no cabe duda de que se trataba de un bloqueo sensorial eficaz, sea cual sea el mecanismo utilizado.

El efecto directo de la estimulación acústica en el cerebro se demostró en un estudio clásico de Neher. Registró los electroencefalogramas de sujetos normales mientras escuchaban el sonido de baja frecuencia y gran amplitud de un tambor. El objetivo del estudio era determinar si el sonido del tambor podía causar "conducción auditiva", llamada así porque se sabe que algunos estímulos "conducen" o provocan un patrón de frecuencias de disparo en los sistemas circundantes[94]. En el trabajo de Neher, se obtuvieron respuestas de conducción auditiva a tres, cuatro, seis y ocho pulsaciones por segundo, y los sujetos exprimieron relatos subjetivos de imágenes tanto visuales como auditivas. Llegó a la conclusión de que la susceptibilidad a la estimulación rítmica aumenta con el estrés y los desequilibrios metabólicos (hipoglucemia, fatiga, etc.; todos ellos esperables como parte del ritual chamánico). También propuso que la estimulación sonora en la gama de frecuencias de cuatro a siete ciclos por segundo sería más eficaz en el trabajo ceremonial, ya que podría potenciar los ritmos theta que se producen en las regiones auditivas temporales del córtex. Podría añadir que los ritmos theta también han demostrado estar relacionados con la creatividad, la resolución de problemas inusuales, las imágenes vívidas y los estados de ensoñación[95]. Desgraciadamente, aunque la premisa de Neher es sólida, su estudio adolece de un fallo crítico porque no controló los artefactos del movimiento. El electroencefalograma no puede distinguir entre parpadeos, movimientos de la cabeza y ondas cerebrales, y lo que Neher pudo haber registrado fue cualquiera de estos movimientos, o todos ellos, al ritmo del tambor.

Jilek ofrece aún más información sobre la capacidad de conducción theta de los tambores en su trabajo con los indios Salish durante sus danzas espirituales ceremoniales. Al analizar los registros del tamborileo, determinó que los ritmos abarcaban una gama de frecuencias de 0,8 a 5,0 ciclos por segundo. Un tercio de las frecuencias eran superiores a 3,0 ciclos por segundo, es decir, bastante cercanas a la frecuencia de la onda theta. También señala que la estimulación acústica rítmica en las ceremonias implica muchos tambores y es significativamente más intensa que la que Neher utilizó en sus experimentos[96].

Consideremos ahora el mecanismo por el que los estímulos auditivos podrían servir para alterar la función cerebral. Una neurona que transporta información a través del complejo sensorial del sistema nervioso puede dispararse o no dispararse, y los mensajes en todos los sistemas se basan en la frecuencia de este disparo, como se verá en detalle en el Capítulo 4. Por ejemplo, supongamos que la información sensorial de algún sistema fuera capaz de "manejar" toda la corteza motora. Entonces, la frecuencia de los disparos neuronales en la corteza motora sería idéntica a la del sistema sensorial impulsor. Esto podría producir efectos extremadamente extraños y desadaptativos si ocurriera fácilmente, lo que aparentemente no ocurre excepto en epilépticos graves.

La mayor parte de los trabajos sobre "conducción" se han realizado con el sistema visual. En estudios realizados con animales, epilépticos y sujetos normales, se ha demostrado que un estímulo visual repetitivo, como una luz estroboscópica, provoca una "conducción fótica" en amplias zonas del córtex[97].

Hay pruebas de que la actividad cerebral impulsada por el estímulo original puede continuar mucho después de que haya cesado la estimulación, y la descarga neural continuada puede ser respondida conductualmente como si la luz siguiera parpadeando[98]. Lo que parecen ser experiencias alucinadas tienen en realidad un componente neurológico en el sistema visual. A la vista de estos hallazgos, hay razones para creer que el sistema auditivo, puesto a prueba adecuadamente, tendría una potencia similar para controlar la función cortical. (Los estudios visuales también ofrecen una base neurológica para alterar el estado de conciencia mirando fijamente al fuego o a las velas durante los rituales).

Los resultados de la investigación sobre la meditación indican que no es necesario que el estímulo auditivo sea externo, sino solo imaginario, para que se produzca un cambio fisiológico significativo[99]. La meditación trascendental, la respuesta de relajación (propugnada por Herbert Benson) y otras adaptaciones del raja-yoga consisten en imaginar una palabra o sonido (o mantra) una y otra vez. Se podría decir que se trata de un canto imaginado. Se ha informado de que la respuesta fisiológica y los beneficios incluyen la disminución del ritmo cardíaco, la presión sanguínea y la tensión muscular, así como un aumento de la actividad alfa y theta en el EEG. Los métodos se han promocionado como un método importante para controlar el estrés y establecer un "estado hipometabólico despierto"[100], que puede restaurar el cuerpo a un nivel cómodo y saludable de equilibrio homeostático.

5. Espíritus aliados

El último aspecto de la imaginación que trataremos aquí es una de las características destacadas del chamanismo: los espíritus ayudantes. Se trata de las formas espirituales, normalmente de animales, que protegen al chamán en trabajos peligrosos, y a los que reclaman como fuente de sus conocimientos. Son los profesores de esa escuela médica del más allá. Para el chamán japonés, pueden adoptar la forma exaltada de una transformación de Buda[101]. Un esquimal Netsilik, considerado uno de los principales chamanes de su época, tenía no menos de siete espíritus: un escorpión marino, una orca, un perro negro sin orejas y los fantasmas de tres muertos[102]. En las tribus indias americanas, los espíritus pueden ser animales con un significado cultural especial: osos, águilas, lobos.

Los ciervos están ampliamente asociados al trabajo chamánico. En Siberia, los renos de carne y hueso compartían los viajes con agárico de mosca con el chamán[103]. En Irán y China, los cuernos de ciervo se siguen valorando tanto como magia como medicina[104], y el cuerno en polvo se vende ampliamente como afrodisíaco.

Se cree que el espíritu del ciervo deja los botones sagrados de peyote como huellas para guiar a los chamanes en su curso sobrenatural, según los mitos de los huicholes. Incluso en la prehistoria, como ya se ha mencionado, parece que el ciervo tenía un significado curativo, según las formas de arte chamán hombre/ciervo que se han identificado desde el principio de la historia.

En Europa, los animales de poder de las brujas, que se cree que practicaban aspectos de la curación chamánica, eran muy temidos. En un volumen impreso en 1618 titulado *The County Justice* por Michal Dalton, caballero de Lincoln, dos de los siete métodos de descubrimiento de brujas que citaba se referían a su relación con sus animales: "Tienen ordinariamente un familiar o espíritu que se les aparece" y "Dicho familiar tiene algún lugar en su cuerpo donde los amamanta"[105]. Poseer un animal de compañía arrojaba sospechas inmediatas sobre una mujer; y durante el reinado de Luis XV de Francia, se quemaban sacos de gatos condenados en la plaza pública donde se torturaba a las brujas. Se ha especulado que la furia de las plagas aumentaba por esta destrucción masiva del enemigo natural de las ratas infestadas.

Los espíritus aliados no tienen por qué ser siempre animales: a veces se metamorfosean en forma humana. Un antiguo informe de un chamán aborigen indio de la tribu Savara describe a un guía que adoptaba la forma de una muchacha que le dictaba con quién debía casarse en la realidad ordinaria y le daba instrucciones sobre cómo cuidar de su marido. La propia guía dio a luz al chamán dos hijos, a los que más tarde llevó al inframundo[106].

Los sanadores pueden tener como guías a personas que vivieron realmente en la Tierra en algún momento. Krippner y Villoldo, en su libro *Realms of Healing*, hablan de Doña Pachita, una "cirujana psíquica" mexicana cuyo espíritu guía es Cuahutemoc, el último gran príncipe azteca, y de Arigo, un curandero brasileño cuyo guía es el "Dr. Fritz", un médico alemán al que ha visto en visiones desde su juventud[107]. Podría discutirse si estos dos casos corresponden a una verdadera definición de chamanismo, pero lo cierto es que a menudo se recurre a guías imaginarios en la práctica de la curación tradicional.

Aunque las circunstancias varían, normalmente se cree que los espíritus siempre están al acecho, pero pueden pasar desapercibidos para sus cargos terrenales. El chamán no solo cuenta con aliados excepcionalmente poderosos, sino con la capacidad de mantenerse en comunicación con ellos, lo que le diferencia de los profanos, que también pueden tener espíritus ayudantes. El chamán es elegido por los espíritus después de un período de agitación que, según el punto de vista, "podría clasificarse como 'una crisis psicológica aguda, una verdadera mística religiosa', una enfermedad física o una psicosis"[108].

La "posesión por los espíritus", tal como se describe en la literatura antropológica sobre el chamanismo, debe distinguirse cuidadosamente de la posesión demoniaca. Los espíritus no inducen al chamán a realizar actos malvados, sino que son maestros. Los periodos de incomodidad en los que se dice que los espíritus "toman posesión" pretenden ser experiencias de aprendizaje necesarias para la vocación curativa. Noll, al revisar la opinión sobre este asunto, concluye que "Mucho de lo que es sumariamente etiquetado como 'posesión' por observadores entrenados puede ser una experiencia visionaria voluntaria para el chamán"[109].

Ahora bien, es posible analizar el uso de guías espirituales con las herramientas de la ciencia y deducir razones perfectamente sanas y aceptables para cualquier verdad que pueda surgir de la comunicación con los espíritus. Si los espíritus solo simbolizan lo intuitivo, entonces la comunicación sería similar a que el lado izquierdo del cerebro preguntara al derecho: "¿Qué está pasando?". Los chamanes serían los individuos que mejor podrían combinar la lógica y la intuición. Sin embargo, en el chamanismo los humanos están naturalmente en comunicación con los animales, los espíritus e incluso las rocas, porque son uno y lo mismo en el gran orden unificado de las cosas. Los chamanes son aquellos que pueden sentir con agudeza y moverse con el tejido de los universos, y que son guiados a lo largo de su camino curativo por fuentes de sabiduría manifestadas en lo que se ha dado en llamar espíritus guías. Una vez más, las cualificaciones de los chamanes se basan innegablemente en su vívida imaginación y en su capacidad para controlar la situación, independientemente de la procedencia de la información.

PRÁCTICAS CULTURALES ESPECÍFICAS

La práctica del chamán está muy integrada en el sistema de creencias de la cultura y debe tener la habilidad de crear una atmósfera repleta de confianza, credibilidad y suficiente creatividad y escándalo para que el paciente sepa que algo poderoso está a punto de suceder.

Los chamanes yakutos de Siberia llevan capas de metal tintineante, cantan, tocan el tambor y, cuando las emociones alcanzan su punto álgido, intentan espantar al espíritu con gestos aterradores. En África, los chamanes crean una imagen de paja de un cerdo y llevan a cabo una ceremonia para extraer la enfermedad del paciente y enviarla al cerdo. Después, el animal se coloca en una carretera para que un transeúnte que le dé una patada absorba la enfermedad[110].

Para una curación extremadamente seria, como en el caso de la pérdida del alma, los indios Puget Sound o West Coast Salish utilizan un ritual de canoas espirituales. Se contratan de seis a doce chamanes y se forman canoas imaginarias que se colocan en filas paralelas. Cada chamán tiene una pértiga o remo para empujar la canoa, y al lado de cada uno de ellos se encuentra su tabla mágica de cedro, cubierta con arte visionario de su primera aventura en canoa espiritual. Con el acompañamiento auditivo de sonajas, tambores y cánticos, los espíritus de los chamanes se hunden por la tierra, cada uno cantando su propia canción de espíritu guardián. Los viajes pueden durar de dos a cinco noches, o hasta que el alma del paciente se recupera[111].

Los chamanes de Guatemala utilizan una mezcla de creencias tradicionales indias y cristianismo, a pesar de los fervientes intentos de los españoles por purgar el paganismo de las Américas. Los chamanes invocan e intervienen con santos y espíritus con fines de adivinación y curación, utilizando piedras mágicas –generalmente trozos de antiguas esculturas mayas– como vehículo de comunicación. Los servicios de los chamanes, así como de los "brujos" que practican el lado más negro de la magia, son caros para esta gente pobre, ya que oscilan entre el equivalente a cincuenta y cien dólares. La tarifa ceremonial cubre el coste de los preparativos e ingredientes necesarios: el incienso, las velas, las flores, una cena y una inmensa cantidad de licores destilados, que el chamán bebe hasta volverse excesivamente locuaz[112].

El chamán esquimal canadiense entra en trance, viaja a los infiernos del fondo del mar y visita a Sedna, la diosa del mar, para conocer las causas de las enfermedades o solicitar otras necesidades vitales. Se cree que Sedna controla la fuente de alimentos, así como todas las calamidades que puede sufrir el esquimal. En otras ocasiones, se llevan máscaras magníficamente talladas y coloreadas de los animales de poder para ayudar en la imaginería del chamán y en el contacto con los espíritus animales[113].

Los indios crow, al igual que los guatemaltecos, utilizan las rocas como medicina. Estas rocas, que se encuentran y se reconoce intuitivamente que tienen cualidades curativas, son una herramienta para evocar visualizaciones. La Mujer de un Niño, la esposa abandonada de un granuja llamado "Sees the Living Bull", encontró la roca medicinal más famosa de todas. En plena depresión, abandonó su campamento para retirarse a las montañas y, con suerte, morir. La historia cuenta que recobró la esperanza cuando encontró una roca con varias caras: en una de ellas vio a su marido, en la otra la silueta de un búfalo, en la tercera la de un águila y en la cuarta la de un caballo. También observó que tenía marcas de huellas de caballo y búfalo. Más tarde, esta misma roca destacó por muchas hazañas: trajo el éxito en las apuestas, dirigió partidas de guerra, demostró ser una fuente de longevidad para sus propietarios y, gracias a su mejora visionaria, proporcionó una previsión de la llegada del ganado y de las casas de estilo europeo[114].

La medicina Navajo ha proporcionado una de las mejores, y casi últimas, fronteras para el estudio del chamanismo americano. El cuadro de arena es el elemento central de la curación Navajo y representa el paisaje espiritual y físico en el que existen un paciente y una enfermedad, la etiología de la enfermedad y la mitología elegida para la curación. Gladys Reichard describe el ritual como una combinación de muchos elementos, como el fardo medicinal con su contenido sagrado, palos de oración hechos de madera y plumas, piedras, tabaco, agua de lugares sagrados, cuerdas e intrincadas pinturas de arena[115]. Se hace hincapié en el canto, la oración, la pintura corporal, el sudor y el emético (la purificación), y la vigilia para la concentración y la claridad de pensamiento. Durante el ritual de curación, la persona enferma se sienta junto al cantor y en el centro del pueblo Navajo que se ha reunido para la ceremonia. El poder irradia desde el centro a todos los asistentes. A lo largo del largo ritual, el enfermo participa en un drama simbólico, especialmente cuando se le anima a desarrollar y mantener continuamente imágenes del proceso de curación personal. No se asiste pasivamente a los cantos, canciones y pinturas. Hay que concentrarse en su contenido mitológico para que el poder del ritual de curación se haga realidad.

Según Reichard, el sistema navajo combina la adivinación con la visualización. La adivinación es un corolario de los procedimientos de diagnóstico de la medicina occidental. La información puede proceder de la naturaleza o de los espíritus. Los navajos determinan la enfermedad mirando al sol, la luna o las estrellas, escuchando o temblando.

El temblor, o movimiento de la mano, se induce durante el ritual apropiado. Los temblores conducen finalmente a grandes estremecimientos corporales y el adivino entra en otro estado de conciencia. Estos son estados de poder, y en ellos, los símbolos para la curación son visualizados por el tembloroso. Reichard describe la contemplación, que también puede acompañar al temblor como la visión del símbolo como una imagen posterior del cuerpo celeste en el que se centra la concentración.

Mientras que los navajos emplean herbolarios para el alivio puramente sintomático, el verdadero trabajo curativo lo llevan a cabo los cantores o ceremonialistas. La ausencia del uso de sustancias orgánicas por parte de estos curanderos se considera una posición de estatus. Bergman, un médico que estudió en una escuela navajo para "curanderos", destacó la memoria y la resistencia necesarias para realizar entre cincuenta y cien horas de cánticos rituales.

Bergman realizó una demostración de hipnosis para estos curanderos con los que estaba estudiando. Dijo que, en lugar de parecer medio dormidos como solían estarlo durante sus reuniones, los observaban con los ojos muy abiertos (aunque observó que apenas parecían respirar). Thomas Largewhiskers ("Bigotes Largos"), un venerado curandero de 100 años, dijo que le sorprendía ver que un hombre blanco supiera algo tan valioso. Los curanderos observaron la similitud entre el estado hipnótico y el temblor para el diagnóstico, y pidieron a Bergman que sugiriera a su sujeto que hiciera algún trabajo de diagnóstico. A Bergman le pareció un asunto demasiado serio para jugar con él, pero accedió a pedir a su sujeto indio que predijera el tiempo que haría en los próximos seis meses. Predijo lluvias ligeras, seguidas de un período seco de varios meses y, a continuación, un buen final de verano húmedo. "No pretendo nada más que la veracidad de los hechos", dice Bergman. "Acertó de pleno"[116].

CONCLUSIÓN

¿Qué conclusiones pueden extraerse del examen de estas diferentes manifestaciones culturales? Al evaluar este material altamente subjetivo, lo mejor sería concluir que el camino a través de los tragaluces de la conciencia es el mismo, independientemente de cómo y dónde se inicie el viaje chamánico en la realidad ordinaria. Las descripciones de los diversos métodos chamánicos de diagnóstico y curación son bastante similares: entrar en el paciente, convertirse en el paciente y restablecer el sentido de conexión con el universo. Y, en todas las tradiciones, todo esto se hace en un estado de conciencia muy diferente del que se utiliza para conducir un coche o escribir una receta. Los añadidos culturales a los principios básicos de la curación se deben en gran medida a cualquier recurso local que esté presente para servir de "medicina". La medicina puede definirse aquí de dos maneras: en primer lugar, como el vehículo de transporte para que el chamán (y a menudo el paciente) entre en el estado de conciencia necesario; y, en segundo lugar, como los símbolos materiales del estado de curación: los fardos medicinales, los objetos sagrados, los objetos intrusivos del paciente, el animal de poder, las piedras de curación, etcétera. Sin embargo, como se mencionó anteriormente, un chamán consumado teóricamente no necesitaría ninguno de estos tipos de medicina, utilizando en su lugar solo poderes bien desarrollados de la imaginación. Los símbolos y rituales que tienen poder cultural parecen ser necesarios para abrir el mecanismo de curación para el paciente, que no está tan bien educado espiritualmente como el chamán.

Por último, para los chamanes de todos los géneros, la distinción entre cuerpo, mente y espíritu es nula. El cuerpo es mente y la mente es espíritu. Aunque la terminología que he utilizado podría parecer indicar que los chamanes tratan con el cuerpo, la mente y el espíritu como entidades separadas, en sentido literal, no es así. Los chamanes tampoco se trasladan técnicamente de los lugares físicos a los reinos espirituales, porque ya son uno y lo mismo. El yo es la piedra, y la piedra es el universo. El chamán no piensa: "Aquí el espíritu entra en la materia", sino que "asume que el espíritu siempre está en la materia, es materia, no sólo durante la enfermedad, sino desde el momento de la encarnación y el inicio de la creación misma". Sin embargo, al mismo tiempo no es incorrecto reconocer las cualidades individuales del cuerpo, la mente y el espíritu. En este sistema se consideran a la vez parte de cada uno y separados entre sí, del mismo modo que un árbol es parte de la tierra y el cielo y está separado de ellos.

Para comprender esta unidad total, es importante darse cuenta de que estamos encadenados por las limitaciones de la expresión inglesa. La actividad de la conciencia y la imaginación es más poesía que prosa, y sólo se comprende imperfectamente cuando se utiliza el lenguaje para describirla. Para describir propiedades invisibles, los físicos recurren a la matemática y a analogías visuales; del mismo modo, los chamanes recurren a símbolos y rituales. En un libro como éste, sin embargo, estamos sujetos a los límites de un sistema lingüístico desarrollado a partir de una visión muy específica de la realidad, por lo que las expresiones verbales utilizadas aquí deben considerarse meros intentos de señalar la dinámica no verbal de la imaginación.

EL HILO DE ORO: EL IMAGINARIO Y LA HISTORIA DE LA MEDICINA

Un hilo de oro ha recorrido a través de la historia del mundo, consecutivo y continuo, el trabajo de los mejores hombres en épocas sucesivas. De un punto a otro sigue corriendo, y cuando se está cerca se siente como la luz clara y brillante y escudriñadoramente irresistible que la Verdad arroja cuando las grandes mentes la conciben.

WALTER MAXON,
Pilocereus Senilis y otros trabajos, 1887.

PODRÍA parecer que el modelo chamánico de utilizar la imaginación para curar no tiene relevancia para nuestra visión moderna del mundo. En este capítulo, examinaré la historia de la propia medicina occidental, siguiendo el hilo de la imaginería en la curación a través de los tiempos. Para empezar, el Juramento Hipocrático, el código ético de honor que todavía hoy siguen todos los médicos en ejercicio, es una dedicatoria a la mítica familia fundadora de la medicina, cuya contribución fue un método para curar con la imaginación. Comienza así: "Juro por Apolo el Médico, por Asclepio, por Hygeia y Panacea y por todos los dioses y diosas, haciéndolos mis testigos, que cumpliré según mi capacidad y juicio este juramento y este pacto".

Aunque los sueños y la visión son universalmente el método más común de indagación sobre la causa y la cura de las enfermedades[1], nunca se ha sistematizado e integrado la indagación en la práctica cultural de la medicina como durante la época griega, cuando la luz de la medicina ardía tan brillantemente como una estrella en explosión, antes de su frío y oscuro descenso a través de la Edad Media.

Asclepio, el semidiós honrado como figura de la mejor época griega, fue representado en la Ilíada de Homero como aristócrata, médico y rey guerrero que hizo grandes contribuciones, tanto de barcos como de hombres, a la guerra de Troya. La leyenda, que adornó significativamente sus aventuras, cuenta que nació de un encuentro romántico entre el dios Apolo y una mujer mortal llamada Coronis.

Coronis traicionó a Apolo y se casó con Isquis, embarazada del hijo de Apolo. Apolo mandó matar a los amantes. Mientras Coronis ardía en la pira funeraria, Apolo arrebató a su hijo Asclepio y lo envió al retiro de Quirón. Quirón era un centauro encargado de criar a los hijos bastardos de los dioses, y tenía pleno conocimiento de las artes curativas. Asclepio fue un alumno apto, y con el tiempo su habilidad para salvar vidas fue tan grande que Zeus temió que el más allá pronto se despoblara. Zeus derribó a Asclepio con un rayo y lo elevó a los cielos como deidad.

Asclepio tenía una famosa familia de sanadores: su esposa, Epione, calmaba el dolor; sus hijas, Hygeia y Panacea, eran deidades de la salud y el tratamiento; y su hijo, Telesphoros, llegó a representar la convalecencia o rehabilitación. El propio Asclepio se convirtió en el patrón, el semidiós y el principal representante de la curación durante siglos. La leyenda de Asclepio se fusionó con la del dios egipcio de la curación, Imhotep, y con el dios Serapis de los Ptolomeos. Los historiadores dicen: "Al parecer, la leyenda era tan persuasiva, y Asclepio satisfacía tanto la necesidad de una divinidad personal y compasiva, que heredó, sustituyó o se fusionó con el poder y la influencia de cada dios local de la curación, allí donde se introdujeron los ritos asclepianos"[2]. La leyenda fue incluso incorporada por el cristianismo, con los santos Damián y Cosme como continuadores de las tradiciones curativas.

LA TERAPIA DEL SUEÑO DE ASCLEPIO
O EL SUEÑO DIVINO

Al separar los hechos de la fantasía, es evidente que Asclepio fue en realidad un mortal influyente. Con el tiempo se erigieron más de 200 templos en Grecia, Italia y Turquía en su honor y en honor a las prácticas médicas que fomentó. Estos Asclepia, como se llamaban los templos, fueron los primeros centros de tratamiento holístico. Estaban ubicados geográficamente en zonas encantadoras, y contenían baños, balnearios, teatros y lugares para la recreación y el culto. Todos los que acudían a recibir tratamiento eran aceptados, independientemente de su capacidad de pago. Esta política concordaba con la enseñanza básica de Asclepio de que un médico era, en primera instancia, alguien a quien podía acudir cualquiera que sufriera o tuviera problemas. Los más famosos de estos templos se están excavando y reconstruyendo actualmente en la isla de Cos (lugar de nacimiento de Hipócrates) y en Epidauro.

Dentro de la Asclepia, la terapia onírica o sueño divino, que más tarde los practicantes cristianos denominarían "sueño de incubación", alcanzó la perfección como herramienta curativa. La terapia onírica es un excelente ejemplo de la imaginación como diagnóstico y curación. La mayoría de los pacientes que recibieron esta terapia estaban gravemente enfermos y todos los medicamentos habituales habían resultado ineficaces. Por la noche, los pacientes acudían al templo o a edificios periféricos para esperar a los dioses. Para prepararse, "los sacerdotes cogen al indagador y lo mantienen en ayunas de comida durante un día y de vino durante tres, a fin de proporcionarle una lucidez espiritual perfecta para absorber la comunicación divina"[3].

El diagnóstico y la curación tenían lugar durante ese estado especial de conciencia inmediatamente anterior al sueño, cuando las imágenes surgen automáticamente como fotogramas de pensamiento proyectados en una pantalla de cine. (Ahora lo llamamos "sueño hipnagógico"). Durante este tiempo sensible y susceptible, Asclepio aparecía supuestamente como un sanador apuesto, amable y fuerte, que curaba o aconsejaba un tratamiento. Sujetaba un bastón rústico con una serpiente enroscada, que recuerda al símbolo de la profesión médica conocido como caduceo. (En realidad, el caduceo se ha identificado mucho antes incluso que los antiguos griegos, y el propio emblema de la serpiente está ricamente dotado por los mitos transculturales de significado como compañero de curación). Durante las experiencias oníricas en los templos asclepianos, las serpientes se deslizaban hacia el paciente y lamían sus heridas y párpados, algo que en la mayoría de nosotros activaría al menos las glándulas suprarrenales.

Dado que los templos se crearon mucho después de la vida de Asclepio, los rituales los llevaban a cabo médicos/sacerdotes vestidos como Asclepio, acompañados de un séquito que representaba a su familia, e incluso de animales como gansos, a los que, además de la serpiente, se atribuía cierta capacidad curativa. De paciente en paciente, el grupo portaba los accesorios del médico, como medicinas y herramientas quirúrgicas, y realizaba, o tal vez sólo representaba, tanto los tratamientos médicos habituales como los ritos mágicos. En la penumbra, en presencia de los representantes terrenales de las deidades sanadoras, con música de fondo y rodeados de toda la pompa y circunstancia de los magníficos santuarios, la capacidad innata de curación que poseían los pacientes ante sus graves enfermedades se veía enormemente potenciada. Era una situación perfecta para que la imaginación se pusiera a trabajar, y al parecer lo hizo.

ARISTÓTELES, HIPÓCRATES, GALENO

Aristóteles, Hipócrates e incluso Galeno se formaron en la tradición asclepídea, y todos ellos fueron capaces de articular el papel que la imaginación desempeñaba en la salud. Aristóteles creía que el sistema emocional no funcionaba sin imágenes. Las imágenes estaban formadas por las sensaciones captadas y trabajadas por el *sensus communis*, o el "sentido colectivo". Estas imágenes provocaban cambios en funciones corporales y afectaban tanto a la curación como a la producción de enfermedades. Aristóteles también sugirió que las imágenes especiales del estado de sueño eran vitales. Escribió en la Parva Naturalia: "Incluso los médicos científicos nos dicen que se debe prestar atención diligente a los sueños, y sostener esta opinión es razonable también para aquellos que no son practicantes, sino filósofos especulativos".

Hipócrates, el "Padre de la Medicina", simbolizó el cambio en la práctica de la medicina de los principios místicos a los naturalistas. Creía que el papel del médico consistía esencialmente en comprender y ayudar a la naturaleza, saber qué eran los humanos en relación con la comida, la bebida, la ocupación, y qué efecto tenía cada uno de ellos sobre los demás. También era partidario del modo asclepio de la dulzura y la preocupación, el amor y la dignidad.

Galeno, cuyos dictados influyeron en la práctica de la medicina durante no menos de cuarenta y cinco generaciones, fue el último pilar importante del milenio de preeminencia médica griega. De hecho, la medicina ya había comenzado su declive de gloria algunos años antes de Galeno, de modo que lo que captó y practicó la Europa medieval no fue en absoluto el logro supremo de los médicos griegos, sino algo menor. El influyente enfoque de Galeno se basaba en las teorías hipocráticas de los cuatro humores, en el concepto de días críticos para la salud (precursor de los biorritmos) y en teorías erróneas sobre el pulso y el funcionamiento de la orina.

Sin embargo, Galeno fue el primero en registrar una descripción completa del efecto de la imaginación sobre la salud, lo que indica que entendía la relación entre el cuerpo y la mente en un sentido bastante modesto. En ausencia de pruebas de laboratorio, se creía que las imágenes o el contenido de los sueños del paciente ofrecían información diagnóstica clínicamente importante. Por ejemplo, las imágenes de pérdida o dolor se relacionaban con un exceso de melancolía (bilis negra), y las imágenes de terror o susto reflejaban un predominio de cólera. Galeno hacía hincapié en la circularidad inherente a los humores excesivos, que alimentaban las imágenes correspondientes, lo que a su vez producía una elaboración del humor. Reconocía las implicaciones del círculo vicioso para la terapia y subrayaba la importancia de romperlo en algún momento para recuperar la salud[4].

Según Osler, "la visión griega del hombre era la antítesis misma de la que San Pablo impuso al mundo cristiano. Una idea impregna el pensamiento desde Homero hasta Luciano como un aroma: el orgullo por el cuerpo como un todo. En la firme convicción de que "nuestra alma en su malla de rosas" es ayudada tanto por la carne como por el alma, el griego cantó su canción: "Porque agradable es esta carne". Prodicus hizo una afirmación en el siglo V a.C.: "Lo que beneficia a la vida humana es Dios". Esto implica un principio de unidad que confiere a las artes curativas griegas un sabor metafísico y una bondad que en sí misma no estaba reñida con la conciencia de Cristo que estaba a punto de arrasar el mundo occidental.

La característica atención griega a las necesidades físicas y a la salud quedó relegada a un segundo plano de las prioridades humanas, sobre todo en Occidente, durante varios siglos. Sin embargo, Asclepio, como figura curativa respetada, sobrevivió a la purga cristiana de los dioses paganos: las similitudes entre él y Jesús eran demasiado evidentes como para pasarlas por alto. La tradición de Asclepio sirvió de puente hasta que la Iglesia resucitó ciertos aspectos del pensamiento griego –incluida la obra de Galeno– y los sacralizó. Las estatuas de la familia de Asclepio, el símbolo del caduceo y el juramento hipocrático han perdurado a lo largo de los siglos como recordatorio de que un tema de sabiduría ha atravesado la historia de la curación, uno que especifica que la misión curativa debe ser de amor y respeto por la humanidad. Como dijo Hipócrates: "Donde hay amor por la humanidad, hay amor por el arte de curar".

MEDICINA ANGLOSAJONA DE LA EDAD MEDIA

Durante la Oscuridad o la Edad Media, en la mayor parte del mundo occidental no existía ningún estudio o práctica seria de la medicina fuera de la tradición religiosa o popular. Por esta razón, es extremadamente difícil describir con precisión el papel de la imaginación en la medicina durante el periodo posterior a la época griega hasta el Renacimiento, aunque la imaginación podría ser responsable de muchas de las curaciones que se llevaron a cabo. Parte de la oscuridad de esta época se debe al hecho de que los practicantes de la medicina popular y religiosa consideraban los ritos curativos como misterios que solo podían compartirse con iniciados escogidos y que solo se conservaban a través de un relato oral. Mientras que los métodos religiosos sancionados por la Iglesia católica pueden extrapolarse de la práctica moderna a la antigua, las técnicas de la medicina popular practicada por las mujeres anglosajonas hace mucho tiempo que fueron declaradas clandestinas o desaparecieron por completo. Las prácticas curativas de las mujeres de aquellos años deben deducirse en gran medida de los documentos obtenidos en los juicios por brujería.

De la recopilación de hechos de los relatos históricos de la cuerda de Eu y las Islas Británicas, se desprende que el período que se extiende desde el año 500 a.C. hasta aproximadamente el 1300 podría describirse como el más colorido y creativo en el uso de la imaginación. Los métodos utilizados se remontan a los albores de la civilización y se mezclan con las raíces chamánicas de otros continentes. Las deidades invocadas en los rituales de curación tienen sus homólogos en los mitos griegos y romanos.

La curación anglosajona fue competencia tanto de las mujeres sabias como de la Iglesia católica durante sus siglos de preeminencia. La charlatanería también estaba muy extendida, aunque sería difícil, tanto entonces como ahora, distinguir entre "charlatán" y "no charlatán". En cualquier caso, lo poco que sabemos de las prácticas de estos grupos proporciona apoyo histórico y documentación sobre la primacía de la imaginación en la intervención médica y la capacidad del cuerpo humano para curarse a sí mismo, a menudo a pesar de las parodias que se le hacen en nombre de la medicina.

LA MUJER COMO SANADORA

Durante esta época, fueron las mujeres sabias las que utilizaron los aspectos no racionales e intuitivos de la mente con fines curativos. Proporcionaron la medicina a las masas de la humanidad, aunque sus artes curativas fueron desterradas a los márgenes, primero por la Iglesia y después por los gobiernos de Europa, Inglaterra y América. Las mujeres y sus habilidades fueron las perdedoras en una batalla social y política por la jurisdicción sobre el cuidado del cuerpo humano. Curiosamente, los informes de sus contemporáneos no indican que no fueran poderosas y eficaces.

Paracelso, el gigante médico del Renacimiento y fundador de la química moderna, atribuyó su comprensión de las leyes y prácticas de la salud a sus conversaciones con las mujeres sabias. Cuando insufló vida al arte de curar desafiando el mandato anticuado y decadente de la medicina griega, arrojó sus libros de medicina al fuego y recurrió a la sabiduría de la medicina femenina. Matilda Gage, una meticulosa e inspirada escriba del siglo XIX de la política eclesiástica y estatal relativa a la mujer, dijo de Paracelso: "No me cabe duda de que su admirable y magistral obra sobre las Enfermedades de la Mujer, la primera escrita sobre este tema, tan amplia, tan profunda, tan tierna, surgió de su experiencia especial con aquellas mujeres a las que otros acudían en busca de ayuda, las brujas, que actuaban como comadronas, pues en aquellos tiempos nunca se admitía a un médico varón entre las mujeres"[5].

A pesar del respeto que Paracelso y otros sentían por las mujeres sabias, las brujas (como se las solía llamar) corrieron una suerte notoriamente mala. Según algunos eruditos, la propia palabra "bruja" significaba aprendizaje o sabiduría superiores. Henry More, un erudito graduado en Cambridge en el siglo XVII, afirmó además que la terminología indicaba que una mujer tenía una habilidad poco común, pero no ilegal. La derivación de la palabra inglesa es discutida, pero wekken, "profetizar", o witan, "saber", son candidatas. La palabra eslava para bruja es *vjedma*, derivada del verbo "saber". Un término ruso para bruja es *zaharku*, también derivado del verbo *znat*, o "saber". De acuerdo con la abrumadora evidencia de que la bruja estaba asociada con el conocimiento y con la práctica de las antiguas artes de la curación, y no con el culto satánico o la maldad, utilizaré la palabra "bruja" de forma especulativa e intercambiable con "mujer sabia". Las mujeres sabias, impregnadas de las costumbres paganas, eran totalmente chamánicas en su consideración de la unidad y la vida de todas las cosas, y en su intento de utilizar las fuerzas de la naturaleza con fines curativos. Conocían los remedios herbales y los conjuros mágicos, y su capacidad para calmar el dolor y curar, loablemente, sobrevivió durante toda la Edad Media. Su uso de anestésicos naturales era valioso en una época en la que la mayor parte de la humanidad estaba maldita por dolores de uno u otro tipo. Las hierbas solanáceas, especialmente la belladona, aliviaban los dolores y peligros de la maternidad. "En el parto, una mano maternal instilaba el suave veneno, sumiendo a la propia madre en un sueño y calmando el paso del niño, a la manera del cloroformo moderno, al mundo"[6].

Se han identificado las propiedades activas de algunos de sus extraños remedios. La bufotenina, un potente alucinógeno, se ha extraído de los sapos, un remedio de brujas siempre popular. Las raíces de la misteriosa mandrágora, muy utilizadas, contienen escopolamina, que combinada con morfina puede producir anestesia quirúrgica. Incluso se ha demostrado que el ajo tiene efectos positivos sobre el sistema cardiovascular. Estaba claro que las mujeres utilizaban tratamientos empíricos que habían demostrado su eficacia una y otra vez. Su perspicacia científica fue descrita por Gage así: "El saber superior de las brujas se reconocía en la creencia ampliamente extendida de su capacidad para obrar milagros. La bruja era en realidad el pensador profundo, el científico más avanzado de aquellas épocas"[7].

Sin embargo, al examinar el acervo de medicinas de las mujeres sabias, debemos concluir que, aunque existía una magnífica herboristería, gran parte de la curación debía de depender del efecto de los rituales e incantaciones sobre la imaginación, y no de los ingredientes de las pociones. Las mujeres sabias, y más tarde los médicos que obviamente esperaban emular su éxito, utilizaban excrecencias de diversas fuentes y partes de hombres ahorcados para una gran variedad de dolencias. Un toque de la mano del muerto se utilizaba para curar la vejiga; su sangre recién extraída era específica para la epilepsia. El musgo que crecía en el cráneo de alguien que había tenido una muerte tan antinatural era una preciada panacea, propiamente llamada "usnea". Cortar la lengua de un zorro, atarla en un paño rojo y llevarla al cuello era un remedio contra las cataratas. La sangre de dragón, cualquiera que fuese su sustancia, se utilizaba en numerosos tónicos.

Durante los años de las grandes plagas, que redujeron la población de Europa e Inglaterra a meras sombras, incluso las clases altas buscaban, aunque en secreto, los conocimientos especiales de las brujas. Ninguna de las clases teóricas que se impartían en las universidades había preparado a los médicos para hacer frente a las epidemias, y estaba muy extendida la creencia de que solo los practicantes de lo sobrenatural podían detener la marea mortal. Prácticamente todo el mundo, al parecer, creía en la magia de las mujeres sabias, pero practicarla se había convertido en algo bastante arriesgado. Todo lo que olía a sobrenatural fue declarado por la Iglesia una herejía y se castigaba con las penas más severas.

El curandero precavido necesitaba estar al día con las reglas contemporáneas. Paradójicamente, la astrología y la alquimia se consideraban medicina natural; las practicaban los médicos de la época y estaban dentro de las enseñanzas de la Iglesia. Pero las hierbas y bendiciones administradas por las comadronas se consideraban obra del diablo. Se esperaba que la mujer se sometiera a una penitencia continua por las transgresiones de Eva y los dolores del parto se consideraban su merecido. Cualquier intento de mitigar las molestias se consideraba un acto peligroso contra la Iglesia. En cualquier caso, la herejía en función de quién practicaba qué con quién.

MUJER SABIA COMO CHAMÁN

Los antropólogos que disponen de información transcultural sobre prácticas sanitarias chamánicas han llegado a la conclusión de que las mujeres sabias (brujas) actuaban dentro de la antigua tradición pagana de las tribus europeas, cuyas prácticas eran esencialmente chamánicas. (Cabe hacer aquí una matización: no es probable que todas las mujeres acusadas de practicar la brujería estuvieran implicadas de este modo. Es muy posible que las primeras víctimas fueran buscadas por sus creencias paganas, pero cuando la caza de brujas llegó al colmo de la locura, las acusaciones se desbocaron, e incluso las mujeres sospechosas acusaron a decenas de inocentes para poner fin rápidamente a sus torturas personales).

Margaret Murray, en su clásico pero controvertido texto *The Witch Cult in Western Europe* (El culto a las brujas en Europa occidental), fue la primera en aplicar un enfoque sensible y científico. Propuso que la brujería podía remontarse a la época precristiana, a una religión centrada en una antigua deidad que se encarnaba en forma de hombre o de animal, pero sobre todo de mujer. Diana, la forma femenina del dios romano Jano, era la figura en la que se basaban la mayoría de los cultos europeos. Murray afirmaba que los cultos se dedicaban en gran medida a actividades que garantizaran la fertilidad de sus cosechas y animales[8]. Mircea Eliade, uno de los estudiosos más prolíficos y respetados de la historia de las religiones tradicionales, se convenció tras estudiar documentos indios y tibetanos de que la secta de la brujería no podía ser ni una creación falsificada de la religión o la política, ni una secta demoníaca consagrada a Satán"... Todas las características asociadas a las brujas europeas son –con la excepción de Satán y el Sabbat– reclamadas también por yoguis y magos indotibetanos. También se supone que vuelan por los aires, se hacen visibles, matan a distancia, dominan a demonios y fantasmas..."[9].

Eliade también señala los cultos de los benandanti en Italia y a la religión popular rumana. También se decía que estos cultos estaban compuestos por personas especiales que libraban batallas espirituales en trance, volaban a sus asambleas, cambiaban de forma y curaban con magia. Ambos grupos reconocen a Diana como deidad; pero a diferencia de las brujas, ambos cultos han sobrevivido sin persecuciones indebidas.

Michael Hamer, antropólogo y chamán, también cree que las brujas formaban parte de la tradición chamánica[10]. Destaca sus viajes al mundo superior de la imaginación, subidas a sus palos de escoba y saliendo por la chimenea con el humo. Hamer sugiere además que los cuentos de hadas europeos fueron en su día historias de aventuras chamánicas: Mamá Ganso, que cabalgaba sobre un ganso, y Papá Noel, que utilizaba un trineo tirado por renos, encajan en esta modalidad. Dado que el ciervo es considerado universalmente como un espíritu guía hacia el inconsciente, tener ocho tótems de este tipo seguramente haría poderoso a un chamán.

Tanto los chamanes como las brujas sienten un profundo respeto por la naturaleza, creen en la interconexión de todas las cosas y la utilizan como elemento integral de los rituales de curación. La idea de volar en otro estado de conciencia a reinos donde la imaginación respira libremente, donde se puede trabajar para sanar la estructura social de la comunidad, así como los cuerpos y las almas, es común a ambas prácticas. Pero, como siempre que se sustituyen las viejas religiones, las antiguas deidades se convierten en demonios en el nuevo orden. Incluso a la "Homed One", la consorte de las brujas, se le ha asignado el papel maligno de Satán en las religiones modernas. En su lugar, probablemente representaba al espíritu del ciervo, y llevaba cuernos como parte del atuendo sagrado típico de los chamanes de prácticamente todas las culturas. (Es interesante lo que hacemos con nuestro simbolismo. La figura de Cristo se representaba a menudo con el atuendo de un ciervo en el arte medieval de Inglaterra).

Otro punto de comparación entre las brujas y los chamanes es su uso de drogas. Las brujas probablemente no realizaban sus rituales de curación en trances inducidos por drogas, lo que las diferencia de muchos de los chamanes de los continentes americanos. Las drogas que consumían eran extremadamente fuertes y peligrosas. Los registros de la Inquisición indicaban que las mujeres parecían estar comatosas durante días después de frotarse con su "aceite volador", una combinación de beleño, datura, belladona o raíz de mandrágora. La muerte por sobredosis debió de ser bastante común.

Harner, en su revisión de esta área, cree que los trances eran de tal tipo que hacían imposible el trabajo ritual, y las secuelas del sueño largo y profundo seguido de amnesia eran igualmente incompatibles con la curación. Hamer sugiere que las brujas, al igual que los jíbaros con los que estudió, utilizaban los alucinógenos solanáceos simplemente para encontrarse con lo sobrenatural, pero no para realizar actividades, como rituales de curación, que requerirían ser conscientes de la realidad ordinaria[11].

Los pocos informes sobre la administración del ungüento volador, o un facsímil razonable, en condiciones de autoexperimentación indican que las drogas inducen sensaciones de vuelo, así como imágenes vívidas. Mezclando una fórmula del siglo XVII de belladona, beleño y datura, el profesor Will-Erich Peukert y sus colegas, después de frotársela en la frente, "cayeron en un sueño de veinticuatro horas en el que soñaron con cabalgadas salvajes, bailes frenéticos y otras extrañas aventuras del tipo de las relacionadas con las orgías medievales"[12].

EL CURANDERISMO

Durante la Edad Media y a lo largo del Renacimiento, se prestó mucha atención al curanderismo y a la práctica inadecuada[13] de la medicina. Los curanderos eran considerados un grupo aparte de los médicos, y no eran menos condenados que las sabias.

Después de repasar las curas habituales utilizadas por todos estos practicantes –sangre de dragón, usnea, conjuros y súplicas de orden ritual–, parecería que averiguar quiénes eran los curanderos en realidad podría ser un problema. La charlatanería no se relacionaba (y sigue sin relacionarse) con las técnicas empleadas, ya que existe un gran solapamiento en las prácticas curativas. El curandero y el médico pueden utilizar los mismos procedimientos a la vez, o tomar prestado el repertorio desechado del otro.

Eric Maple, en sus escritos sobre la historia médica de este periodo, sugiere que la charlatanería entonces, como ahora, no estaba relacionada con el motivo, la educación, las prácticas o el engaño, sino con la posición social, siendo los charlatanes miembros de la clase social perenne conocida como "forasteros". Eran los legos que se autodenominaban médicos y cirujanos durante la Edad Media los que hacían los apodos. Eran los "de dentro" por haberse organizado en gremios, en los que barberos y cirujanos, médicos y boticarios se unían por la similitud de sus herramientas. En su mayoría, no tenían estudios y estaban profundamente ligados a los conceptos mágicos. Por tanto, hay que tener cuidado a la hora de determinar qué es medicina de verdad y qué es charlatanería; de lo contrario, caemos en la trampa de condenar nuestras raíces y nuestro futuro.

SANTUARIOS Y RELIQUIAS

Además de las mujeres sabias, los médicos y cirujanos laicos y los charlatanes, la otra clase de proveedores de salud durante la era cristiana temprana en Occidente era el sacerdocio, que se mantenía firme en que solo la fe religiosa debía ser la cura. La llegada del cristianismo afectó a la práctica de la medicina de tal manera que algunos estudiosos le atribuyen el origen de los días más oscuros de la sanidad. Los paganos (griegos, romanos y egipcios, sobre todo) habían elevado el arte de curar a una altura que no se volvería a ver en siglos. A medida que el cristianismo difundía su propio evangelio, todo lo pagano, incluida la práctica pagana de la medicina, tuvo que quedarse en el camino. La Iglesia propuso la teoría de que la enfermedad era causada por Satanás, no por los espíritus paganos; por lo tanto, la medicina pagana no podía tener ningún papel en su exorcismo. En otras palabras, la Iglesia eliminó los exquisitos conocimientos quirúrgicos y herbales de los griegos de la lista de tratamientos disponibles y los sustituyó, en su lugar, por prácticas a menudo brutales como la mortificación de la carne. Con ello, la práctica habitual de la medicina física cayó en picado. (En el siglo XIII, algo de esto había cambiado como resultado de los escritos de Santo Tomás de Aquino, que reformuló el pensamiento aristotélico, convirtiéndolo en doctrina inexpugnable durante toda la Edad Media. La medicina de Aristóteles, Hipócrates y Galeno, toda la que pudo interpretarse tras siglos de estancamiento intelectual y médico, cabalgó con esta marea).

Por otra parte, con el declive de la medicina física, floreció la medicina de la imaginación. Los tratamientos de elección especificados por la Iglesia primitiva eran medicinas de la imaginación en todos los sentidos: curaciones en santuarios, procesiones y peregrinaciones a lugares santos, reliquias de santos y mártires. Estas últimas se vendían con considerables ganancias para las arcas de la Iglesia, como Martín Lutero señalaría más tarde en un arrebato que dio al cristianismo una prueba suprema de divisionismo. Al parecer, las reliquias sagradas tenían poder curativo, a pesar de que la mayoría eran, sin duda, auténticas falsificaciones. El santuario de Santa Úrsula en Colonia conservó su popularidad incluso después de que se demostrara que los esqueletos de las once mil vírgenes eran de varones. Y "los huesos milagrosos de la beata Santa Rosalía en Palermo se descubrió más tarde que eran los de una cabra"[14].

Durante el declive de la Edad Media, los santos se fueron especializando cada vez más, bien por su dedicación a determinadas poblaciones, bien por razones más tenues. Santa Teresa de Ávila se convirtió en protectora de enfermos cardiacos porque un ángel le había atravesado el corazón con una flecha. Había especialistas en fertilidad, lepra y peste. Los medicamentos, si podemos llamarlos así, eran los restos de las lápidas de estos hombres y mujeres santos, el agua de los pozos cercanos a sus santuarios o la tierra que pisaban. Estas sustancias se mezclaban en pociones o se usaban como amuletos. Proliferaban los testimonios de curación.

INCUBACIÓN O SUEÑO DIVINO DE LOS SANTOS

El hilo dorado de la curación con la imaginación que se asociaba a los templos asclepianos de Turquía y Grecia permaneció intacto, a pesar de la marcada influencia de la Iglesia, los médicos gremiales y los curanderos populares. En lugar de Asclepio y su séquito, los milagros de curación se atribuyeron a los santos Cosme y Damián, dos gemelos que sufrieron un martirio grotesco durante la persecución de Diocleciano (278 d.C.). Más tarde se convirtieron en santos patronos de la profesión curativa de la civilización occidental. Estos hombres trabajaban sin cesar y prestaban sus servicios gratuitamente con la esperanza de conseguir conversos al cristianismo. Las iglesias dedicadas a sus nombres estaban abiertas día y noche para el cuidado de los enfermos, utilizando el método de la *incubatio*, o sueño de incubación, siguiendo el modelo de las curas de sueño divino de los griegos. Durante el estado crepuscular entre el sueño y la vigilia, los pacientes tenían imágenes de los venerados sanadores, que les proporcionaban información diagnóstica y les administraban curas.

Las credenciales de las técnicas se establecían y embellecían en la leyenda, aumentando la expectación de los pacientes y madurando su disposición para la curación. Una de las historias más famosas que se cuentan (y que se conserva en una obra de arte anónima expuesta en el Museo del Prado de Madrid) se refiere a un hombre con cáncer de pierna que buscó un milagro en los santos. Entró en una iglesia dedicada a Cosme y Damián y, mientras rezaba, cayó en el estado apropiado de casi sueño. Cosme y Damián se le aparecieron como en sueños. Tras diagnosticar el problema, le amputaron el miembro gangrenoso; luego, buscando un sustituto, sólo pudieron encontrar a un hombre negro enterrado en la iglesia que sirviera de donante.

El receptor de las santas ministraciones se despertó, se dio cuenta de que sus piernas eran de dos colores diferentes, pero que funcionaban bastante bien, y se puso a trabajar. Independientemente de la exageración de los milagros, la reputación de los santos creció rápidamente, y sus nombres y obras cobraron importancia para médicos, sacerdotes, cirujanos, boticarios y barberos[15].

Las prácticas del sueño de incubación se continuaron en las iglesias cristianas de Inglaterra hasta el presente, y tuvieron una reputación perpetua por efectuar curaciones excepcionales. Así, los métodos de los chamanes y las mujeres sabias –curar en la realidad no ordinaria e invocar visiones de guías espirituales– han formado parte del cristianismo desde sus inicios. Sólo se han cambiado los nombres.

EL FIN OFICIAL DE LA MEDICINA POPULAR

Conviene analizar aquí el final de la tradición de la medicina popular. Esto podría parecer una digresión de la descripción histórica de las prácticas curativas que evocaban el poder de la imaginación; pero, de hecho, los siguientes acontecimientos iniciaron el ostracismo de tales prácticas, lo que ha caracterizado a la medicina de la civilización occidental desde el siglo XVI. En Rusia, Europa del Este, Asia y, por supuesto, en América Central y del Sur, siguen existiendo tradiciones chamánicas viables, a menudo a pesar de la supresión y la negación oficial de su existencia. No es el caso del linaje médico de Estados Unidos, que generalmente incluye las tradiciones inglesa y europea occidental. (No ignoro los casos dispersos de grupos, como Wicca, que afirman practicar los antiguos rituales curativos celtas. No están integrados en la cultura, ni reflejan siquiera una actitud minoritaria de la misma).

En 1518, los médicos y cirujanos se agruparon en una estructura organizada y se creó el Colegio de Médicos. Las Actas de Incorporación definían claramente quién podía y quién no podía ejercer la medicina. Los excluidos eran los artífices comunes, como "smyths, wevers, and women", a los que se acusaba de ser burdamente ignorantes y de usar hechicería y brujería y medicamentos nocivos, para gran disgusto de Dios. Nótese que los hombres eran excluidos de la medicina por razón de su profesión, y las mujeres por razón de su sexo.

Entonces, la realidad económica de la creación de una profesión de élite golpeó de lleno al campesinado. Los médicos y cirujanos licenciados no estaban en absoluto interesados en tratar casos de caridad. El rey Enrique VIII intervino en favor de las hordas de pobres enfermos y decretó que los curanderos sin licencia podían curar todos los males de la superficie del cuerpo, pero sólo con emplastos, cataplasmas y ungüentos. La magia, así como la cirugía y la medicina, estaban expresamente prohibidas a los curanderos por este documento, que se conoció como la Carta del Curandero.

Para agravar aún más los problemas de mantener la medicina exclusiva, Inglaterra, en virtud de su separación de Roma, tuvo que lidiar con monjes desempleados que inundaron el mercado laboral tras el cierre de los monasterios. Muchos se dedicaron a la medicina, algunos con un currículum de experiencia en enfermería, otros con conocimientos de curación por la fe y otros por pura desesperación. Uno de ellos, el Sr. Thomas Pail, admitió: "No me queda otro medio de subsistencia que convertirme en médico. Dios sabe cuántas vidas costará"[16].

EL DESTINO DE LAS MUJERES SABIAS

En medio de la atmósfera de cambio provocada por el cumplimiento de los mandatos oficiales que determinaban quién debía atender a los enfermos –y no por casualidad– comenzó uno de los acontecimientos más tristes de la historia de la mujer y la curación: la gran caza de brujas. Tuvo un éxito desmesurado en la eliminación de la influencia de las mujeres en las artes curativas hasta nuestros días. De hecho, tuvo un éxito desmesurado en la eliminación de las mujeres, y punto. Se calcula que entre unos cientos de miles y nueve millones de mujeres fueron asesinadas entre 1500 y 1650, muchas de ellas por la práctica sospechosa de la medicina. Novecientas mujeres fueron asesinadas en un año en la tranquila ciudad universitaria de Wurzburgo (Alemania) y cien en los alrededores de Como (Italia). En Toulouse, cuatrocientas fueron asesinadas en un día, y en el obispado de Tréveris, en 1585, dos pueblos se quedaron con una sola mujer cada uno.

Las mujeres fueron acusadas de causar todos los males de Europa, Inglaterra y América. Si los médicos autorizados no curaban, se culpaba a una bruja. Si la leche de una vaca se secaba, se culpaba a una bruja. Las mujeres eran torturadas por los medios más ingeniosos, perfeccionados por la Santa Inquisición y llevados a cabo con celo calvinista, hasta que confesaban todos los horrores imaginables: tener relaciones sexuales con el diablo, provocar tempestades y darse un festín con bebés muertos. Los supuestos crímenes de las brujas pueden clasificarse en tres grandes categorías.

En primer lugar, estaban los crímenes sexuales contra los hombres. El tratado que se utilizó ampliamente en los juicios, El *Malleus Maleficarum* (El martillo de las brujas), escrito en 1486 por Heinrich Kramer y James Sprenger, afirmaba que "toda brujería proviene de la lujuria carnal que es insaciable en las mujeres". Su segunda gran ofensa fue la de estar organizadas, lo que puede o no haber sido cierto. Pueden haber liderado rebeliones campesinas, y hay pruebas de que se reunían en grupos de aldea. En tercer lugar, y lo más pertinente, se les acusaba de tener el poder mágico de afectar a la salud, tanto en su capacidad de curar como de causar enfermedad y muerte[17].

No se trataba de distinguir entre brujas buenas y malas, o magia "blanca" y "negra". De hecho, la distinción legal se abandonó en 1563 en Escocia, donde las brujas buenas se consideraban una amenaza al menos tan grande como las malas. William Perkins, uno de los principales cazadores de brujas, declaró que la "bruja buena era un monstruo más horrible y comprobable que la mala" y que "si la muerte se debe a alguna... entonces mil muertes de derecho pertenecen a la bruja buena"[18]. Se declaró, además, que sería mil veces mejor para la tierra que todas las brujas, pero especialmente la bruja buena, sufrieran la muerte. Kramer y Sprenger también expresaron su opinión de que las matronas hicieron más daño a la iglesia católica que nadie.

Según Ehrenreich y English en su libro, *Witches, Midwives, and Nurses: A History of Women Healers*, la Iglesia veía su ataque a las brujas curanderas como un ataque a la magia, pero no a la medicina. "Cuanto mayores eran sus poderes satánicos para ayudarse a sí mismas, menos dependían de Dios y de la Iglesia y más podían potencialmente utilizar sus poderes contra la orden de Dios". Los amuletos mágicos no se consideraban menos eficaces que la oración, "pero la oración estaba sancionada y controlada por la Iglesia, mientras que las incantaciones y los amuletos no lo estaban". Parece que se podían distinguir fácilmente las curaciones de Dios de las del diablo, porque Dios actuaba a través de los sacerdotes y los médicos y no a través de las mujeres.

La furia contra las mujeres se autoperpetuó. Los cargos originales se oscurecieron, y las mujeres fueron atacadas al por mayor por el único delito de no haber nacido varones. Al final, sólo las de sangre noble estaban medianamente a salvo. Hemos visto un pánico tan irracional en dos ocasiones durante este siglo: una vez en la Alemania nazi, y otra durante los años de McCarthy de caza comunista en Estados Unidos. En ambos casos, a diferencia de las brujas, las víctimas pudieron sobrevivir ocasionalmente para contar su versión de los hechos y ser reivindicadas.

ENIGMAS SIN RESOLVER

Tanto el destino de las brujas como sus prácticas son de gran interés a la hora de considerar el papel de la imaginación en la salud: su destino es relevante porque ha frenado para siempre la actitud de la civilización occidental hacia las mujeres y su medicina de la imaginación; y sus prácticas son pertinentes por su reputación duradera.

No todos los eruditos están de acuerdo con la posición de que las mujeres practicaban una medicina eficaz o, de hecho, que practicaban la medicina en absoluto. Gregary Zilboorg, una autoridad moderna, examinó la información retrospectiva sobre las brujas y llegó a la conclusión de que se debería considerar seriamente la naturaleza original de los cargos contra ellas; es decir, que las brujas eran "heréticas; realmente pecaban contra los Sacramentos... realmente se rebelaban contra el signo de la Cruz o le tenían miedo; todo esto mientras estaban mentalmente enfermas, por supuesto"[19]. Esta posición es una que ha continuado siendo favorecida por la Iglesia, tal vez para absolver la culpa histórica. Es de destacar que las ideas de Zilboorg sobre la locura también han sido apoyadas por los psiquiatras modernos. En ninguna parte de la literatura psiquiátrica moderna se ha propuesto la enfermedad de los hombres en relación con el comportamiento de los perseguidores.

Otros historiadores, en particular Marvin Harris, creen que no hubo crímenes reales, ni tampoco brujas, sino que todas las acusaciones contra las mujeres fueron invenciones de la nobleza para idear un chivo expiatorio para los problemas a los que se enfrentaba Europa durante los tiempos de las rebeliones de los guisantes, la erupción de los movimientos mesiánicos y la agitación de la Reforma.[20] Mary Daly, una feminista radical declarada, afirma que la brujería fue un movimiento sexista en la misma categoría que el vendado de pies, la clitoridectomía y la prescripción innecesaria y la cirugía mutiladora realizada a las mujeres en el mundo civilizado[21].

Las cuestiones económicas contribuyeron sin duda a provocar la caza. En primer lugar, hay que considerar la amenaza económica que se cernía sobre los practicantes de la medicina establecidos o gremiados en un mercado inundado de curanderos. Las mujeres eran mucho más vulnerables al ostracismo que las redes de sacerdotes o médicos. Y aunque las mujeres cobraban poco por sus servicios (si es que cobraban), sus conocimientos superiores y su reputación constituían sin duda una grave amenaza. Además, se pagaba a la corte un botín económico procedente de los bienes de las mujeres acusadas para cubrir los gastos de los juicios, y los cazadores de brujas ganaban grandes sumas cada vez que identificaban a una bruja que finalmente era acusada. Los torturadores y verdugos también se ganaban bien la vida.[22] Y, por último, todas las pertenencias mundanas de la mujer pasaban a ser propiedad de la Iglesia.

LA MUJER COMO NATURALEZA

Desde un punto de vista más filosófico, las curanderas se vieron atrapadas en las fisuras creadas por el cambio de paradigma de la ciencia. Cuando la humanidad comenzó a prepararse para la nueva visión del mundo que abarcaría el método científico, todo lo que era irracional e intuitivo fue objeto de purga. La ciencia y la medicina femeninas fueron objetivos prioritarios. Desde el principio de los tiempos, se creyó que las mujeres guardaban los secretos de la vida en su propio ser. Y con estos misterios, daban a luz, curaban y alimentaban el crecimiento de los seres vivos. Por estas habilidades para dar y salvar la vida, primero fueron deificadas y luego torturadas. ¿Tenían realmente las mujeres suficiente conocimiento intuitivo de la ley natural para alterar el curso de una tormenta o de una vida? Los padres de la Iglesia pensaban que sí, al igual que la población en general.

Lo que se ha visto a lo largo de los siglos es una mezcla caprichosa de metáforas, de tal modo que la Mujer como Naturaleza y la Naturaleza como Mujer se hicieron inseparables. Durante la gran época de cambios que condujo al Renacimiento y se prolongó durante este, ambas debían desnudarse y revelar su interior. La Naturaleza/Mujer se veía obligada a confesar sus conocimientos. (En Inglaterra, los jurados y otros asistentes a los juicios violaban en grupo a las mujeres antes de las vistas. La práctica era tan común que ni siquiera se incluyó como parte de la documentación de la tortura, sino como un simple acto preliminar del juicio). Un ejemplo de ello son las observaciones de Sir Francis Bacon, el gran empirista a cuya obra se atribuye la unificación de la ciencia y la tecnología. Al describir sus nuevos métodos de investigación, afirmó que había que "acosar a la naturaleza en sus andanzas", "ponerla al servicio" y convertirla en "esclava", y que el objetivo de la ciencia era "torturarla para sacarle sus secretos"[23]. Bacon parece haber estado inspirado por los juicios por brujería que presidió como fiscal general del rey Jacobo I. Capra afirma: "De hecho, su visión de la naturaleza como una hembra cuyos secretos hay que torturar con la ayuda de dispositivos mecánicos sugiere fuertemente la tortura generalizada de mujeres en los juicios por brujería de principios del siglo XVII. Así pues, la obra de Bacon representa un ejemplo destacado de la influencia de las actitudes patriarcales en el pensamiento científico"[24].

No era puramente la "feminidad" lo que se cuestionaba tan abiertamente en relación con el papel de la mujer en la ciencia y la medicina. Más bien se trataba de que las cualidades tradicionalmente asociadas a la mujer suponían una amenaza para lo que con el tiempo se conocería como la "visión newtoniana del mundo"; es decir, el concepto de que el cuerpo, al igual que el universo, era una gran máquina. La intuición, los sentimientos, el pensamiento no racional, el holismo, la crianza y la imaginación apenas tienen cabida en el modo de pensamiento de un universo hecho de engranajes y ruedas. En general, se cree que la ciencia avanzó desde el pensamiento mágico hasta su estado actual principalmente porque se desechó este "bagaje". Sin embargo, los nuevos conocimientos científicos en los campos de la física, la bioquímica y la fisiología sugieren algo muy distinto. Ahora parece que los misterios que quedan de la vida y, más concretamente, la mejora de las condiciones de vida en este planeta, estarán fuera de nuestro alcance hasta que entremos en una era que reconozca precisamente esas cualidades femeninas como legítimas y apropiadas para la búsqueda de la ciencia.

El ostracismo del aspecto chamánico de la medicina femenina, al principio de naturaleza económica y política, se hizo más tarde necesario porque la ciencia no podía explicar lo que parecían ser fenómenos transpersonales. Por lo tanto, se legisló su desaparición. Los avances modernos de la ciencia sugieren ahora que esta decisión fue inapropiada. En el capítulo 4, presentaré pruebas que corroboran la eficacia de la imaginación, utilizando información de la ciencia básica, sin recurrir a interpretaciones sobrenaturales.

EL RENACIMIENTO DE PARACELSO

Aunque era extremadamente peligroso que las mujeres practicaran la curación, la imaginación que impregnaba sus técnicas siguió incorporándose a la medicina durante el Renacimiento. Se asoció con la práctica médica vanguardista, pero autorizada, principalmente a través de la obra de Paracelso. Sus biógrafos se han referido a Paracelso como el petrel tempestuoso de la medicina, el Lutero de la medicina, un archicharlatán, un curandero borracho, el fundador de la química moderna y el Cristo renacentista de la curación. Curó y discutió e hizo pensar a los hombres, como dijo Osler, "agitando el charco como no se había hecho en quince siglos"[25].

Paracelso cometió el acto bárbaro e imperdonable de dar sus conferencias en alemán, su lengua materna, en lugar del latín habitual. Demostró además su desdén por años de tradición, aunque no estropeada por el progreso, haciendo una hoguera y quemando el Canon, la biblia de la medicina de su época. Defendió con valentía la independencia de criterio de los médicos y el aprendizaje de medicina a través de la atención real a los pacientes. Sus contemporáneos le criticaban, pero sus pacientes lo adoraban, y con razón. El opio, con sus benditas propiedades anestésicas, fue traído de Oriente y almacenado en la cabeza de su bastón, para aliviar lo que debían de ser indecibles molestias de la época. Recordemos que eran los tiempos en que se enviaban barcos por medio mundo en las famosas "rutas comerciales de la canela" para obtener la especia con la que tratar las heridas, no para curarlas, sino para cubrir el hedor de la carne putrefacta. Demasiado para los buenos tiempos. En lugar de hacer oídos sordos o, peor aún, de ignorar la medicina del pueblo, Paracelso escuchó a las mujeres sabias y a los curanderos e incorporó sus conocimientos a su propia medicina, especialmente a la obstetricia, un campo que los médicos practicaban literalmente a oscuras, ya que rara vez se les permitía echar un vistazo a la anatomía de la futura madre durante el parto.

Paracelso reiteró el tema, tan reminiscente de los antiguos griegos, de que la humanidad incorporaba tres principios: el espiritual, el físico y los fenómenos mentalistas. Stoddart, en 1911, parafraseó así a Paracelso: "El hombre es su propio médico y encuentra las hierbas curativas adecuadas en su propio jardín; el médico está en nosotros mismos, y en nuestra propia naturaleza están todas las cosas que necesitamos"[26].

Sobre el tema de la imaginación, se cita a Paracelso diciendo lo siguiente: "El hombre tiene un taller visible y otro invisible. El visible es su cuerpo, el invisible es la imaginación (mente)... La imaginación es el sol en el alma del hombre. Espíritu es el maestro, la imaginación la herramienta, y el cuerpo el material plástico. El poder de la imaginación es un gran factor en la medicina. Puede producir enfermedades... y puede curarlas. Del cuerpo pueden curarse con remedios físicos o con el poder del espíritu actuando a través del alma"[27].

SOBRE LA IMAGINACIÓN: PRE-DESCARTES

Para comprender las teorías de los fisiólogos pre-cartesianos, hay que recordar que para ellos, al igual que para los chamanes y las curanderas, las imágenes eran una realidad fisiológica tan importante como cualquiera de las demás funciones corporales. Tampoco tenían un conocimiento directo de la anatomía y la fisiología, ya que se veían obligados a especular sobre ellas en ausencia de métodos tecnológicamente avanzados de medición y observación. McMahon, que ha reexaminado el papel de la imaginación durante varias épocas de la historia, expuso el sistema de creencias de aquella época: "Cuando una imagen se convertía en una obsesión, impregnaba el cuerpo, ataba el corazón, se aferraba a los tendones y los vasos sanguíneos y dirigía la carne según su propia inclinación. La imaginación tenía mayor poder de control que la sensación, y así, la anticipación de un acontecimiento temido era más dañina que el propio acontecimiento; el horror a la muerte mataba con la misma autenticidad que una herida infligida externamente"[28].

El pensamiento médico pre-cartesiano era invariablemente holístico, y el principio de la inseparabilidad de la mente, el cuerpo y el espíritu en lo que respecta al cuidado de la salud estaba en consonancia con la visión del mundo existente. Cuando la visión del mundo cambió para incorporar el modelo cartesiano del dualismo, la separación de las funciones de la mente de las cosas del cuerpo, el enfoque holístico se volvió lógicamente incoherente. El propio Descartes afirmó que no había nada incluido en el concepto de cuerpo que perteneciera a la mente y, del mismo modo, nada en la mente que perteneciera al cuerpo[29]. Ahora se daba permiso implícito para diseccionar, bisecar, examinar e invadir de cualquier otro modo el cuerpo humano sin temor a dañar el alma. La contrapartida era que, en la práctica básica de la medicina, la imaginería había perdido su estatus.

III

CIENTIFISMO: USO DE LA IMAGEN EN LA CIENCIA MODERNA

Es un destino común de todo conocimiento comenzar como herejía y terminar como ortodoxia.

THOMAS HUXLEY

T RAS el Renacimiento, y hasta hace muy poco, el uso sistemático de la imaginería se consideraba absolutamente tangencial a la visión establecida de la medicina. Hoy en día, en la medicina moderna pueden observarse prácticas que conservan vestigios de los conocimientos de los chamanes. Estas técnicas, que se basan en el poder de la imaginación, rara vez se consideran esenciales para la práctica de la medicina tecnológica, pero al menos se consideran útiles para el bienestar psicológico de los pacientes.

Para que la imaginación deje de desempeñar su actual papel coadyuvante en la medicina y se le conceda la estatura alcanzada en el sistema chamánico de curación, deben darse dos factores. En primer lugar, debe generarse un conjunto de investigaciones sólidas y convincentes que respalden el papel de la imaginación en la salud total. La carga de la prueba y la responsabilidad de la investigación recae en aquellos que apoyan la reintegración de la imaginación en el cuidado de la salud, no en aquellos científicos que eligen mantener el *status quo* de la medicina alopática. En segundo lugar, los que curan en los reinos imaginarios también deben entender y hablar el lenguaje científico para gozar de credibilidad y ser aceptados por la comunidad médica. La mejor medicina la practicarán quienes tomen lo mejor del chamán y del científico.

En este capítulo se describen algunas de las técnicas empleadas por individuos que intentan unir los dos mundos. Podríamos decir que estos individuos son chamanes/científicos en ejercicio. Siempre que es posible, se documentan los resultados de la práctica clínica, junto con material de casos. Estos profesionales modernos utilizan la imaginería esencialmente de tres formas: como diagnóstico, como terapia y como ensayo mental para aliviar el dolor y la ansiedad asociados a las afecciones médicas.

Los chamanes/científicos modernos, a diferencia de sus predecesores en las artes curativas, no suelen afirmar que operan en el modo transpersonal de curación imaginaria. Más bien se ven a sí mismos como maestros o guías, y cualquier beneficio curativo o diagnóstico procede de los propios pacientes. La mejor forma de generalizarlos es atribuirles la noción preverbal de curación con la imaginación, considerándola una capacidad humana natural, pero a menudo latente. La curación transpersonal puede ser considerada por los chamanes/científicos como viable en determinadas aplicaciones clínicas, pero no constituye la base teórica de las herramientas y técnicas de la imaginación que se están integrando actualmente en los entornos médicos.

LA IMAGEN COMO PARTE DE TODA ATENCIÓN SANITARIA

Antes de hablar de las herramientas y técnicas específicas de la práctica de la imaginería, me gustaría destacar el papel tácito que esta desempeña incluso en las prácticas médicas occidentales más ortodoxas. La imagen es una variable siempre presente en todas las cuestiones de salud. Puede que no se reconozca, ni se manipule, ni se utilice de forma sistemática en el tratamiento o el diagnóstico, pero está ahí, no obstante, como un determinante crítico de la salud. La imaginación no sólo es un concomitante natural de toda curación, sino que está presente en todas las interacciones que los profesionales sanitarios mantienen con sus pacientes.

Para empezar, cuando las sensaciones corporales llegan a la conciencia, sobre todo si son alarmantes, se crea una imagen de un paisaje interno. Al igual que los médicos del siglo XV, que no disponían de máquinas para escanear cerebros, radiografiar huesos o medir componentes sanguíneos, nosotros también formamos imágenes mentales mediante una especie de evaluación cognitiva de los síntomas. Pensemos en la siguiente situación, bastante común, en la que síntomas relativamente inofensivos se convierten en señales de una fatalidad inminente en función de nuestra vívida imaginación:

"Oye, tengo un cosquilleo en la garganta que no había notado antes. ¿Me pregunto qué significa? Quizá me esté resfriando. La última vez que me resfrié, recuerdo que sentí eso antes de que me doliera la garganta. A ver qué me pasa otra vez". Llegados a este punto, solemos centrarnos en la sensación, observando dónde se localiza el problema, lo extendida que está la sensación y valorando la situación. "Bueno, en realidad no duele, pero debe significar algo". Entonces, una avalancha de diagnósticos alternativos se agolpa en nuestra mente. "Podría ser que anoche estuve demasiado tiempo sentado en esa habitación llena de humo. O quizá me quemé con ese café caliente. Podría ser el tiempo. Alergias. No, probablemente no sea nada. (Pausa). Podría ser cáncer. ¿Y si es cáncer?". Normalmente aquí se produce una avalancha de imágenes, que intentamos apartar rápidamente de nuestra mente. "A lo mejor espero un día o así y voy a que me lo miren". Mientras tanto, hasta que empeora, desaparece (como ocurre con la mayoría de las cosas), o hasta que nos olvidamos de ello, continúa algún tipo de actividad mental, con imágenes de pensamiento que se van formulando hasta que se establece una que concuerda con nuestro diagnóstico privado.

Supongamos que el cosquilleo se convierte en quemadura. Sientes tirantez en la garganta, te duele al tragar y tienes fiebre. No es nada fuera de lo normal, pero al cabo de tres días no has mejorado mucho. Vas al médico, que te mira la boca con su fiel linterna. "Hmm", dice; "hmm", otra vez. En tu estado de debilidad y vulnerabilidad, te preguntas: "¿Por qué no dice nada? Ya lo sé. Nunca ha visto difteria en un adulto". Finalmente, da su mejor conjetura. "Parece que tienes un par de amígdalas con abscesos". "Oh, gag", piensas. "Ni siquiera sabía que todavía tenía las amígdalas así". Ahora entra en acción el componente visual. El último absceso que viste fue un forúnculo en el cuello del chico que se sentaba frente a ti en la clase de educación cívica de noveno curso. Recuerdas cómo, hace tantos años, observaste con fascinada repulsión cómo enrojecía, crecía, finalmente erupcionaba y dejaba un cráter que tardó el resto del semestre en curarse. Te agarras la garganta, preguntándote en qué repugnante fase de absceso se encuentran tus amígdalas. La imagen se apodera de ti. Se te hace un nudo en la garganta, la boca se te llena de saliva. El corazón se te agita en el pecho. Quizá no puedas tragar nunca más. Tal vez la maldita cosa crezca tanto que mueras ahogado. Haces todo lo posible por no pensar en el estallido y el drenaje. Las náuseas te invaden y te agarras a los lados de la camilla. El médico continúa: "Nada grave, debería desaparecer en un día o así", mientras coge el talonario de recetas. Sonríes, tragas saliva y te das cuenta, con cierta vergüenza, de que acabas de hacer una leve genuflexión. En pocos segundos, has pasado de estar con un pie en la tumba a estar casi recuperado.

Si los comentarios inmediatos del médico hubieran sido de naturaleza más seria, la situación anterior habría tenido todos los componentes potenciales de la muerte vudú. Las imágenes se traducen tan fácilmente en cambios físicos que morir por haber recibido un diagnóstico temido de un médico creíble es tan factible como una muerte hexagonal para un haitiano maldito. Estos casos ya no son cuestionados por la comunidad médica, y muchos han sido recogidos en la literatura científica.

Una de las primeras experiencias de mi marido con el poder asesino de la imaginación se produjo cuando presenció cómo a una mujer a la que acababan de hacer una biopsia de mama le diagnosticaban cáncer de mama en sus primeras fases. Murió a las pocas horas, mientras la familia y el asombrado personal permanecían de pie alrededor de su cama. ¿Cuál fue la causa de la muerte? Desde luego, no fue el cáncer. El cáncer en sus primeras fases no mata. Lo más probable es que fuera algo que nunca aparecería en el informe de un forense: la muerte por obra de la imaginación. Esta mujer había cuidado a su madre durante una larga y dolorosa muerte por la misma enfermedad, y había mantenido con vehemencia que nunca se dejaría llevar a una situación similar. Mientras procesaba mentalmente el diagnóstico, su cuerpo, obviamente, desconectó sus funciones vitales.

Por otra parte, prácticamente todas las personas que han tenido contacto con el mundo de la medicina tienen al menos una historia de un paciente al que, después de que el cirujano examinara el órgano enfermo, se le "cerró el pico" y se le envió a casa a morir. Por una razón u otra, a veces las personas no entienden que su diagnóstico debe ser fatal. O bien se niegan a escuchar, o simplemente oyen mal lo que se les dice, o bien su "creencia" en los poderes curativos de la cirugía es tan fuerte que son incapaces de entender nada más. Estas personas sobreviven contra todo pronóstico; vuelven a su vida cotidiana y puede que no se descubra su existencia hasta años más tarde, cuando vuelven al sistema médico con otros problemas. Un ejemplo de ello fue una mujer ingresada en el hospital del condado de Dallas. Estaba en coma al ingresar, paralizada y diagnosticada de un tumor cerebral masivo. Su hijo de trece años llevaba varias semanas intentando cuidarla en su pequeña casa móvil antes de que alguien descubriera su situación y llamara a una ambulancia. El cirujano "citorreducía" el tumor (extirpaba todo lo que podía de forma segura) y, dado que se consideraba que estaba muy cerca de la muerte, no se intentó ni la radioterapia ni la quimioterapia. Recibió algo de fisioterapia para que estuviera más cómoda. En lugar de morir, la enferma estaba cada día más fuerte y alerta. Cuando empezó a parecer que podría irse a casa, se le prescribió biorretroalimentación para ayudarla a reentrenar la función de la pierna. Como terapeuta de biorretroalimentación, pude observar sus progresos a lo largo de un año y medio. Al final de ese periodo, no tenía indicios de tumor. Lo que quedaba después de la operación había sido limpiado y eliminado por su propio sistema inmunitario. Caminaba con un bastón y una pierna ortopédica cuando acudía a la clínica, pero en casa, donde estaba más segura, no utilizaba ninguno de los dos. Se trataba de una mujer inteligente, con mucho sentido común, pero sólo medianamente culta. La palabra "tumor" no implicaba necesariamente un cáncer mortal o maligno, ni nada que no pudiera superarse con la misma determinación que ella había empleado toda su vida para abrirse camino en el mundo. Ya había pasado la cincuentena y era el único sostén de un hijo adolescente y una madre inválida. Las pruebas y tribulaciones no le eran ajenas. Sus imágenes eran de recuperación, no de muerte, y desafiaba las probabilidades. La última vez que la vi estaba muy ocupada con su huerto ecológico e incluso había salido a bailar un par de veces.

En la introducción al libro de Norman Cousins *The Healing Heart* (El corazón que sana), Bernard Lown escribió sobre su experiencia como médico especializado en cardiología y abordó el poder que tienen las palabras no sólo para herir, sino también para curar. Puso el ejemplo de un paciente en estado crítico cuyo músculo cardíaco estaba irremediablemente comprometido y para el que se habían agotado todos los medios terapéuticos. Durante las rondas, Lown mencionó al personal que el paciente tenía un "galope sano", en realidad un signo de patología importante y normalmente indicativo de un corazón que falla. Varios meses después, el paciente acudió a una revisión en un notable estado de recuperación. Le dijo al Dr. Lown que sabía qué le había hecho mejorar y exactamente cuándo había ocurrido. "... El jueves por la mañana, cuando usted entró con sus tropas, ocurrió algo que lo cambió todo. Usted escuchó mi corazón; pareció complacido por los resultados y anunció a todos los que estaban junto a mi cama que yo tenía un 'galope saludable'". El caballero pasó entonces a razonar que debía tener mucho galope en el corazón y que, por lo tanto, no podía estar muriendo. Al instante supo que se recuperaría[1]. Las palabras, que transmitían al paciente la imagen de un caballo que aún tenía "garra", fueron obviamente las responsables de su nuevo estado de salud. Otras pruebas del papel de la imaginación en la enfermedad provienen de estudios que demuestran que quienes no pueden comprender los mensajes transmitidos por la sociedad y su medicina mueren por causas diferentes a las de quienes sí pueden hacerlo. En un estudio reciente, Ira Collerain, Pat Craig y yo consultamos los registros informatizados de las causas de muerte entre los retrasados mentales y los individuos con trastornos emocionales en el estado de Texas durante un período de cuatro años. Las tasas de mortalidad por cáncer en este grupo son significativamente bajas: Sólo alrededor del 4% de las muertes son por cáncer, mientras que en la población en general, la incidencia oscila entre el 15 y el 18%[2]. Se han realizado estudios similares en Estados Unidos, el Reino Unido y Grecia. Un estudio más reciente realizado en Rumanía confirmó los resultados: el 7% de las muertes en una institución psiquiátrica se atribuyeron al cáncer, frente al 13% en el conjunto de la población[3]. (Según las estadísticas, estas diferencias sólo podrían haberse producido por casualidad una de cada 1.000 veces).

Las observaciones clínicas procedentes de las instituciones en las que viven estas personas sugieren que a menudo crecen bultos de un tipo u otro, pero cuando se les hace una biopsia, se descubre que son benignos. Tras la publicación de mi estudio, un médico especializado en oncología radioterápica me escribió para confirmar los resultados con su experiencia clínica. Había aceptado un puesto en un nuevo centro de tratamiento del cáncer en la costa este, diseñado para dar servicio a varias de las residencias estatales para discapacitados mentales. Dijo que, para su sorpresa y la de todos los demás, el centro estaba muy infrautilizado: simplemente no había cáncer que tratar.

Desde 1976 se ha publicado una serie de estudios que demuestran que el sistema inmunológico de los esquizofrénicos es diferente en muchos aspectos al de los no esquizofrénicos[4]. Ciertos aspectos de su inmunología parecen ser más competentes de lo normal, otros menos. La noción de una base bioquímica para la protección contra el cáncer y otros trastornos inmunológicos y autoinmunes no niega la posibilidad de que los factores cognitivos también entren en escena, ni explica los hallazgos similares con el retraso mental y otros tipos de trastornos mentales. ¿Es diferente el curso natural de la enfermedad cuando hay ausencia de miedo y no hay imágenes de la muerte? Estos estudios apuntarían a tal conclusión. A continuación, se plantean las cuestiones éticas: si las personas mueren por el diagnóstico de la enfermedad y no por la enfermedad en sí, ¿debe ocultárseles el estado de su salud? ¿Debe guardarse la información bajo llave para que sólo tengan acceso a ella los altos mandos de la medicina? ¿Puede achacarse parte de la culpa de las epidemias de la civilización a los medios de comunicación y a los educadores que, como yo, siguen intentando popularizar la idea de que las personas deben ser responsables de su propia salud? Rotundamente, no. Los diagnósticos son nombres caprichosos, determinados culturalmente, y tienen muy poco significado o poder absoluto en sí mismos. No es el diagnóstico lo que mata (o cura), sino las expectativas e imágenes que lo acompañan. No es lo que se les dice a los pacientes lo que es tan crítico para la salud, sino cómo se les dice, cómo se les ayuda a enfrentarse al diagnóstico y, obviamente, cómo eligen recibir el mensaje dentro del contexto de su propio sistema de creencias.

Mis propios pacientes me lo han demostrado una y otra vez: La profesión médica es omnipotente en la creación de imágenes. Las imágenes pueden determinar la vida o la muerte independientemente de cualquier intervención médica. Huelga decir que la responsabilidad no debe tomarse a la ligera, pero me temo que a menudo se hace.

Una de mis pacientes más iluminadas fue una mujer de treinta y ocho años a la que diagnosticaron un cáncer de mama. Su primer cirujano le dijo que, en efecto, debía "hacer las paces" y vivir lo que le quedaba de vida lo mejor que pudiera. Aunque también se había detectado cáncer en muchos ganglios linfáticos, el pronóstico de supervivencia a cinco años e incluso de curación es bastante optimista en comparación con otros tipos de cáncer. El suyo era un pronóstico innecesariamente sombrío. Esta mujer, formada como enfermera y terapeuta familiar, sabía que no tenía por qué, de hecho, no podía vivir con esa actitud. Decidió ejercer su opción: buscó otro médico que le ofreciera la vida en lugar de la muerte. Encontró a uno que apoyó su necesidad de esperanza, así como su búsqueda masiva de todos los remedios alternativos posibles. Le dijo cosas como: "tú y yo lucharemos juntos contra esto". "Eres joven y sana y tienes muchas posibilidades de vivir cuarenta años más, por lo menos". Son frases tan sencillas, pero tienen el poder de ahuyentar la horrible sensación de fatalidad inminente que suele aparecer en mitad de la noche. El médico que eligió no practicaba terapias alternativas. Tampoco entendía muy bien las técnicas de imaginería a las que ella se dedicaba tanto, pero reconoció que eran muy importantes para ella y, a pesar de todo, la apoyó. Ella le dijo que había llamado personalmente al Dr. Linus Pauling, de California, y a sus colegas de Escocia, y que seguía sus recomendaciones para la terapia con vitamina C. Por ello, él le dio su consentimiento tácito. La sometió a un tratamiento de quimioterapia altamente tóxica, que no le causó ninguno de los efectos secundarios habituales, excepto la caída del cabello. Se le recomendó una segunda mastectomía "profiláctica", dada su enfermedad mamaria crónica y su alto riesgo de padecer otro cáncer. La paciente aceptó la operación y se recuperó completamente en tres días. El médico y la paciente han seguido colaborando, sin que él haya insinuado en ningún momento que ella pudiera sucumbir a pesar de sus esfuerzos.

También crean imágenes las estadísticas, como las publicadas por la Sociedad Americana del Cáncer, el Instituto Nacional del Cáncer e investigadores financiados con fondos públicos. Los pacientes casi siempre preguntan, cuando se les diagnostica una enfermedad grave: "¿Cuánto tiempo me queda?". En primer lugar, no es una pregunta justa para ningún mortal. Pero, en segundo lugar, las respuestas deben formularse cuidadosamente para reflejar la verdad. Normalmente, se da una horquilla que se deriva burdamente de la esperanza de vida media, o el punto en el que el 50% de los pacientes han muerto y el 50% siguen vivos, dadas las variables de la enfermedad. "Tienes seis meses, quizá un año en el exterior", es una frase habitual. Según mi experiencia, los pacientes suelen cumplir bastante bien su sentencia personal. Lo trágico es que un rango en torno a la media es una imagen absolutamente incorrecta. Las estadísticas que se publican suelen proceder de pacientes de beneficencia que se someten a estudios para obtener atención médica gratuita. La gente pobre con cáncer simplemente no vive tanto como la gente acomodada, y por tanto las estadísticas están sesgadas". Además, utilizar el rango en torno a la media es sólo una parte de la descripción del curso de la enfermedad.

Por ejemplo, una de mis pacientes, a la que llamaré Jan, es también redactora médica con especial interés en la inmunología y el cáncer. No hace mucho le diagnosticaron un tumor cerebral y le dijeron que probablemente le quedaban seis meses de vida. De hecho, esa es la esperanza de vida media según las tablas del Instituto Nacional del Cáncer. Sin embargo, según la información de estas mismas tablas, el 38% de todos los pacientes de su grupo de edad pueden esperar vivir tres años, y más allá de eso, el 27% viven al menos diez años, y están mucho más allá del punto de ser declarados curados. Cuando miramos juntas estas tablas, ella dijo incrédula: "¡Lo tengo hecho!". Antes de eso se había vuelto tan ansiosa que su comportamiento emocional estaba siendo más perjudicial para su bienestar que el propio tumor. Por miedo a tener convulsiones, suplicaba altas dosis de Dilantin hasta que se volvió tóxica y confusa. Llevaba consigo un enorme sedante azul que mordisqueaba cada vez que sentía la inminencia de un ataque. Era su manta de seguridad. Aunque sabía muy bien que no podía llegar a su torrente sanguíneo lo bastante rápido como para abortar el ataque, funcionaba. Su llanto incontrolado y su depresión severa estaban probablemente más relacionados con las dosis masivas de Valium que con su situación. También pasó por increíbles cambios personales tratando de hacer su vida "bien". El estrés de tantos cambios, el exceso de medicación y la ansiedad se entrelazaron sin remedio con los efectos del propio tumor. Tras nuestra nueva lectura de las estadísticas y el apoyo del equipo de la clínica donde mi marido y yo la tratamos, empezó a pensar y a actuar de nuevo como una persona sana. En dos días se le aclaró el habla, mejoró su memoria y desapareció la tos persistente. Insistió en un programa de fisioterapia para fortalecer su débil brazo y mano, y pidió que le redujeran las altas dosis de tranquilizantes y somníferos que tomaba. El neurólogo que trabajaba en consulta con nosotros estaba asombrado de su rápida evolución. "Es asombroso lo que puede ocurrir cuando se controla el miedo", dijo el médico. No tenemos ni idea de si su tumor también se estaba reduciendo, ya que los escáneres cerebrales no eran tan precisos. Se cree que los problemas relacionados con el tumor y el edema circundante habían disminuido. Entonces Jan decidió tentativamente convertirse en sujeto de un nuevo experimento médico. Una familia bienintencionada y un médico que no conocía otro tratamiento la animaron de todo corazón a hacerlo. Se lo presentaron como su única esperanza. Se sometió a una evaluación y los médicos del centro médico donde se estaba llevando a cabo el experimento se mostraron dispuestos a aceptarla. Le insistí en la importancia de que estudiara bien el tratamiento, de que leyera artículos si los encontraba y de que preguntara a los médicos las cuestiones importantes sobre la supervivencia después del tratamiento, las complicaciones, etc. Le ofrecí ayuda para interpretar las estadísticas. Me ofrecí a ayudarla a interpretar las estadísticas. Siguiendo este consejo, llamó a otro gran centro médico donde trabajaba el médico que había liderado el estudio, con la esperanza de hablar con él personalmente. En lugar de eso, una asistente (no médico) se puso al teléfono y le aseguró a Jan que sólo estaba ganando tiempo. A pesar de que nunca había visto a Jan y de que no sabía nada de su estado de salud, le habló de la calidad de vida y le explicó con cierto detalle cómo moriría: sin dolor y sin ser consciente de lo que le rodeaba. Fue un acto delictivo, aunque probablemente bienintencionado, y podría haber tenido consecuencias nefastas si la asistente hubiera sido una figura de autoridad para Jan. No obstante, después de colgar el teléfono, Jan se descompensó inmediatamente. Su forma de hacer frente a sus ansiedades era recurrir a su red de apoyo y hablar durante horas. Cuando me llamó, me preguntó si había conocido siquiera a una persona con su enfermedad que hubiera sobrevivido. Era una pregunta vieja, y ella sabía la respuesta, pero quería oír lo que yo llamo las "historias de curación" una y otra vez para ahuyentar las negras dudas. Tras horas de confusión, por suerte recordó el nombre de un joven residente que trabajaba en el hospital donde iba a recibir tratamiento. Tuvo la presencia de ánimo de buscar el número de teléfono de su casa y volvió a tranquilizarse. Le dijo: "Su tumor es bastante pequeño". Nadie se lo había dicho antes. También le dijo que era el tipo de tumor del que se sabía que era sensible al tratamiento que le iban a administrar: más información nueva. En ese momento tomó la decisión final de participar en el estudio. Más tarde, Jan envió una elocuente carta al asistente que la había sentenciado a muerte a larga distancia. Jan escribió que en realidad no tenía intención de morir, pero que en caso de que la muerte fuera inminente, no sería ni fácil ni indolora, como le habían dicho. La pérdida de la vida que tanto apreciaba, el abandono de una hija pequeña y la pérdida de sus propios sueños y esperanzas no serían fáciles y frustrar sus propios sueños y esperanzas le produciría el mayor dolor psíquico imaginable. Sin su red de apoyo positivo y su propia determinación, Jan podría haber muerto mucho antes, no de tumor, sino de miedo o desesperanza.

EL EFECTO PLACEBO

Cuando se considera la imaginación como el sanador por excelencia, se están abordando aspectos de lo que se ha dado en llamar "efecto placebo". El efecto placebo no es más que otro descriptor de un cambio físico que se produce en ausencia de cualquier intervención médica conocida o aceptada. El efecto placebo se produce gracias a la imaginación, pero no es sinónimo de la imaginación en sí. Su tenaz presencia en estudios clínicos sobre fármacos y cirugía demuestra ampliamente el efecto de la mente sobre la química del cuerpo.

La palabra "placebo" deriva de una palabra latina que significa "haré complacer". Teóricamente, puede ser cualquier preparado ficticio o procedimiento quirúrgico que se haya clasificado como inerte. La definición se está volviendo ridícula, porque absolutamente nada que se introduzca en el cuerpo acompañado de un pensamiento consciente es químicamente inerte. Cuando una sustancia es químicamente inerte, no puede reaccionar para formar compuestos. Todo pensamiento va acompañado de un cambio electroquímico; eso es lo que es el pensamiento: un cambio electroquímico. Por eso, si uno se toma una pastilla y cree que le va a curar, la pastilla se metaboliza en un entorno muy distinto que si uno cree que la pastilla es veneno. Esta es una forma burda de resumir las apasionantes investigaciones que se están llevando a cabo en la actualidad sobre los aspectos bioquímicos del placebo, y que se describen con más detalle en el capítulo[5]. En el caso del dolor, al menos, los hallazgos han sido claros: se ha determinado que cuando se administran placebos, el alivio del dolor es una función de la capacidad del placebo para aumentar la producción de las propias sustancias químicas del cuerpo que alivian el dolor: las endorfinas o encefalinas. El mecanismo activo, por supuesto, es la imaginación del receptor. Está claro que la magia no está en la píldora de azúcar ni en la inyección de agua, sino en la creencia que se les atribuye.

El tratamiento con placebo funciona para problemas distintos del dolor, aunque se sabe menos sobre los mecanismos bioquímicos implicados. Se ha informado de que el placebo explica la curación en entre un 30% y un 70% de todas las intervenciones farmacológicas y quirúrgicas. Incluso se ha fomentado la reparación de tejidos lesionados con el uso de placebo[6]. Sin duda, explica la curación cuando se prescriben tratamientos inadecuados, e incluso algunos de los efectos positivos de un tratamiento adecuado. Los placebos, como el imaginario, la hipnosis y la biorretroalimentación, seguramente deben tener un efecto directo sobre el sistema inmunitario, pero aún no se han investigado detenidamente sus componentes.

En realidad, el placebo da permiso para curar; es un síntoma que la imaginación puede incorporar y traducir en maravillosos cambios bioquímicos que todavía escapan a la comprensión de las mentes científicas más brillantes. El sabio médico que hay en cada uno de nosotros sabe cómo hacer desaparecer el dolor y derretir los tumores. Sabe si debe provocar la aparición de células T, histaminas o endorfinas, todo ello en el orden y la combinación adecuados. El placebo sólo desencadena el proceso: "¡Prepárense, listos, ya!". Seguramente no está lejos el momento en que ya no necesitemos proporcionar el estímulo artificial, y todo el proceso pueda iniciarse a voluntad.

Según Jerome Frank, el placebo "adquiere su potencia al ser un símbolo tangible del papel del médico como sanador. En nuestra sociedad, el médico valida su poder recetando medicamentos, del mismo modo que un chamán de una tribu primitiva puede validar el suyo escupiendo un poco de plumón manchado de sangre en el momento adecuado"[7]. Las esperanzas y los miedos, las experiencias previas, los sistemas de creencias arquetípicos y, sobre todo, las expectativas, forman la base de la calidad y el grado de la respuesta.

El efecto del placebo ha quedado bien demostrado en experimentos mentales y debe "controlarse" en todos los estudios farmacológicos. En otras palabras, cuando se prueba un fármaco, se da a un grupo de sujetos placebos, o falsificaciones que parecen reales, para averiguar exactamente qué parte de la eficacia del fármaco está realmente en la imaginación del paciente. En un estudio, los pacientes psiquiátricos mejoraron en una serie de estados de ánimo y comportamientos mientras recibieron una cápsula. Los ingredientes no importaban; sólo la cápsula era importante[8]. El hecho de que el efecto placebo se haya identificado en miles de estudios sobre fármacos es un testimonio descarnado e incontrovertible del papel de la imaginación en la salud. Lo sorprendente es que los científicos hayan invertido tanto esfuerzo en "controlarlo" y tan poco en identificar cómo podría aprovecharse mejor en la atención sanitaria.

Sin embargo, la eficacia del placebo varía en función de cuánto espere beneficiarse el paciente. Por ejemplo, Volgyesi, en 1954, informó sobre pacientes hospitalizados con úlceras pépticas sangrantes. Se les administraron inyecciones de agua y se les dijo (1) que las inyecciones les curarían; o (2) que se les estaban administrando inyecciones mentales experimentales de eficacia indeterminada. El 70% del primer grupo mostró una excelente mejoría de su estado, que se mantuvo durante el periodo de seguimiento de un año. Sólo el 25% del segundo grupo experimentó dicha mejoría[9].

Incluso las propiedades activas de los medicamentos pueden ser superadas por la imaginación. Wolf relata el caso de una mujer embarazada que, aquejada de náuseas matutinas, recibió ipecacuana y le dijeron que le curaría las náuseas. La ipecacuana es un emético muy conocido que se utiliza para producir el vómito cuando se ingieren ciertos venenos. Funciona casi siempre. La mujer, sin embargo, experimentó un cese de su malestar, aunque los vómitos y la exacerbación de las náuseas se habían producido cuando había tomado el fármaco anteriormente, sin estas instrucciones[10]. Aunque de este tipo de informe de caso se obtiene alguna información valiosa, este y muchos otros similares son cuestionables desde el punto de vista ético. La tendencia actual es proporcionar información completa sobre todos los posibles efectos negativos, lo que en sí mismo es problemático, dada la propensión de muchos pacientes a esperar lo peor. Un grupo de oncólogos con los que hablé está convencido de que la divulgación obligatoria ha aumentado los efectos secundarios de la quimioterapia.

Y de Norman Cousins, una gran fuerza periodística en el avance de la actitud colectiva del siglo XX hacia nuevas dimensiones de la salud, viene la última palabra sobre los placebos: "Lo más significativo de los placebos no es tanto el veredicto que aportan sobre la eficacia de los nuevos fármacos como la clara prueba de que lo que pasa por la mente puede producir alteraciones en la química del cuerpo. Estos hechos también indican que las mismas vías y conexiones que entran en juego mediante el uso de placebos pueden activarse sin placebos. El ingrediente principal es el sistema de creencias humano. La confianza en la capacidad de movilizar los propios recursos es una fuerza prodigiosa en sí misma. El próximo gran avance en la evolución humana bien podría estar representado por la capacidad de los humanos, trabajando con un nuevo entendimiento de la química cerebral, para presidir sus propios seres"[11].

LA IMAGINACIÓN EN LAS DIFERENTES ESCUELAS DE PENSAMIENTO

Theodore X. Barber y otros hipnotizadores afirman que la eficacia de la hipnosis reside realmente en las imágenes que crean las sugestiones hipnóticas en el sujeto. Investigadores y clínicos, como Elmer y Alyce Green, Steve Fahrion y Pat Norris, del prestigioso laboratorio de biorretroalimentación de la Fundación Menninger, reconocen que las imágenes son un elemento fundamental para aprender a modificar una respuesta física mediante el entrenamiento de biorretroalimentación. Las escuelas de psicoterapia y teoría psicológica, incluidas la Gestalt, la Psicosíntesis y la Terapia Racional del Comportamiento, dependen de la imaginería para cambiar el comportamiento, la actitud y la salud. En todas ellas, al igual que en la curación chamánica, la capacidad de cambiar la función física o mental depende, en primer lugar, de la imaginación del paciente o sanado y, en segundo lugar, de la imaginación del terapeuta.

En lugar de hacer terapia o tratamiento o algo "para" el paciente, los terapeutas actúan como guías a través de los reinos de la conciencia, sugiriendo, entrenando, utilizando su propia experiencia interior como un plano para el territorio.

En el resto de este capítulo sólo me referiré a estos métodos. El lector interesado encontrará ya una amplia biblioteca sobre ellos; otros se citan y describen brevemente en el capítulo 5 junto con las ciencias sociales y del comportamiento. Todas estas técnicas son caminos que conducen al mismo lugar. Todas son manipulaciones sistemáticas de la imaginación y todas funcionan para alguien. Nosotros integramos la imaginación con el biofeedback, la terapia de grupo, el asesoramiento individual y el trabajo corporal; Larry LeShan utiliza la imaginación con la psicoterapia tradicional y la meditación; y Larry Dossey y otros médicos crean conscientemente imágenes a través de un diálogo cuidadosamente formulado con sus pacientes. Joe D. Goldstritch y Dean Ornish utilizan la imaginación con la nutrición, el ejercicio y otros programas para enfermedades cardiovasculares; y Carl y Stephanie Simonton fueron pioneros en el uso de la imaginación con pacientes de cáncer en combinación con el tratamiento médico, la psicoterapia y el cambio de estilo de vida[12].

Los temas que siguen son representativos del trabajo general que se está llevando a cabo dentro de la medicina moderna tradicional. Con esto no quiero decir que todas estas técnicas sean necesariamente aceptadas por el núcleo conservador alopático de la medicina, sino más bien que los practicantes y las prácticas tienen una afiliación con la medicina tradicional, y han sido formados o están funcionando dentro de sus límites.

AUTOGÉNICO

Una extensa literatura que apoya el uso del imaginario en medicina ha sido recopilada por J. H. Schultz y publicada en siete volúmenes y editada por Wolfgang Luthe[13]. Las técnicas descritas por Schultz y Luthe se conocen colectivamente como "terapia autógena" y son las precursoras inmediatas de la aplicación actual de la visualización o imaginería guiada a la salud. Se describen minuciosamente los métodos y resultados clínicos de unos 2400 casos de todos los diagnósticos imaginables.

Schultz y Luthe emplearon seis ejercicios estándar que debían realizarse mientras los pacientes estaban sentados o tumbados en un estado de relajación. Las instrucciones previas consistían en imaginar que se estaba en contacto mental con las partes del cuerpo centrando la concentración en ellas, repetir una frase especial y tener una actitud despreocupada ante los resultados. La esencia de la terapia consistía en relajarse, imaginar la parte del cuerpo y luego dejar que el ejercicio funcionara en lugar de intentar forzar un cambio (utilizando la "volición pasiva"). Estos son los ingredientes principales de todas las técnicas que utilizan la imaginación para curar.

Los seis ejercicios específicos que desarrollaron Schultz y Luthe se realizan en una secuencia. Primero, hay que decir una y otra vez: "me pesa el brazo derecho". (El paciente puede pensar esto en silencio o ser guiado por un instructor). En el segundo ejercicio, la tarea consiste en imaginar que se siente calor en los brazos y las piernas. Luego, en el tercer ejercicio, los pacientes continúan con otros sistemas corporales, a saber: "latido del corazón tranquilo y regular". El cuarto ejercicio se centra en la respiración; el quinto, en el calentamiento del plexo solar; y el sexto, en el enfriamiento de la frente.

Se ofrecen variaciones para diferentes enfermedades. Los ejercicios avanzados son procedimientos complejos de imaginería destinados a ayudar a acceder a información que no está disponible conscientemente.

Se ha documentado el éxito de la terapia autógena en enfermedades agudas y crónicas, como el asma, los dolores de cabeza, la diabetes, la artritis, la lumbalgia, la gastritis, las intervenciones quirúrgicas y la odontología. Los cambios físicos que se han medido incluyen efectos positivos en los potenciales musculares, la temperatura de la piel, el azúcar en sangre, el recuento de glóbulos blancos, la presión arterial, la frecuencia cardiaca, las secreciones hormonales y las ondas cerebrales.

Schultz y Luthe reconocían el poder de estas técnicas para curar, si se utilizaban adecuadamente; pero también eran plenamente conscientes del daño que podían causar las visualizaciones inadecuadas. Por ejemplo, una frase utilizada junto con la relajación de los músculos abdominales es "mi plexo solar está caliente". Afirman rotundamente que esa frase no debe ser utilizada por personas con gastritis, puesto que esos pacientes ya sufren un aumento de la motilidad gástrica. El aumento del calor (que se deriva del aumento del flujo sanguíneo) estaría contraindicado en estos casos.

PARTO

La imaginería se utiliza sistemáticamente para lograr varios objetivos durante el parto: relajar, eliminar miedos y ansiedades, disminuir el dolor, sensibilizar a la madre sobre las funciones de su cuerpo y ensayar mentalmente el propio parto. Los métodos de parto natural propuestos por primera vez por el médico inglés Grantly Dick-Read en la década de 1930 tienen ahora muchas ramificaciones, todas ellas centradas en entrenar a la futura madre para que controle conscientemente su fisiología y su respuesta emocional al embarazo y al parto. Dick-Read creía que el dolor excesivo asociado al parto era básicamente el resultado de leyendas de sufrimiento contadas de generación en generación. Pensó que el dolor disminuiría significativamente si se eliminaran el miedo y las imágenes que acompañaron a siglos de tergiversación del proceso del parto.

Empezó a contradecir la historia cambiando las palabras "dolor uterino" por "contracción uterina" y animando a los padres a desempeñar un papel activo en el parto. Se desarrollaron ejercicios para utilizar durante el parto con el fin de relajar la musculatura pélvica. Dick-Read pensaba que el miedo tenía un efecto directo sobre el flujo sanguíneo hacia el útero, provocaba la acumulación de productos de desecho y activaba el sistema nervioso simpático. Consideraba que la tensión activada por el miedo podía provocar que los músculos inferiores del útero se cerraran contra la abertura del cuello uterino, deteniendo o ralentizando así el propio proceso del parto. En definitiva, consideraba que el miedo creaba directamente un estado anormal e insoportable.

Dick-Read quería que el parto fuera una ocasión más espiritual y consciente para la mujer, en la que pudiera participar plenamente sin verse privada de las ventajas de la medicina obstétrica. En la actualidad, sus métodos gozan de gran aceptación, a pesar de que el Servicio Nacional de Salud de Inglaterra le prohibió practicarlos. Ahora existen pruebas que demuestran que tenía toda la razón en la mayoría de sus afirmaciones sobre el efecto físico del miedo.

El segundo capítulo del libro clásico de Dick-Read, El parto sin miedo, publicado por primera vez en 1942, estaba dedicado a analizar el papel de las imágenes. "El recuerdo, o incluso la visualización de una incidencia, puede rodear una función natural y fisiológica con un aura de dolor o placer tan vívida que se alteren los reflejos normales... El miedo al parto, entonces, se convierte en el gran perturbador de la armonía neuromuscular del parto"[14]. El mensaje aquí es claro: si se cambian las actitudes y las imágenes, los procesos corporales se ven drásticamente afectados y el parto adquiere una perspectiva totalmente nueva.

Los médicos rusos, basándose en la obra del gran fisiólogo Ivan Pavlov, abordaron esta premisa a través de su idea de la respuesta condicionada. Las respuestas a los estímulos pueden aprenderse o condicionarse para que se produzcan con cierta regularidad, pero también pueden ser no aprendidas. En el caso de las actitudes hacia el parto, se creía que, si se modificaba el aporte cultural de información, se alteraría la propia respuesta. La palabra que utilizaban para describir sus métodos era psicoprofilaxis, literalmente "prevención mental". Esencialmente, se enseñaba a las mujeres a disociarse mentalmente del malestar físico extremo y, por tanto, a sentirlo de forma menos aguda.

En 1949, la primera mujer entrenada en estos métodos dio a luz, atrayendo la atención de Fernand Lamaze, un ginecólogo francés. Cuando viajó a Leningrado, quedó asombrado al ver a una mujer no solo despierta durante las seis horas que duró el parto (en aquella época se utilizaban fuertes sedantes), sino también disfrutando de ello. Se llevó las ideas rusas a casa, las modificó y se extendieron por Europa y América, para más tarde ser conocidas como "Parto sin dolor". Lamaze centró su formación en enseñar a las mujeres a relajarse y respirar de forma muy circunscrita durante el parto. La concentración de la respiración cumple el triple propósito de ayudar físicamente al parto con un suministro adecuado de oxígeno, producir el efecto muscular correcto durante las contracciones y el periodo intermedio entre ellas, y también (aquí es donde entra la psicoprofilaxis), ayudar a la mujer a disociarse mentalmente de su malestar.

Uno de los métodos modernos de parto, "Naturebirth", es una combinación de los métodos Dick-Read y Lamaze, con un toque feminista, holístico y homeopático y un gran atractivo de mujer a mujer. Su fundadora, la inglesa Danae Brook, afirma sobre la prevención mental del parto que "la forma de respirar es una distracción. Con ella puedes disociarte de la turbulenta actividad de tu cuerpo. Si quieres distraerte mientras te invaden las contracciones más fuertes, hazlo. Como una técnica de meditación, este tipo de respiración te da una especie de quietud en el ojo del huracán". El entrenamiento para el parto natural proporciona un ensayo imaginario exhaustivo para el gran acontecimiento, familiarizando a las mujeres con sus cuerpos para que sean capaces de "identificar, sentir y controlar conscientemente ciertos músculos, en particular los músculos internos que entran en juego durante el parto, pero de los que pocas personas son conscientes durante el curso ordinario de la vida antes de dar a luz"[15]. Las mujeres también ensayan la liberación de emociones negativas como el dolor, la tensión, los sentimientos de inhibición y la vergüenza. En el parto, estas emociones sólo sirven para complicar el dolor e impedir el progreso. Las mujeres practican sentadas con las piernas abiertas, y gruñen y gimen en voz alta durante el ensayo. Si alguien se queja de indignidad, se le recuerda lo absurdo que es sentir vergüenza por las funciones naturales.

Ensayar mentalmente un acontecimiento temido para disminuir su impacto perjudicial sobre la fisiología es uno de los aspectos mejor documentados del uso del imaginario en el campo médico. Puede compararse con los rituales de imaginar vívidamente los movimientos futuros que se han asociado con el rendimiento máximo posterior en atletas conocidos[16]. Mediante el ensayo, el cuerpo aprende a responder de forma excelente y automática cuando llega el momento del acontecimiento real.

La sensación de trascendencia de la que hablan a menudo las madres que han participado activamente en el proceso del parto y la sensación de los atletas de fundirse con un cosmos atemporal durante sus mejores momentos son experiencias cargadas de espiritualidad que parecen fluir de una fuente común: la preparación a través del ensayo. Estar preparado permite vivir los acontecimientos sin distracciones innecesarias y mantiene la atención y la energía centradas. "Cuando la mente y el cuerpo se lanzan a otro sentido de la realidad, a otra dimensión, mediante una experiencia tan total como el orgasmo o el nacimiento, las fronteras entre consciente y subconsciente desaparecen, el yo físico, que siente, y el yo que evalúa intelectualmente las sensaciones son uno"[17]. Para rendir al máximo, el ego ya no debe interponerse en el camino.

La investigación en apoyo del parto preparado tanto para la madre como para el niño es voluminosa. La sola reducción de la necesidad de medicamentos analgésicos puede traducirse en una mejora del reflejo de succión, el pulso, la frecuencia cardíaca y respiratoria y, en general, en un bebé más sano y alerta y un mayor contacto madre-hijo. Los que vivimos en Estados Unidos deberíamos preocuparnos especialmente por los medios para mejorar la salud de los bebés, ya que la información recopilada por la Oficina de Estadística de las Naciones Unidas muestra que este país tiene una tasa de mortalidad infantil abominable e inexcusable. En 1950, Estados Unidos ocupaba el sexto lugar entre los países industrializados, pero en 1973 (las estadísticas oficiales publicadas más recientemente), había descendido hasta el decimosexto, por detrás no sólo de los países escandinavos médicamente avanzados, sino también de Hong Kong, Nueva Zelanda y Canadá. Algo va mal[18].

La encuesta mundial realizada en 1973 mostraba que Estados Unidos tenía 28,3 muertes infantiles por cada 1.000 nacidos vivos, frente a la más baja de Suecia, 9,6. Además, Estados Unidos tiene la tasa más alta de muertes infantiles debidas a afecciones como la asfixia postnatal y las lesiones en el parto, que tienen más probabilidades de producirse si a la madre se le han administrado analgésicos[19]. (Según una encuesta independiente realizada por Carl Haub, en 1980 Estados Unidos había descendido al decimonoveno en cuanto a tasas de mortalidad infantil. Sin embargo, las muertes infantiles reales por cada 1.000 nacidos vivos habían descendido a 12,5).

EL IMAGINARIO EN ENFERMERÍA

El imaginario ha encontrado una cálida acogida entre las enfermeras que, como grupo profesional, buscan herramientas clínicas sólidas para acentuar su identidad e independencia, así como para aumentar la eficacia de su práctica. En enfermería, es probable que la imaginería se denomine "información sensorial", aunque el formato utilizado es similar a la imaginería guiada que se analiza más adelante en este capítulo. A Jean Johnson se le atribuye el mérito de haber impulsado el tema a través de sus investigaciones. Ella ha ido más allá de los límites de los medios habituales de educación del paciente (es decir, hablar con los pacientes sobre los hechos de los procedimientos médicos), informando también sobre los aspectos sensoriales del tratamiento. Los pacientes realizan un viaje de fantasía a priori, imaginándose el tratamiento particular al que van a someterse y lo que experimentarán con todos sus sentidos. Las personas que necesitan atención médica se preocupan sobre todo por su experiencia personal y, en segundo lugar, por los detalles técnicos de su tratamiento. Cuando se realizaron varios estudios en los que se presentaban los aspectos sensoriales a pacientes que iban a someterse a una colecistectomía, a la retirada de una escayola, a un examen pélvico y a una endoscopia, los resultados fueron impresionantes. Los individuos que recibieron la información sensorial respondieron en general mejor al tratamiento médico que los grupos de control, hasta el punto de disminuir significativamente el número de días pasados en el hospital. A los pacientes les fue aún mejor cuando recibieron instrucciones de relajación antes del procedimiento sensorial[20]. Johnson y otras personas que utilizan el procedimiento de información sensorial eligen sinónimos de palabras como "dolor" siempre que es posible, y procuran utilizar palabras y conceptos dentro del vocabulario del paciente. Johnson también hace hincapié en la importancia de no decir a los pacientes que la información sensorial reducirá su angustia o incluso les permitirá afrontar la situación con mayor eficacia.

El enfoque de la información sensorial es una versión modificada de la imaginería guiada que, en muchos aspectos, resulta más aceptable para el mundo sanitario que otras técnicas de imaginería. La estrategia está diseñada para ayudar a las personas a enfrentarse a los procedimientos hospitalarios, y un mayor afrontamiento siempre es bienvenido. Se resta importancia al efecto sobre el tiempo de curación, por lo que el sistema médico no se ve amenazado. La terminología por sí sola garantizará al aspirante a practicante más acceso a los hospitales que palabras como "visualización curativa", "meditación" e "imaginería guiada", que la mayoría de los médicos siguen considerando muy sospechosa.

Con la información sensorial, una vez más vemos no la magia de un procedimiento, sino el potente efecto de una mente preparada sobre un cuerpo que se cura. El efecto del ensayo mental es extraordinario, a pesar de que la expectativa, el aspecto más importante de la curación con la imaginación, se omite deliberadamente. Esto también hace que el enfoque sea aceptado por los profesionales de la medicina, que, en general, consideran la provisión de "falsas esperanzas" como una forma de charlatanería.

El parto preparado, la información sensorial y las imágenes guiadas tienen una base educativa en consonancia con lo que se ha considerado el papel de la medicina. Thomas Edison dijo una vez: "El médico del futuro no medicará, sino que interesará a los pacientes en el cuidado de la estructura humana, en la nutrición y en las causas y prevención de la enfermedad". La palabra doctor proviene del latín *doceo*, "enseñar", y sólo en la terminología moderna se relaciona con la práctica de recetar pastillas y operar.

IMAGINERÍA Y TACTO TERAPÉUTICO

Ors. Pat Heidt, Gretchen Randolph y otras enfermeras formadas en el uso del toque terapéutico han incorporado la imaginería a su trabajo. El "toque terapéutico" es una especie de imposición de manos científica desarrollada por la Dra. Delores Krieger, profesora del Departamento de Enfermería de la Universidad de Nueva York. La técnica se ha sometido a numerosos análisis experimentales y se ha comprobado que está asociada a cambios en las constantes vitales, la química sanguínea y cambios moderados en los resultados físicos. La investigación sobre el toque terapéutico no apunta a que sea un medio para conseguir curas espectaculares, sino más bien una técnica estabilizadora y relajante que ayuda a conseguir la homeostasis fisiológica[21].

De todas las técnicas que se practican actualmente en entornos médicos, el toque terapéutico es claramente la que más se ajusta a la noción de mecanismos transpersonales de curación imaginaria. Los profesionales están entrenados para centrar sus propios pensamientos y ser sensibles a la recepción y envío de mensajes no verbales o "energía" a través de sus manos.

Los bloqueos que pueden ser la causa o el resultado de una enfermedad se identifican mediante cambios en el "campo energético" que rodea al paciente. Al igual que la imaginería, el toque terapéutico se concibe como una herramienta complementaria para que los enfermeros la utilicen de forma independiente con fines curativos. Además, forma parte de la medicina intuitiva y no invasiva que las mujeres han practicado desde siempre. La Dra. Randolph ha integrado el tacto terapéutico y la imaginería con una práctica de biorretroalimentación, y la Dra. Heidt los ha combinado con su formación temprana como psicoterapeuta. Las enfermeras que combinan estas modalidades suelen pensar que existe un efecto sinérgico y potenciador de una sobre la otra, sobre todo porque las otras técnicas cuentan con la participación de los pacientes. En el toque terapéutico, el paciente es esencialmente un receptor pasivo, y se cree que la técnica es eficaz tanto si el paciente sabe que se está llevando a cabo como si no.

La Dra. Heidt modeló un formato de diagnóstico y tratamiento a partir de un enfoque que habíamos desarrollado para pacientes con cáncer[22], y lo utilizó en combinación con el toque terapéutico. Proporcionó a sus pacientes grabaciones de audio con instrucciones para ayudarles a relajarse y realizar un viaje mental a través de su cuerpo. A continuación, se les pedía que dibujaran lo que imaginaban sobre su enfermedad o malestar, cómo imaginaban que podrían deshacerse de él y cómo su tratamiento podría ayudar en el proceso. Se realizó una entrevista para explorar estos temas. Al trabajar con pacientes en un entorno hospitalario general, Heidt descubrió que las imágenes cumplían tres funciones principales: (1) le ayudaban a ella, como enfermera/investigadora, a entablar una estrecha relación con el paciente en muy poco tiempo (2) facilitó la expresión de los sentimientos de los pacientes sobre su papel de enfermos; y (3) le permitió conocer las creencias de los pacientes sobre su propia capacidad para participar en el proceso de curación, una información que es vital para la recuperación, pero que no se obtiene fácilmente a través de las historias clínicas habituales[23].

Según su experiencia, las personas suelen querer contar sus historias a los profesionales sanitarios que muestran interés por ellas. "Parece que quieren, consciente o inconscientemente, que el profesional sanitario entienda cómo 'ven' su propia enfermedad y que el plan de tratamiento se inicie a partir de estas percepciones"[24].

LA IMAGEN EN LA PRÁCTICA DE LA MEDICINA GENERAL: MICHAEL SAMUELS E IRVING DYLE

La realización de investigaciones convincentes sobre la eficacia del uso de la imaginería en la práctica médica general sigue siendo un reto pendiente. En primer lugar, los médicos rara vez están formados como investigadores (el doctorado, y no el máster, es el título de investigador), y los pocos que tienen habilidades de búsqueda han evitado asiduamente el complicado asunto de las interacciones mente/cuerpo. Además, los médicos interesados en las aplicaciones de la imaginería a la práctica clínica están ocupados tratando a pacientes y rara vez disponen de los fondos o la inclinación necesarios para dedicarse a la investigación.

Nunca se ha dispuesto de fondos públicos o de fundaciones privadas que permitieran a los médicos dedicar tiempo y energía a este tipo de estudios. Uno de los mayores impedimentos para comprender el efecto de la imaginación, en sí misma, es que cuando se utiliza la imaginería en una consulta general, rara vez se emplea aislada de otros tipos de medicina, o incluso de otras terapias no quirúrgicas y no farmacológicas, como la biorretroalimentación. Los resultados de la imaginería por sí sola son difíciles de aislar si se quiere que el paciente reciba la mejor atención posible, utilizando todas las modalidades apropiadas.

El fracaso de los médicos a la hora de investigar sobre la imaginación presenta un vacío de credibilidad para la ciencia y para sus colegas, pero no necesariamente para el consumidor de salud. En la actualidad existe una gran cantidad de material sanitario de divulgación escrito por médicos que incluyen instrucciones sobre cómo utilizar la imaginería. Dos médicos modernos, los Ors. Irving Oyle y Michael Samuels, escriben sobre una medicina que incorpora la tradición chamánica. No son los únicos, y es principalmente debido a su asociación con la medicina general, en contraposición a un campo de especialidad, y sus libros accesibles y legibles, que haya elegido su trabajo como ejemplar. Ors. Dean Ornish, Tom Ferguson, Robert Swearingen, Bernard Siegel, Norman Shealy, Carl Simonton, Joe D. Goldstritch, los muchos médicos que han asistido a nuestros talleres y nos han escrito sobre el uso de la imaginería en su práctica médica, y nuestros queridos amigos, los Ors. Larry Dossey, Edmund Tyska y Rafael Toledo: todas estas personas, colectivamente, de forma valiente, están restableciendo el papel de la imaginación, destronado durante mucho tiempo.

Michael Samuels, coautor de *The Well Body Book*, *Seeing with the Mind's Eye* y *Be Well*, proporciona abundante información sobre los aspectos históricos de la imaginería, así como sobre su aplicación. Formado como médico en la Universidad de Nueva York, trabajó en el hospital de San Francisco, en una reserva india hopi, en el sistema de salud pública de un condado y en una clínica holística. Al trabajar con estas poblaciones tan variadas, quedó consternado por la falta de comprensión que la gente tenía de su propio cuerpo. Creía que, con la información adecuada, la gente podría aprender a cuidar de su propia salud. Sin renunciar a los buenos procedimientos médicos, ha optado por utilizar las imágenes como herramienta básica de educación y atención sanitaria.

Samuels hace una distinción importante entre lo que él llama "visualización receptiva" y "programada", y proporciona ejercicios para entrenarse en ambas formas. En esencia, se trata de la misma distinción que yo he hecho entre "imágenes diagnósticas" e "imágenes terapéuticas", y describe las dos formas en que se han utilizado las imágenes en el campo de la salud durante miles de años. La imaginería receptiva implica relajarse, sintonizar y permitir que las imágenes espontáneas sirvan para diagnosticar, mientras que las imágenes programadas representan el componente curativo. Afirma que este último puede formularse a través de la lectura de libros de texto de medicina, biología o ciencias, o incluso a partir de radiografías o pruebas de laboratorio.

Algunas de las sugerencias generales de Samuels para la imaginería curativa son "borrar bacterias o virus, crear nuevas células para sustituir a las envejecidas, suavizar zonas ásperas, enfriar zonas calientes, aliviar zonas doloridas, relajar zonas tensas, drenar zonas hinchadas, liberar la presión de zonas tensas, llevar sangre a zonas que necesitan nutrientes o limpieza, humedecer zonas secas (o secar zonas húmedas), llevar energía a zonas que parecen cansadas"[25].

Las imágenes programadas específicas incluyen las siguientes: para una infección vírica, Samuels sugiere imaginar los virus como pequeños puntos en una pizarra y luego borrarlos. Un hueso roto o un corte pueden imaginarse como un hueco en el que un albañil coloca piedras. Para un dolor de cabeza, sugiere imaginar un agujero en la cabeza cerca del dolor de cabeza y luego exhalar el dolor turbio y fangoso a través del agujero. Para una infección de las trompas de Falopio, aconseja relajar la zona que rodea las trompas, sintiéndola caliente y palpitante de energía, e imaginar las trompas abiertas y drenando, recubiertas de una mucosa rosada y sana[26].

El último ejemplo del trabajo de Samuels se denomina "visualización del estado final". Se trata de visualizar la imagen de algo ya curado, lo que elude los problemas del daño potencial que podría resultar de visualizar el proceso de curación de forma incorrecta. Debemos considerar seriamente esta cuestión: si determinadas imágenes pueden dar lugar a un cambio físico correspondiente, entonces el daño también puede producirse inadvertidamente. (Véase en el Apéndice A un ejemplo de uno de los ejercicios de visualización de Samuels).

Irving Oyle es médico osteópata (D.O.), ejerce como médico de familia desde hace más de veinticinco años y fue director médico del Headlands Healing Service, establecido en Bolinas, California, en 1971. El servicio era un proyecto del Comité de Interacción Iglesia-Mundo del Sínodo de la Iglesia Presbiteriana Unida de Golden Gate. Se concibió no solo como un prototipo de servicio sanitario comunitario experimental para una población mayoritariamente rural, sino también como un lugar en el que se pudieran poner a prueba nuevas técnicas de curación. "La teoría operativa del Headlands Healing Service consistía en abordar el organismo humano a nivel físico, psicológico y psíquico, con la creencia de que, si se hacía correctamente, esto produciría la curación a nivel físico"[27]. Los pacientes atendidos por la clínica eran evaluados por el Dr. Oyle y su equipo de médicos con atención a la metodología científica. Los historiales, según Oyle, están a disposición de los colegas interesados.

Oyle afirma: "Toda curación es mágica. El curandero indio y el curandero occidental tienen un denominador común: la confianza tanto del paciente como del sanador. Ambos deben creer en la magia o no funcionará. Los médicos occidentales hacen marcas secretas en un papel e indican al paciente que lo entregue al oráculo de la farmacia, que haga una ofrenda a cambio de la cual recibirá una poción mágica". Ninguno de los dos, dice, entiende exactamente cómo funciona la medicina, "pero si ambos creen, a menudo lo hace"[28].

Consciente de que la magia adopta muchas formas, Oyle parece haberlo probado todo: exorcismo, el I Ching, sonopuntura (una forma de acupuntura que utiliza un diapasón), poder piramidal, biorretroalimentación, marihuana, etcétera. Ha recurrido a la sabiduría de la filosofía budista, Lao Tzu, Paracelso, Maharishi Mahesh Yogi, los físicos quan tum y Rolling Thunder, el curandero. Sin embargo, Oyle trabaja con la imaginación de forma ancestral. Sus procedimientos son idénticos a las técnicas de incubación del sueño practicadas por los primeros griegos y cristianos, y también al trabajo chamánico. En todos los casos, se invita a los pacientes a un entorno asociado a la curación y se les anima a relajarse y a entrar en un estado alterado de conciencia que se aproxima al sueño, pero no lo alcanza del todo. Durante este estado, aparecen imágenes que transmiten el diagnóstico y, en ocasiones, se asocian a una curación notable. (Véase en el Apéndice B el ejercicio básico de imaginería de Oyle).

Uno de los casos más interesantes de Oyle es el de una mujer a la que llama Lillian, a la que diagnosticaron vaginitis inespecífica, uretritis inespecífica y cistitis crónica, lo que significa que su inflamación pélvica perpetua y de larga duración y su intensa sensación de ardor no tenían causa conocida. Lillian empezó a imaginar un chorro de agua fría que circulaba por su pelvis y cuerdas anudadas que se desataban. Lo que sentía como un bloque de cemento en la parte baja de la espalda se disolvía. Dijo que se sentía mejor; el ardor seguía ahí, pero cubría una zona más pequeña. Entonces, una noche que Lillian estaba practicando sus imágenes en casa, un coyote llamado Wildwood apareció en su mente. Le aconsejó que permaneciera a su lado y observara lo que estaba a punto de ocurrir, y le dijo que lo que viera estaría relacionado con el fuego de su cuerpo. Entonces se sintió sentada junto a una hoguera, en medio de una tribu hostil de indios que la mantenían cautiva. Experimentó el horror de ser brutalmente violada en grupo y asesinada. "En el instante de mi muerte... Me desperté y estaba de nuevo en mi cuerpo, en mi habitación, solo que mi dolor había desaparecido por completo, y no ha vuelto desde entonces"[29]. La paciente de Oyle decidió atribuir su experiencia a una vida pasada, a pesar de que nunca había creído en la reencarnación. Cualquiera que fuera la nación explorativa, su propia imaginación había trabajado poderosamente tanto para diagnosticar como para curar su enfermedad.

Cuando la imaginación funciona de forma tan espectacular para las enfermedades médicas generales, los profesionales impregnados de la tecnología y la medicina modernas y de la psicología del siglo XX suelen sentirse obligados a encontrar una explicación aceptable. O bien deciden que, para empezar, la enfermedad estaba en la cabeza del paciente (es decir, que era histérico o hipocondríaco, o ambas cosas), o bien que alguna energía reprimida (normalmente de naturaleza sexual) se había liberado como resultado de la terapia. Otras tres explicaciones comunes para una recuperación inusual son: (1) los medicamentos por fin surtieron efecto; (2) simplemente era el momento de que desapareciera, y las imágenes fueron una coincidencia; (3) el paciente había sido diagnosticado erróneamente. Los métodos y resultados de Oyle no son infrecuentes entre los hallazgos de los nuevos chamanes/científicos. Cuando nos aferramos a las explicaciones más "racionales" de tales curaciones, hemos perdido de vista nuestras antiguas raíces, y es muy posible que estemos ignorando algunos hechos contemporáneos.

BIORRETROALIMENTACIÓN: ¿EL YO COMO CHAMÁN?

En 1975, apareció un artículo en el *Journal of the American Medical Association* que se refería al "furor terapéutico" que había surgido en torno a un "campo de investigación cuyas aplicaciones clínicas aún son inciertas, pero que ha planteado perspectivas de curación deslumbrantes"[30]. Desde entonces, la biorretroalimentación, el campo en cuestión, se ha convertido en una de las técnicas conductuales más creíbles diseñadas para su aplicación médica. Para trastornos como la migraña y la cefalea tensional, los problemas gastrointestinales, el síndrome de Raynaud, el dolor crónico, para la rehabilitación tras accidentes cerebrovasculares y lesiones, y para la prevención y el alivio de muchos problemas relacionados con el estrés, ya no se considera un procedimiento mental experimental.

Se han publicado resultados alentadores que respaldan el papel de la biorretroalimentación en el tratamiento de muchas otras afecciones, como la artritis, la diabetes, las enfermedades cardiovasculares (especialmente la hipertensión), los trastornos del habla y el tinnitus, por mencionar solamente algunas. La base de la investigación es amplia. La biorretroalimentación está más documentada y estudiada que la mayoría de los protocolos médicos, incluidos los fármacos y los procedimientos quirúrgicos. De todas las técnicas de curación por imágenes mencionadas en este libro, es la única que reembolsan las principales compañías de seguros médicos.

La biorretroalimentación se refiere generalmente a cualquier técnica que utilice la instrucción para proporcionar señales de la función corporal. Como tales, tanto las básculas como los espejos pueden considerarse biorretroalimentación. Normalmente, sin embargo, la biorretroalimentación técnica implica el uso de instrumentos sofisticados que pueden medir con precisión y proporcionar rápidamente información sobre los niveles de actividad de las ondas cerebrales, los disparos musculares, el flujo sanguíneo y la temperatura de la piel, la frecuencia cardiaca, la presión sanguínea, etc. La importancia clínica de la biorretroalimentación radica en que, una vez conocidos el nivel y los de estas funciones, pueden controlarse de forma consciente. Hasta la fecha, existen pruebas de que todas las funciones físicas que pueden medirse de este modo pueden controlarse o regularse en cierta medida. Las implicaciones para la práctica de la medicina son enormes, y solo se ha arañado la superficie del potencial de la biorretroalimentación[31]. Ya debería ser evidente que los seres humanos no tuvieron que esperar a las innovaciones de la tecnología moderna para aprender a alterar su fisiología. Los yoguis y los chamanes llevan haciéndolo desde siempre, pero sólo tras una seria concentración y años de silenciosa concentración interior. Como consecuencia de su disciplina, son capaces de lograr una sintonía exquisita con los acontecimientos internos y de controlarlos. La instrumentación de retroalimentación biológica sólo hace que el proceso sea más eficaz.

Los aspectos clínicos de la biorretroalimentación exigen que la persona aprenda a hacer "algo" con la mente que permita una comunicación consciente con el cuerpo. Este "algo" no se refiere a palabras, sino a imágenes que involucran los diversos sistemas sensoriales y motores (los sistemas visual y auditivo, la cinestesia y el tacto, por ejemplo). Las imágenes, como describiremos en el capítulo 4, son el lenguaje que entiende el cuerpo, sobre todo en lo que respecta al sistema nervioso autónomo o involuntario. Los instrumentos de biorretroalimentación están diseñados para informar al paciente de si la imagen ha tenido o no el efecto deseado, es decir, si ha subido o bajado la temperatura, ha cambiado la tensión muscular o se han alterado las ondas cerebrales. La retroalimentación es fundamental para que se produzca cualquier tipo de aprendizaje. Sin retroalimentación sobre si la performance ha sido correcta o no, nunca aprenderíamos a montar en bicicleta o a resolver un problema de matemáticas, y mucho menos a cambiar conscientemente nuestra fisiología.

La biorretroalimentación implica la curación en los reinos imaginarios, y encaja bien en la rúbrica de curación preverbal utilizando la imaginación. Contiene aspectos del chamanismo: Se llevan a cabo rituales, el sujeto entra en un estado alterado de conciencia, emprende un viaje imaginario y se adentra en un territorio en el que dispone de información curativa. Sin embargo, en el caso de la biorretroalimentación, el viaje es ostensiblemente hacia el interior, y no hacia el mundo superior y el inframundo del chamán.

Sin embargo, a medida que la tecnología entra en el terreno de la curación imaginaria, el chamanismo adquiere una nueva perspectiva. Desde la antigüedad, los que ejercieron su potencial para curar a otros con la imaginación (es decir, la curación transpersonal) fueron unas pocas almas valientes que desafiaron el dolor y el peligro y dedicaron sus vidas a la empresa. Ahora parece que con los nuevos conocimientos sobre el sistema de comunicación cuerpo/ mente y una enseñanza adecuada, como la que prometen los artilugios electrónicos, todos podemos llegar a aprender a entrar en un estado alterado de conciencia a voluntad y ejercitar nuestros propios mecanismos de curación. El chamanismo, tal como se ha practicado en la forma tradicional de curación, puede quedar obsoleto después de 20000 años.

No todo el mundo responde bien a la terapia de biorretroalimentación, y un examen de las razones de esos fracasos apunta a problemas humanos, no tecnológicos. Las mejores tasas de éxito en todos los diagnósticos se sitúan en torno al sesenta por ciento. Las clínicas y laboratorios que obtienen estos resultados suelen utilizar personal clínico bien formado y una combinación de biorretroalimentación, educación del paciente y meditación. No basta con conectar a alguien a una máquina. Al igual que el chamán, el terapeuta o clínico debe haber viajado por sus propios paisajes imaginarios para poder enseñar la ruta que no tiene palabras.

Al examinar las características de las personas que no responden a la biorretroalimentación, nos encontramos con algunos hallazgos comunes. La biorretroalimentación requiere la participación constante de personas muy motivadas, capaces y dispuestas a dedicar tiempo y esfuerzo a su propia salud.

No es fácil ni barato. Requiere creer que funcionará y confiar en el profesional. Más allá de estas cuestiones motivacionales, la capacidad para aprender a regular conscientemente la fisiología parece variar en la población como cualquier otro rasgo humano, con algunas personas naturalmente muy capaces y otras que tienen dificultades extremas para realizar la tarea.

En un estudio reciente, intentamos identificar la base de las diferencias individuales en el aprendizaje de la biorretroalimentación, y parecía ser la capacidad de utilizar la imaginación[32]. Aquellos individuos que eran incapaces de fantasear, que rara vez recordaban sus sueños y que no se consideraban especialmente creativos, tenían más dificultades para aprender la respuesta de biorretroalimentación. Estos hallazgos fueron incidentales al propósito del estudio, que era comparar la biorretroalimentación con las modalidades habituales de fisioterapia, utilizando un grupo de mujeres diagnosticadas con artritis reumatoide. La biorretroalimentación se utilizó principalmente para entrenar a estas mujeres a relajarse. El grupo de biorretroalimentación obtuvo buenos resultados en medidas relacionadas con la disminución del dolor, la ansiedad y los problemas de sueño. Los resultados más alentadores procedían de un análisis de sangre utilizado para medir la actividad de la enfermedad, denominado velocidad de sedimentación. Al final del estudio, todos los análisis de sangre de los sujetos sometidos a biorretroalimentación habían vuelto a niveles normales y no enfermos.

Los mejores resultados, sin embargo, los obtuvieron las mujeres que fueron capaces de utilizar su imaginación, sobre todo en lo que respecta a la imagen del resultado de salud deseado. Esto, así como los resultados del campo en general, apunta a la conclusión de que la función de la retroalimentación biológica es en realidad enseñar a la imaginación, siendo el resultado la comunicación con los sistemas corporales a través de los caminos imaginarios. A continuación, se presentan técnicas para trabajar directamente con la modalidad de imaginería.

LA IMAGINERÍA COMO HERRAMIENTA DIAGNÓSTICA Y TERAPÉUTICA

El Dr. G. Frank Lawlis y yo hemos investigado y practicado la imaginería en diversos entornos sanitarios durante la última década. La imaginería, tal y como nosotros la utilizamos, combina la comprensión del siglo XX sobre la salud y la relajación con antiguas técnicas chamánicas. Llamamos a nuestra técnica "imágenes cuerpo-mente". Se ha validado en pacientes con dolor crónico, artritis reumatoide, cáncer, diabetes, traumatismos ortopédicos graves, lesiones por quemaduras, alcoholismo y trastornos relacionados con el estrés, como cefaleas migrañosas e hipertensión, y durante el parto. El trabajo se ha publicado en revistas profesionales, se ha presentado en foros profesionales y ha servido de tema para numerosas tesis doctorales inéditas. La base de investigación, junto con el énfasis en la fisiología, distingue la imaginería cuerpo-mente de otros enfoques. Se desarrolló a partir de la creencia de que las técnicas chamánicas que tan bien han servido al mundo como medicina desde el principio de la historia no debían descartarse, sino mejorarse.

A continuación, se ofrecen directrices generales para el uso de la imaginería tanto en el diagnóstico como en la terapia y se tratará la aplicación de la imaginería cuerpo-mente como ensayo mental[33].

PREPARACIÓN PARA EL USO DE LA IMAGINERÍA COMO HERRAMIENTA CURATIVA

Aconsejamos al futuro profesional de la imaginería (tanto al paciente como al terapeuta) que empiece por adquirir unos conocimientos sólidos sobre el funcionamiento del cuerpo y por recopilar información sobre el problema de salud que le preocupa. La fisiología, la neuroanatomía y la anatomía macroscópica pueden aprenderse con la ayuda de una serie de libros de autoayuda disponibles en el mercado, y la información médica está disponible en libros de texto y en revistas médicas. Éstas son bastante comprensibles, una vez que se entiende la jerga y el formato. Las librerías están llenas de materiales relacionados con la salud, y las fundaciones (como los grupos de apoyo para enfermedades graves) son generosas con su información.

Es importante estar al día de los métodos de tratamiento e investigar a fondo cualquier tratamiento que pueda estar en marcha. De este modo se garantiza que el paciente sea un participante informado y dispuesto, capaz de tomar decisiones por sí mismo. Los medicamentos pueden comprobarse en términos de implicaciones terapéuticas y posibles problemas de uso en la consulta del médico. ¿Es eficaz el medicamento? Se trata de una pregunta difícil que requiere mucha investigación, más allá de las afirmaciones de los vendedores de medicamentos, para llegar al material real de los ensayos científicos. Hay que ser cauteloso en este punto; los ensayos de fármacos están pagados por las empresas que los fabrican y, aunque la mayoría afirma ser escrupulosa, ha habido problemas. Es útil que los pacientes aprendan algo, por sencillo que sea, sobre cómo funcionan las pastillas y, si se va a realizar una intervención quirúrgica, cómo se supone que curará el problema. Toda esta información contribuye de forma significativa a la formación de la imagen y tiene por objeto reforzar ese sistema de creencias tan importante, no acosar al médico.

Para el terapeuta, comprender las dimensiones de las enfermedades de sus pacientes es crucial para la aplicación de la imaginería. El paciente de cáncer se enfrenta a circunstancias vitales únicas en comparación con la persona con infarto de miocardio, y las investigaciones actuales indican que pueden haber tenido diferentes tipos de personalidades antes de su diagnóstico.

El conocimiento de las probabilidades de supervivencia y la propensión a la recuperación guían la interacción terapéutica. Cuando la balanza no está a favor, la lucha debe ser más dura, pero no necesariamente vista con más desesperanza. La programación de la imagen debe ser realista en este sentido. Hay cosas que los cuerpos y las mentes no saben curar todavía, y que la medicina moderna tampoco puede ayudar, como las lesiones de la médula espinal o el deterioro progresivo e irreversible de órganos importantes que no pueden sustituirse con ningún grado de éxito. Sin embargo, lo más frecuente es que se desaproveche el potencial de recuperación de las principales enfermedades. Aproximadamente un tercio o más de todos los enfermos de cáncer, artríticos reumatoides, por no hablar de los que padecen plagas como úlceras, asma e incluso esquizofrenia, sufrirán remisiones. La esperanza y la creencia en convertirse en una de las estadísticas sanitarias positivas despiertan la imaginación.

La información más útil sobre la enfermedad procede de personas a las que se les ha diagnosticado una enfermedad y pueden explicar cómo la han superado o cómo han aprendido a vivir una vida plena a pesar de ella. Les preguntamos especialmente por los detalles de la curación real: cómo se sintió y qué sensaciones, pensamientos o comportamientos acompañaron o precedieron al proceso de curación. Mis pacientes me han contado cosas fascinantes a este respecto, normalmente relacionadas con una actividad mental especial.

Recuerdo el caso de un joven que estaba trabajando en un andamio cuando una grúa chocó contra él y le hizo caer dos pisos. Casi se corta el brazo, se rompe las dos rodillas, sufre múltiples fracturas y se lesiona la espalda. No había ninguna razón lógica para que sobreviviera, salvo que es mentalmente duro como una roca. Cuando le pregunté cómo lo había hecho, me dijo que sabía que tenía que mantener los ojos abiertos, porque si quedaba inconsciente, no volvería a despertarse. Permaneció despierto durante toda la prueba, viendo cómo la sangre y la "sustancia blanca" salían de su brazo, consciente del dolor y sin entrar en estado de shock. Se concentró en su respiración, aguantando la respiración todo lo que podía y luego respirando superficialmente. Un compañero de la construcción le ayudó a salvar el brazo aplicando presión en los lugares adecuados. Después de horas y horas de cuidadosa cirugía, se logró reimplantarlo y ahora es funcional. Sigue luchando contra la anestesia general y cualquier otra situación en la que pueda perder el autocontrol que le ayudó a salir adelante. Contiene la respiración y se prepara para la próxima crisis vital, pero está vivo.

Las historias de recuperación espectacular e inesperada suelen incluir una descripción de calor extremo, hormigueo, entumecimiento o picor en la zona de la enfermedad, todo ello compatible con una respuesta inmunitaria reforzada. A veces, el primer indicio de que una enfermedad está desapareciendo aparece en un sueño o en un estado de ensoñación. Se describe una especie de "conocimiento" que acompaña a un tratamiento exitoso (y aquí utilizo la palabra "tratamiento" para incluir procedimientos no médicos como la experiencia religiosa, las vitaminas, el ejercicio y la meditación). A menudo se dice que el tratamiento conduce a una sensación de calma, calidez difusa y confort a medida que se libera la enfermedad. Las personas describen imágenes de estar llenas de luz blanca, o de ver un globo incandescente cernirse sobre sus cuerpos justo antes de tener la sensación de estar curadas. Los pacientes que se recuperan rápidamente de una intervención quirúrgica suelen decir que han realizado un importante trabajo mental mientras estaban en la cama, ayudando al proceso de curación con su imaginación. Por ejemplo, una enfermera que se lesionó en las pistas de esquí se imaginó que sus fracturas se unían con hueso nuevo, e incluso se sorprendió a sí misma de su ritmo de recuperación.

Cuando los pacientes cuentan sus historias y describen sus imágenes, normalmente incluyen más información sobre cómo es estar enfermo que sobre cómo se curaron o consiguieron mantenerse con vida. Esto nos ancla en el mundo del dolor, el miedo y la incertidumbre, pero más allá de un punto, se vuelve improductivo en lo que respecta a aprender a crear imágenes positivas para la salud.

LA IMAGINACIÓN COMO DIAGNÓSTICO

A lo largo de la historia de la medicina, incluidas las tradiciones curativas chamánicas, la tradición griega de Asdepio, Aristóteles y las cajas de Hipona, y los curanderos populares y religiosos, se ha utilizado la imaginación para diagnosticar enfermedades. Nuestros procedimientos de imaginería siguen esa pauta.

En primer lugar, es necesario aprender a relajarse profundamente de antemano para que las respuestas motoras, los pensamientos y los estímulos externos no compitan con la producción de imágenes. El método Jacobsen de relajación (tensar y relajar cada músculo) es notablemente ineficaz para la producción de imágenes. (El guion de relajación que utilizo aparece en el Apéndice C.) Cualquier tipo de relajación es válida, siempre que no dure más de veinte minutos y no esté demasiado llena de palabras; demasiado contenido verbal mantiene al cerebro izquierdo compitiendo activamente por la atención. Todas las tradiciones curativas emplean este primer paso crítico, algunas con más ritual que otras.

El entorno es importante: al igual que el ritual, debe estar diseñado para aumentar la confianza, no la ansiedad. A menudo, el entorno es el de un hospital, una clínica o un laboratorio de biorretroalimentación. Estos lugares son los santuarios de curación de la civilización moderna, y tienden a tener poder y expectación asociados a ellos. En algunos casos, recomiendo buscar un lugar de curación natural, un lugar de poder, como dirían los curanderos indios: la paz del desierto o el fermento purificador del océano o el aire enrarecido y la belleza de las montañas. Pasar varias horas o días en contemplación silenciosa, utilizar fuego, velas o cristales para intensificar la concentración, escuchar tambores o música especial... son formas que tiene el ser humano de llegar a las profundidades de la conciencia. Las imágenes importantes para la salud parecen surgir cerca del punto de sueño, pero también durante el estado de ensoñación. (En el Apéndice D figura un guion para realizar un viaje mental con el fin de identificar los componentes de la enfermedad e identificar las defensas personales).

EVALUACIÓN DE LAS IMÁGENES

En este punto, el objetivo del terapeuta es crear un lienzo sobre el que se pueda dibujar el conocimiento íntimo de la enfermedad, pero no programar ni sugerir imágenes. La terapia se basa en las corazonadas iniciales, las emociones, la fuerza que se da a la enfermedad y las defensas que se oponen a ella.

Dado que se trata de imágenes preverbales, la evaluación se facilita eliminando las palabras en la medida de lo posible en la interacción terapéutica. Para ello, pedimos a los pacientes que dibujen los tres componentes principales de las imágenes: la enfermedad, el tratamiento y las defensas. A continuación, las imágenes se examinan y evalúan de las siguientes maneras:

1. Las imágenes de la enfermedad se evalúan en función de la intensidad de la imagen, su fuerza (o debilidad) y su capacidad para persistir;
2. Las imágenes del tratamiento se examinan para determinar la intensidad y la eficacia del mecanismo de curación; y
3. La imaginería de las defensas personales se evalúa en función de la viveza de su descripción y la eficacia de su acción.

La coherencia general de los tres componentes, lo bien integrada que esté la historia y el grado de simbolismo también han demostrado ser importantes. Las imágenes más simbólicas, en contraposición a las realistas o anatómicamente correctas, son mejores predictores de buenos resultados de salud[34].

Algunas preguntas que se pueden hacer a las imágenes podrían ser: ¿Qué tal está la enfermedad? ¿Se niega la gravedad de la enfermedad? ¿Son las imágenes coherentes con los hechos médicos? ¿Quién está ganando: la enfermedad, el tratamiento o las defensas del huésped? ¿Quién o qué cree esta persona que podría ser el responsable último de cualquier curación que se produzca? ¿Hasta qué punto son las imágenes indicativas de un buen resultado? Cuando no se utilizan pruebas estadísticas, las respuestas requieren sentido común y un conocimiento de la importancia y el significado que la persona atribuye a las imágenes.

El uso de imágenes del estado de ensueño o sueño para diagnosticar dolencias siempre ha requerido sabiduría chamánica. En los capítulos 1 y 2, se dieron muchos ejemplos de las formas en que las imágenes fueron inducidas y utilizadas para diagnosticar a lo largo de la historia de la medicina. Sin embargo, por lo general, el diagnóstico iba más allá de la mera evaluación de los aspectos físicos de la enfermedad. El diagnóstico abarcaba, además, la comprensión de la enfermedad en un contexto tanto cultural como individual, la determinación de por qué la persona había perdido "poder" y había permitido la entrada de la enfermedad en primer lugar, y la búsqueda de crisis espirituales. Hemos intentado combinar estos aspectos fundamentales de la curación chamánica con los conceptos actuales de salud.

Por ejemplo, tras considerar las imágenes de diagnóstico, se puede abordar el significado tanto de la enfermedad como de los símbolos utilizados para describirla y las defensas contra ella. Las enfermedades han adquirido un significado cultural idiosincrásico y son la respuesta única de cada persona a su estilo de vida. Nos preguntamos qué puede haber hecho que la vida pierda sentido, qué situaciones se dieron que estresaron a la persona más allá de sus límites (es decir, por qué perdió "poder"), y buscamos una interpretación de los problemas dentro del sistema espiritual de creencias del paciente. La enfermedad, especialmente las enfermedades graves, provoca más reflexión sobre el significado y el propósito de la vida que cualquier otro acontecimiento, y merece ser explorada en ese sentido.

Se trata de omisiones significativas en la práctica de la medicina actual.

IMÁGENES COMO TERAPIA

La discusión de las imágenes de diagnóstico sirve como inicio del procedimiento terapéutico. Puede ser una experiencia muy esclarecedora para comprender el significado de la enfermedad desde la perspectiva del paciente. Las imágenes del tratamiento, por ejemplo, pueden ser muy incorrectas o simplemente borrosas. La idea de las defensas personales puede ser nueva y requerir educación sobre su naturaleza. Las imágenes deben estar en consonancia con los hechos, aunque estos estén simbolizados. Una paciente con artritis reumatoide había leído sobre pacientes con cáncer que imaginaban a sus glóbulos blancos como caballeros blancos. Decidió que eso también sería bueno para ella y empezó a imaginarse batallones enteros para acabar con su artritis. La artritis reumatoide, un trastorno autoinmune, empeoraría significativamente con glóbulos blancos hiperactivos como los que ella había imaginado. Las personas con diabetes a menudo se imaginan que su problema es la hiperglucemia e imaginan que se solucionaría si el azúcar en sangre se fuera. En realidad, su principal problema es que el mecanismo para transportar el azúcar a las células y metabolizarlo como alimento es deficiente, por lo que permanece en el torrente sanguíneo. Por lo tanto, la educación sobre la enfermedad encaja perfectamente en esta fase de la formación de imágenes. Conocer la enfermedad es a menudo el principio de la curación. Las imágenes de los libros de texto, revistas, anuncios de medicamentos y modelos anatómicos son útiles, y he encontrado algunos artistas que son capaces de traducir el material difícil en dibujos sencillos que conducen a la formación de imágenes.

Tras esta exploración, se dan sugerencias sobre cómo renovar las imágenes para que se ajusten a lo que se sabe sobre el cuerpo humano y, a continuación, sobre cómo crear una situación imaginaria en la que la enfermedad se libere mediante un tratamiento y un mecanismo natural. Las personas que utilizan la imaginación para alcanzar con éxito la salud dedican una considerable energía mental a este proceso.

Se lo toman en serio, dedicando al menos treinta minutos al día exclusivamente a la curación mental. Siempre, la relajación debe ser lo primero, seguida del trabajo de la imagen. La mayoría de las personas experimentan sensaciones definidas en cualquier área en la que se estén concentrando. Se "prueban" imágenes hasta que encuentran las que encajan, y describen cambios espontáneos en las imágenes, que a menudo predicen cambios físicos importantes. Imaginan mientras hacen *footing* y mientras esperan en los semáforos.

El tipo de imaginería que acabo de describir altera el funcionamiento del cuerpo y cambia las actitudes por todas las razones que se expondrán en los capítulos 4 a 6. Apela a la sensación de tomar las riendas y controlar la fisiología. Solo pudo concebirse tras los brillantes descubrimientos de la ciencia y la medicina contemporáneas y, al mismo tiempo, se ve obstaculizada por nuestra incapacidad para comprender los detalles de lo que desencadena que el cuerpo se cure a sí mismo. Sin embargo, puede decirse que la imaginería que tiene en cuenta lo que se sabe sobre fisiología se convierte en un ritual que incorpora los valores de una época moderna.

LA IMAGINERÍA COMO ENSAYO MENTAL

La idea de ensayar mentalmente acontecimientos dolorosos o cargados de ansiedad es uno de los usos más aceptables de la imaginería en la práctica sanitaria moderna. Como ya se ha comentado, constituye la base de los métodos de parto natural. El ensayo mental también puede atribuirse el mérito de los efectos positivos sobre la salud observados en pacientes cuya educación incluye viajes imaginarios a través de temibles procedimientos de diagnóstico y tratamiento.

Los efectos físicos del ensayo mental han sido bien documentados en atletas, en particular. Kiester describe cómo el corredor James Robinson ensayó mentalmente cada fracción de segundo de los 800 metros que correría en los Juegos Olímpicos, hasta "el silbido de su respiración y el crujido bajo sus pies"[35], con la esperanza de que significara la diferencia entre el primer y el segundo puesto. Robert Nideffer, psicólogo deportivo en el campo de entrenamiento olímpico, aconsejaba no solo utilizar la imaginación y la visualización, sino estar en contacto con los sentimientos y las emociones y ensayar mentalmente cada fracción de segundo en "tiempo real". El campeón mundial de buceo Greg Louganis visualiza sus inmersiones y coordina cada uno de sus movimientos con música, repasando las señales cinestésicas y visuales. Dennis Golden, presidente del Comité Científico Deportivo de Buceo, muestra a sus buceadores cintas de vídeo una y otra vez, hasta que la visualización se convierte en algo natural.

Los beneficios de las técnicas de imaginería descritas son muchos. Los atletas aprenden a superar ansiedades y dudas sobre sí mismos y, de hecho, realizan un sutil entrenamiento muscular que facilita la coordinación y el máximo rendimiento. Además, se entrenan para funcionar de forma automática e insensibilizarse a las emociones y otras distracciones que podrían inhibir su rendimiento.

Las personas cuyos cuerpos están siendo desafiados por la enfermedad y el tratamiento bien podrían compararse con los atletas que se enfrentan a una petición de campeonato. Tendrán que hacer uso de todos los recursos físicos y mentales que puedan reunir. Por lo general, el dolor se complica considerablemente y se ve exacerbado por la ansiedad. Se necesita valor, fortaleza y capacidad para enfrentarse a lo desconocido. En ningún lugar es esto más evidente que en la unidad de quemados.

Durante los últimos tres años, Cornelia Kenner y yo hemos estudiado el efecto de las imágenes utilizadas como ensayo mental en pacientes con quemaduras graves[36]. Durante e inmediatamente después de la quemadura, tendían a disociarse mentalmente, afirmando a menudo que sus mentes rebotaban hacia el techo, lo que les permitía ver desapasionadamente lo que ocurría debajo. Lo que la mayoría recuerda como prácticamente insoportable es el tratamiento, no la quemadura en sí. En la unidad de quemados donde realizamos la investigación, el tratamiento consistía en ir a los tanques o a las duchas al menos una vez al día para que les quitaran o desbridaran la piel desvitalizada. Por lo general, esto se hacía sin analgésicos, para que los pacientes no estuvieran aturdidos y pudieran ir y volver de los procedimientos. A veces duraba meses, dependiendo del tamaño de la pompa. A menudo se describía como una sensación de ser despellejado vivo.

Antes de iniciar el estudio, seguimos a muchos pacientes durante su tratamiento, controlamos su fisiología y hablamos con ellos sobre sus experiencias. Observamos que la temperatura de las manos y los pies descendía veinte grados en los cinco minutos siguientes a oír el carro de instrumental en el pasillo. (El carro lo empujaba un técnico o una enfermera y contenía los instrumentos para cortar los vendajes. Este era el primer paso del proceso de desbridamiento). Este descenso de la temperatura indica una grave respuesta de huida o lucha, o una rápida activación del sistema nervioso simpático (véase el Capítulo 4). Además, la presión sanguínea, la respiración y la frecuencia cardíaca aumentaron significativamente.

Después de retirarles las vendas viejas (un procedimiento doloroso, ya que se adhieren a la piel), todos, excepto los más graves y los quemados recientes, tuvieron que caminar por el pasillo hasta los tanques y las duchas. Muchos de los pacientes tenían el 50% o más de su cuerpo encogido, por lo que el paseo en sí era difícil, pero necesario, ya que pueden producirse problemas significativos de coágulos sanguíneos cuando las personas permanecen en cama durante largos periodos. Después de entrar en el agua, los pacientes se restregaban con cepillos ásperos y se les retiraban grandes trozos de piel con pinzas. Cuando los pacientes volvían a sus camas, a menudo tenían que esperar sin ropa y al descubierto entre quince minutos y una hora mientras los médicos, estudiantes de medicina, fisioterapeutas, trabajadores sociales, etc., hacían sus rondas. La respuesta natural del cuerpo en una situación así es tiritar intensamente para recuperar el calor. Ni que decir tiene de las indignidades sufridas en estas salas abiertas. Pero existía el factor secundario de no saber qué nuevo tratamiento se recomendaría durante las rondas: injertos, amputaciones, cirugía plástica o un programa intensificado de fisioterapia dolorosa eran posibles.

Después de las rondas llegaba un momento de tranquilidad, cuando se les untaba crema antibiótica calmante en el vientre y se les ponían vendas frescas.

Los pacientes se enfrentaban a la situación de dolor más aguda imaginable. Además, el nivel de miedo era comprensiblemente intenso y no remitía. El Instituto de Enfermería del Instituto Nacional de Salud, en Washington, D.C., aceptó nuestra propuesta de desarrollar métodos de control del dolor y la ansiedad que pudieran ser aplicados posteriormente por otros equipos de enfermería en unidades de quemados. Recibimos financiación durante tres años. Durante ese tiempo, probamos tres métodos de control del dolor y la ansiedad y los comparamos con un grupo de control sin tratamiento (para asegurarnos de que la atención no fuera un factor en los resultados obtenidos). Los métodos elegidos fueron: (1) relajación; (2) una combinación de relajación e imaginería; y (3) un programa combinado de relajación, imaginería y biorretroalimentación. Dado que la combinación de relajación e imaginería fue la más exitosa y la más importante para el tema de este escrito, me centraré principalmente en ella.

Se estudiaron 149 pacientes en los cuatro grupos. El porcentaje medio de edad de la superficie corporal quemada fue del 25%. La mayoría presentaba quemaduras mixtas de segundo y tercer grado. Las medidas que elegimos para determinar el éxito de los métodos incluían las constantes vitales (frecuencia cardiaca, respiración y presión arterial segura), la estimación del dolor por parte de los propios pacientes, una medida estandarizada de la ansiedad, las cantidades de analgésicos, tranquilizantes y somníferos que necesitaban, la tensión muscular (registros EMG) y la temperatura periférica (otra medida de la ansiedad).

Los pacientes fueron asignados a grupos y, a continuación, se les entrenó en uno de los tres regímenes de tratamiento o, si estaban asignados al grupo de control, simplemente se les observó y se midieron sus respuestas. Todos los pacientes recibieron solo tres sesiones de formación, porque había que actuar con rapidez antes de que se prescribiera el procedimiento de desbridamiento (normalmente unos días después de la quemadura). A continuación, antes del desbridamiento, se administraba el régimen de tratamiento.

De nuevo, la intención era reducir parte del complejo dolor/ansiedad antes, durante y después del desbridamiento.

Ni el grupo de control ni el de relajación mostraron beneficio alguno. Los otros dos grupos se beneficiaron según las medidas de ansiedad y dolor reducidos, pero la adición de la biorretroalimentación no fue especialmente útil y, en algunas medidas, la combinación de relajación e imaginación fue mejor. Por ejemplo, el grupo que recibió relajación e imaginería tenía menos tensión muscular y necesitó significativamente menos analgésicos y sedantes que el grupo al que se le añadió biorretroalimentación. Interpretamos esto como que, durante los estados de dolor agudo, no es tan importante entrar en contacto con las funciones corporales y controlarlas (el propósito de la biorretroalimentación), sino aprender técnicas mentales para afrontar las situaciones estresantes.

La imaginería utilizada pretendía ser un ensayo mental para los procedimientos de desbridamiento, que informara, insensibilizara, redujera la ansiedad y proporcionara sugerencias útiles sobre cómo relajarse y utilizar la mente para escapar de los momentos difíciles. Toda la información se grabó con mi voz y fue administrada por técnicos de investigación, que también recogieron los datos. (El guión utilizado figura en el Apéndice E.).

Este complejo estudio, con varios grupos y muchas medidas, puede resumirse sucintamente. Demostró la eficacia de los métodos conductuales en el tratamiento del dolor agudo y la ansiedad, siendo el ensayo mental o imaginería el más exitoso. En muchos sentidos, los resultados fueron sorprendentemente buenos, dadas las circunstancias. Nuestros técnicos de investigación no estaban formados como terapeutas, la rotación de personal era considerable debido al estrés de trabajar en la unidad de vagabundos y el diseño de la investigación prohibía adaptar el tratamiento a las necesidades especiales de cada individuo. Además, las grabaciones eran el modo principal de terapia, y cabría esperar que fueran inferiores a la inducción personal. Sin embargo, gracias a esta orientación mínima, los pacientes pudieron reducir significativamente su malestar, otro triunfo de la psique humana.

CONCLUSIÓN

En resumen, la curación con los dones de la imaginación, que durante mucho tiempo fue competencia del chamán, ha tomado una nueva y extraordinaria dirección. Ya no se considera que estos talentos sean territorio exclusivo de unos pocos privilegiados; ahora son accesibles a todos en función de los avances de la ciencia, la tecnología y las innovaciones en la práctica médica.

El elemento común de cada una de las técnicas analizadas en este capítulo es la participación activa del paciente. En el entorno sanitario moderno, el paciente también se convierte en sanador, mientras que el chamán asume el papel de maestro.

Las técnicas que incorporan tanto la ciencia como el chamanismo no requieren ni niegan los supuestos del modo transpersonal de curación con la imaginación; es decir, el supuesto de que la conciencia de una persona puede afectar positivamente a la salud de otra a través de canales desconocidos de transferencia de información. Tampoco es necesario adscribirse a una interpretación espiritual de cómo se produce la curación para que estas técnicas funcionen. Los mecanismos explicativos (como los que se describen en los capítulos siguientes) subestiman el concepto preverbal de curación imaginaria.

A pesar de las diferencias críticas entre los supuestos básicos que subyacen a la práctica chamánica tradicional y las técnicas del chamán/científico, existen similitudes. Tanto el chamán como el chamán/científico se basan en elementos comunes para crear salud: una atmósfera de confianza y expectación, una comprensión del significado de la enfermedad tanto en el ámbito social como en el personal, y el uso de rituales y símbolos sancionados culturalmente. (Lo que se ha perdido en cuanto al misterio del poder curativo del chamán (y el misterio tiene poder) se ha recuperado sin duda con la incorporación del conocimiento científico.

Debo añadir un último recordatorio sobre este tema: A lo largo de este libro me he centrado solamente en un aspecto circunscrito del trabajo chamánico: la curación con la imaginación. Los chamanes utilizan otros métodos de curación y a menudo actúan como líderes políticos, económicos y espirituales. Los datos que apoyan el trabajo del chamán/científico en el ámbito de la salud, aunque quizá sean relevantes, no se refieren en absoluto a estas funciones adicionales.

IV

CIENCIA COMO IMAGINACIÓN: FISIOLOGÍA Y BIOQUÍMICA

El cerebro es un telar encantado, que teje un patrón en disolución, en cierto modo un patrón significativo, aunque nunca permanente, una armonía cambiante de subpatrones.

C. S. SHERRINGTON, 1940

UNA vez analizadas las formas que ha adoptado la curación con la imaginación en el pasado y en el presente, en la siguiente sección del libro presentaré las pruebas científicas de cómo podría funcionar. Oaude Bernard, el renombrado fundador de la medicina experimental, aconsejaba que el estudio apropiado de la fisiología consistía en tomar las complejas manifestaciones del organismo, reducirlas a propiedades simples y luego reconstruir el todo uniendo las "relaciones elementales". Siguiendo su consejo, en este capítulo repasaré brevemente los aspectos psicofisiológicos de la imaginería, y luego describiré la estructura y función del sistema nervioso central (SNC) en su relación con la tesis que nos ocupa, es decir, el papel de la imaginación en la salud. A continuación, se trazarán las relaciones entre los componentes del SNC. Por último, se utilizará el modelo holográfico de la función cerebral propuesto por Karl Pribram para explicar lo que queda cuando la función del todo no puede explicarse sumando las partes.

IMAGINAR HACE QUE SUCEDA

La propuesta inicial es que las imágenes afectan a las reacciones físicas directa e indirectamente y, a su vez, se ven afectadas por esas reacciones.

Las imágenes pueden afectar a cualquier sistema sensorial, pero también pueden producirse en ausencia de la estimulación externa adecuada (por ejemplo, ondas de luz, ondas sonoras, moléculas de olor). Se cree que las imágenes generan estados de respuesta interna similares, aunque no necesariamente idénticos, a los de los estímulos reales. Por ejemplo, durante las experiencias de visualización, normalmente se activa el córtex visual, pero las vías visuales más periféricas, como la pupila, pueden estar implicadas o no. Algunos investigadores sugieren incluso que la imagen se codifica de forma especial y trasciende la mayoría de las vías sensoriales[1].

FISIOLOGÍA

CORRELATOS FISIOLÓGICOS DE LA IMAGEN

Las personas que experimentan imágenes muy intensas pueden tener respuestas fisiológicas completas. Estos "eidetikers", como se les llama, son capaces de recordar acontecimientos pasados con todo lujo de detalles, como si sus bancos de memoria no estuvieran enturbiados por el tiempo o los sentimientos. Uno de los casos más famosos, descrito por Alexander Luria, fue el de un hombre capaz de aumentar su ritmo cardíaco imaginándose que corría, y que podía alterar el tamaño de sus pupilas y manipular su reflejo coclear imaginando imágenes y sonidos[2].

En 1929, Jacobsen demostró que, si uno piensa intensamente en un movimiento corporal concreto, se activan las neuronas motoras apropiadas. Sin duda, la frecuencia de disparo es extremadamente baja y la actividad muscular sólo es perceptible con instrumentos de registro sensibles. Sin embargo, pensar en golpear un palo de golf hace que los músculos se activen. El swing se ensaya y perfecciona precisamente de esta manera, una práctica bien establecida entre los atletas profesionales. Imaginar que se come un limón, o simplemente pensar en aumentar la cantidad de saliva, tiene un efecto directo sobre la producción de las glándulas salivales[3].

La imaginería sexual y fóbica intensiva va acompañada de cambios fisiológicos drásticos[4]. La visualización de estímulos nocivos se ha asociado con la excitación fisiológica, medida por la frecuencia cardiaca, la tensión muscular y los niveles de resistencia de la piel[5]. En uno de los primeros estudios realizados en este campo, se pidió a los sujetos que visualizaran cómo levantaban distintos pesos. La tensión muscular aumentaba en función del peso sugerido por el experimentador, y las imágenes muy vívidas se relacionaban con una mayor tensión muscular[6]. Los trabajos de Barber sugieren que las imágenes pueden provocar cambios en la glucosa sanguínea, la actividad gastrointestinal y la formación de ampollas[7]. Las investigaciones pioneras de Schneider y Smith y sus colegas, y Hall han determinado que la imagen también es capaz de controlar aspectos del sistema inmunitario[8].

Imaginarse a uno mismo en una escena agradable y no amenazadora es un método muy utilizado para ralentizar el latido del corazón, reducir la tensión arterial y, en general, conseguir un equilibrio homeostático. La desensibilización, un método popular para tratar miedos y ansiedades significativos y mal adaptados, se basa en el uso de imágenes en este sentido: Los sucesos desagradables se imaginan durante la relajación profunda, condicionando así esos pensamientos a un estado de calma y "desaprendiendo" la asociación entre ellos y un alto nivel de excitación fisiológica. Se cree que la desensibilización funciona porque, en teoría, no es posible sentir miedo o ansiedad mientras se está físicamente relajado. Los cientos de informes sobre esta técnica la convierten en uno de los enfoques terapéuticos más ampliamente probados y documentados, y en un testimonio del papel de la imaginación en la determinación del comportamiento[9].

Otros hallazgos importantes para comprender cómo las imágenes están intrínsecamente implicadas en el comportamiento, las actitudes y el cambio físico son los de Jordan y Lenington. Demostraron que las imágenes intensivas de recuerdos negativos de la infancia van acompañadas de cambios en la frecuencia cardíaca, la respuesta galvánica de la piel, la respiración y el movimiento ocular[10]. Gary Schwartz y sus colegas descubrieron que las imágenes asociadas a la tristeza, la ira y el miedo podían diferenciarse por los cambios cardiovasculares[11].

En conjunto, los estudios demuestran que las imágenes tienen un efecto directo en el cuerpo. El efecto de la imagen se ha observado no sólo en el sistema musculoesquelético, sino también en el sistema nervioso autónomo o involuntario. Algunos de los cambios evocados por la imagen (frecuencia cardíaca, cambios musculares) podrían atribuirse a maniobras respiratorias o esqueléticas normalmente susceptibles de control consciente. Otras respuestas, como el aumento de la salivación, los cambios en el sistema inmunitario, los cambios cutáneos y vasculares, parecen ser provocados directamente por la imagen a través del sistema nervioso autónomo.

Los resultados generales de la investigación sobre imágenes y fisiología son los siguientes:

1. Las imágenes se relacionan con estados fisiológicos;
2. Las imágenes pueden preceder o seguir a los cambios fisiológicos, lo que indica un papel tanto causal como reactivo;
3. Las imágenes pueden ser inducidas por comportamientos conscientes y deliberados, así como por actos subconscientes (estimulación eléctrica del cerebro, ensueño, ensoñación, etc.);

4. Las imágenes pueden considerarse como el puente hipotético entre el procesamiento consciente de la información y el cambio fisiológico;

5. Las imágenes pueden influir tanto en el sistema nervioso voluntario (periférico) como en el involuntario (autónomo).

VISIÓN GENERAL DEL SISTEMA NERVIOSO

Nuestros conocimientos sobre el funcionamiento del cerebro humano proceden fundamentalmente del estudio de cerebros dañados: cerebros afectados por tumores o derrames cerebrales, o cerebros que han sufrido disparos, cortes o anomalías congénitas. Otra información se ha obtenido en el laboratorio animal, donde se crean cambios deliberados en el cerebro mediante daño selectivo, estimulación con electricidad o sustancias químicas. Estos métodos de estudio del papel y la función de diversas estructuras dejan, naturalmente, los hallazgos abiertos a la crítica en cuanto a su relevancia para el cerebro humano normal o no dañado. Aun así, ni la tecnología ni la ética humana han aportado una solución más aceptable a la búsqueda de información sobre el cerebro humano.

Existe una nueva generación de tecnología que incluye la colocación de electrodos de registro –a menudo cientos– en múltiples lugares del cerebro y el uso de técnicas de rastreo químico que monitorizan literalmente la transmisión del pensamiento. Cuando estas técnicas se apliquen al tema de la imaginación, entraremos en una nueva era del descubrimiento. Sin embargo, al unir la investigación existente, es posible construir un marco teórico que apoye el papel de la imaginación como vínculo entre el pensamiento y el cambio físico.

Antes de trazar la ruta de la imagen desde el cerebro hasta el comportamiento, se ofrece a continuación un rápido repaso del sistema nervioso.

El sistema nervioso se divide arbitrariamente en dos componentes principales: el sistema nervioso central y el sistema nervioso periférico. El sistema nervioso central se subdivide en sus dos componentes principales: el cerebro y la médula espinal. La médula conduce los impulsos hacia y desde el cerebro y es la única vía de acceso al cerebro desde el resto del cuerpo. El cerebro se compone de entre cien mil millones y un billón de neuronas, o células nerviosas, incrustadas en una red de apoyo de células gliales. Las células gliales constituyen el único acceso de las neuronas a los nutrientes de la sangre, y actúan filtrando, sintetizando y almacenando materiales para uso de las neuronas. Las tres divisiones del cerebro son el cerebro anterior, el cerebro medio y el cerebro posterior. El cerebro anterior está formado por el telencéfalo y el diencéfalo. Las zonas del telencéfalo que nos ocupan son la corteza cerebral y el sistema límbico. El diencéfalo incluye, entre otras cosas, el tálamo, el hipotálamo y la pituitaria. El mesencéfalo contiene vías visuales y auditivas, así como áreas relacionadas con el control muscular. El cerebro posterior contiene el cerebelo, la protuberancia y la médula oblonga, zonas ricas en vías neuronales.

El sistema nervioso periférico está formado por el sistema nervioso somático (SNS) y el sistema nervioso autónomo (SNA). El SNS tiene doce pares de nervios craneales y treinta y un pares de nervios espinales. La función de esta rama es mantener el contacto con el mundo exterior. Transmite impulsos del sistema nervioso central a los músculos estriados, lo que permite realizar acciones voluntarias muy discretas. Se creía que el SNA era involuntario y escapaba al control consciente. Ahora sabemos que sólo es cierto en parte. El corazón, el hígado, el bazo, el páncreas, los intestinos, los vasos sanguíneos, las glándulas y el sistema urogenital están influidos por el SNA y, por lo tanto, al alcance de la determinación consciente.

En general, el SNA es responsable del mantenimiento del entorno interno, mientras que el SNS reacciona a los estímulos del mundo exterior. Tenemos un dualismo fisiológico prefabricado que se ajusta a la noción de un control superior (es decir, cortical) frente a un control inferior (subcortical, o más primitivo). Se trata, por supuesto, de una conceptualización excesivamente simplificada, pero no incorrecta, que ayudará a explicar las vías de la imaginería.

El SNA puede dividirse en dos sistemas: el simpático y el parasimpático. Aunque existe un gran solapamiento en la función de estos dos sistemas, se puede considerar que la rama simpática toma el control cuando se necesita acción y la parasimpática cuando se requiere equilibrio u homeostasis. Ambos sistemas se activan liberando factores fabricados en el hipotálamo. Estos, a su vez, provocan la producción y liberación de hormonas en la hipófisis y, posteriormente, la secreción de todas las glándulas endocrinas.

TRANSMISIÓN DE LA INFORMACIÓN

En el sistema nervioso central, la información se transmite de una estructura a otra a través de tractos de fibras o haces de neuronas, cuyos vínculos propios son de naturaleza electroquímica. Piense en la neurona como una bolsa de fluido que tiene una zona de recepción de información (las dendritas) y una zona de envío de información (el axón), a menudo un asunto largo y filamentoso de aspecto serpenteante. Una neurona se "dispara" o se activa cuando las dendritas son estimuladas por sustancias químicas (sustancias transmisoras) liberadas en su entorno. Si se liberan suficientes sustancias químicas, la bolsa devela agujeros. Se produce una migración de sustancias químicas desde el interior y el exterior de la neurona, y esta pierde su carga eléctrica negativa a medida que las sustancias químicas con carga positiva, como el sodio, entran en los orificios. La carga positiva desciende por el axón y se liberan más sustancias químicas. La neurona vuelve a su estado normal de reposo en unos pocos milisegundos. Para que la información viaje de una neurona a la siguiente, este proceso debe repetirse. Las sustancias químicas liberadas entran en un espacio entre neuronas llamado hendidura sináptica (o sinapsis), las dendritas vecinas reciben la información y el mensaje continúa.

Aunque parece un proceso bastante complejo, es la única forma en que se disparan las neuronas, con la excepción de que a veces todo el asunto puede ponerse en marcha espontáneamente, y también de que el mensaje de algunas neuronas a sus vecinas es "no dispares". (Estas se denominan neuronas inhibitorias, mientras que las otras se denominan neuronas excitatorias, por razones obvias).

Una neurona se dispara o no se dispara: tiene lo que se denomina una propiedad de "todo o nada". Una estimulación fuerte o una gran cantidad de sustancias químicas que bañen sus dendritas no hacen que la neurona se dispare de forma diferente, solo con más frecuencia. Todo lo que vemos, olemos, oímos –todas esas imágenes almacenadas en nuestros bancos de memoria– se basa en cuántas veces se disparan las neuronas, o cuántas veces no, y cuántas y cuáles se disparan al mismo tiempo. Es una cuestión de cantidad, no de calidad. Dentro de este asombroso bio-ordenador llamado cerebro, las vías y las estructuras están constantemente conectadas por la transmisión de información de las neuronas. Es inevitable que se produzcan interacciones

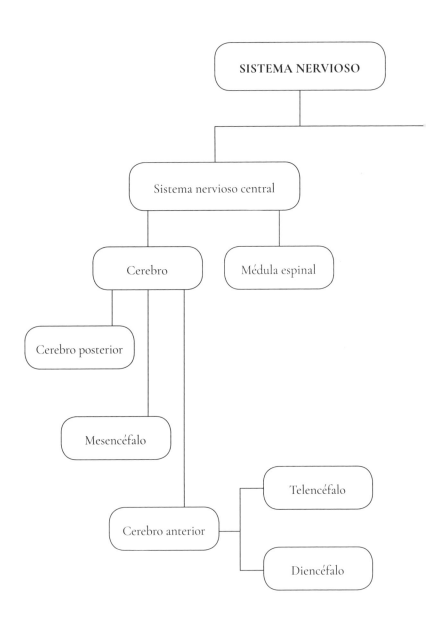

Figura 4-1.

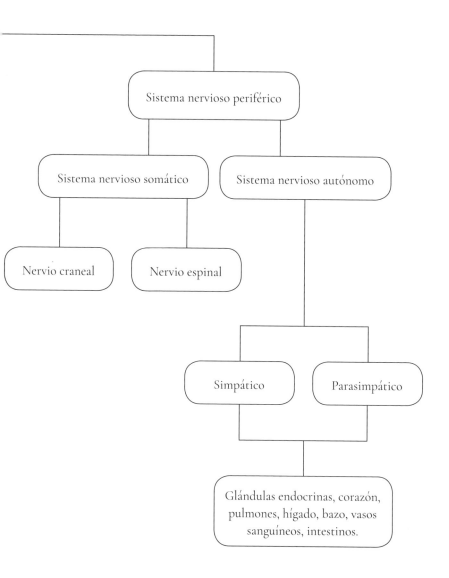

cruzadas, de modo que todos los sistemas ejercen una influencia moduladora sobre los demás.

La interrelación entre las neuronas y sus actividades es fundamental para suponer que la imaginería sirve de mecanismo integrador entre los procesos mentales y físicos. Las áreas cerebrales asociadas con el almacenamiento de imágenes, cuando se activan lo suficiente por el pensamiento (como ocurre cuando se crean imágenes vívidas y potentes), pueden hacer que suficientes neuronas se activen repetidamente para que el mensaje resuene por todo el cerebro. Así, imaginar un saque de tenis activa todos los músculos implicados. Imaginarse comiendo un limón pone en juego la secreción glandular, la deglución y las muecas.

En futuros apartados, es importante tener en cuenta la forma en que las neuronas transmiten la información. Entendiendo esto, la interconexión de las estructuras tendrá más sentido. Pero hay un problema. El cerebro humano almacena y procesa mucha más información de lo que es posible sólo con este mecanismo. Explotaríamos literalmente si todos los circuitos neuronales estuvieran tan activos como sería necesario para lo que normalmente hay en nuestros bancos de memoria. Hablaremos más adelante de este problema.

LA REPRESENTACIÓN DE LA IMAGEN: UN MODELO NEUROANATÓMICO PROPUESTO

LA CORTEZA CEREBRAL

La corteza cerebral se compone de varias capas de células nerviosas, distribuidas y distinguidas por el momento en que aparecieron en el desarrollo evolutivo. La corteza está formada por dos hemisferios conectados por un gran haz de fibras denominado cuerpo calloso. Las áreas corticales implicadas en las funciones sensoriales y motoras del lado izquierdo del cuerpo tienden a estar situadas en el lado derecho del córtex, y viceversa.

La comunicación entre los dos hemisferios se mantiene mediante neuronas que atraviesan el cuerpo calloso, así como por fibras conocidas como comisuras anterior y posterior, que unen los tálamos.

Los hemisferios derecho e izquierdo han desarrollado funciones especializadas como consecuencia tanto de la evolución de la especie como de los acontecimientos de la propia historia de desarrollo del individuo. Los conocimientos en este campo se vieron considerablemente reforzado por los trabajos de Sperry y Gazzaniga, Bogen y otros que estudiaron los resultados de los procedimientos quirúrgicos de "cerebro dividido"[12]. Cuando se seccionan las bandas de fibras que conectan los hemisferios, se reduce la actividad convulsiva de la epilepsia grave, pero ciertos tipos de información ya no pueden viajar de un lado al otro. De este modo, se pueden conocer las funciones únicas de cada hemiesfera.

Al parecer, nuestra especie necesitaba más espacio cortical para manejar las complejidades del lenguaje, y cada vez más sinapsis entraron en acción. Finalmente, una parte considerable del hemisferio izquierdo contenía el área de procesamiento del lenguaje para aproximadamente el 87% de los diestros y el 50% de los zurdos. (Tanto los zurdos como los ambidiestros pueden tener una función del habla menos analizada posteriormente, es decir, ambos hemisferios contienen áreas para el procesamiento del habla).

El hemisferio derecho suele contener los componentes especializados relevantes para el almacenamiento y la recuperación de imágenes. En este caso, se utilizan imágenes no verbales, en lugar de palabras, para procesar los pensamientos. El estilo de procesamiento de la información también tiende a ser más no lineal y menos analítico que el del hemisferio izquierdo[13].

No hace mucho tiempo, el hemisferio derecho se denominaba hemisferio "no dominante" o "menor", porque se suponía que participaba relativamente menos en las funciones humanas. Creo que no está menos implicado en absoluto, sino que sus funciones son las menos apreciadas cuando se prima el pensamiento racional y lineal y el lenguaje. Una tendencia reciente, obviamente un movimiento de reacción, ha sido aclamar las funciones pautadas del hemisferio derecho como más especiales, creativas, naturales, en contacto, en sintonía y claramente más deseables que el modo intelectual del hemisferio izquierdo. Considerar que un lado u otro del cerebro es más vital o más importante que el otro ignora el hecho de que las personas que mejor funcionan son ambidiestras en su capacidad de recurrir a los atributos de ambos hemisferios. Sin embargo, es cierto que la supervivencia y la rehabilitación son mucho más probables tras un daño en el hemisferio izquierdo que en el derecho, lo que indica que la vida depende más de las funciones del hemisferio derecho.

Otra línea de investigación indica que, aunque los individuos normales tienen acceso a ambos hemisferios, pueden preferir utilizar, o ser más hábiles para utilizar, el modo de un hemisferio sobre el otro. Los abogados, por ejemplo, deberían utilizar el hemisferio izquierdo, el verbal, mientras que los ceramistas, cuyo trabajo depende de la creación de imágenes, preferirían el hemisferio derecho[14].

LOS ARGUMENTOS A FAVOR DE LOS HEMISFERIOS

Las funciones específicas que se han atribuido al hemisferio derecho, y las conexiones entre este y otros componentes del cerebro y del cuerpo, apoyan la premisa de que las imágenes pueden transportarse, y de hecho se transportan, en formación desde la frente consciente hasta los confines de las células.

Consideremos estos hallazgos:

1. Las imágenes no verbales son una especialidad del hemisferio derecho. Y lo que es más importante para nuestra tesis, la propia imagen corporal está generalmente lateralizada en el hemisferio derecho. Cuando se produce un daño en el lóbulo parietal del hemisferio derecho por un derrame cerebral o una lesión, el paciente puede no reconocer parte de su propio cuerpo, negándolo hasta el punto de no lavarlo ni cubrirlo.

2. El hemisferio derecho desempeña un papel predominante en el procesamiento de la información emocional y en la formulación de juicios, y se activa en situaciones de estrés[15]. La importancia de la relación entre las imágenes y las emociones fue demostrada recientemente por Lyman, Bernadin y Thomas, quienes demostraron que las imágenes eran más predominantes en situaciones cargadas emocionalmente (en comparación con situaciones de emoción neutra o mínima). Al analizar sus resultados, sugieren que el papel de la imagen ha sido infravalorado en las teorías de la emoción, y que puede ser el factor determinante de diferentes respuestas dadas en circunstancias similares[16].

3. Debido a las implicaciones del hemisferio derecho en la emoción, debe tener una relación directa con el SNA. Esto se apoya en la existencia de una vasta red

de conexiones neuronales entre el hemisferio derecho y el sistema límbico. Las funciones verbales del hemisferio izquierdo están a un paso de los procesos autonómicos, tanto en evolución como en función real. Por lo tanto, sostengo que los mensajes tienen que ser traducidos por el hemisferio derecho a una terminología no verbal o imaginaria antes de que puedan ser comprendidos por el sistema nervioso involuntario o autónomo.

4. Antes de que las imágenes características de la función cerebral derecha puedan ser procesadas en un pensamiento lógico con sentido, el hemisferio izquierdo también debe acceder a ellas y traducirlas[17]. Las imágenes, tan íntimamente relacionadas con la fisiología, la salud y la enfermedad, son preverbales, es decir, no tienen una base lingüística, excepto la que resulta de las conexiones con el hemisferio izquierdo, o del habla. Si esas conexiones se cortaran y el hemisferio izquierdo quedara destruido o inaccesible, las imágenes no traducidas seguirían afectando a las emociones y alterando la fisiología, pero sin interpretación intelectual.

Un trastorno llamado alexitimia (que significa "sin palabras para los sentimientos") es un buen ejemplo. La alexitimia se ha considerado la base de lo que antes se denominaban trastornos psicosomáticos. Sigue siendo una denominación controvertida, pero cuenta con una base de investigación en constante expansión[18]. En este trastorno, se cree que, aunque se experimentan emociones e imágenes, estas permanecen sin traducir verbalmente y no se actúa sobre ellas de forma que puedan disiparse. Los sentimientos buscan entonces otra salida y se desvían hacia diversos sistemas corporales. Los daños causados por este tipo de expresión pueden llegar a diagnosticarse como artritis reumatoide, colitis ulcerosa, asma, urticaria, migrañas, etc. La etiología de la alexitimia es dudosa, pero se han propuesto lesiones funcionales o estructurales de las vías conectivas corticales, o interrupciones entre el sistema límbico y zonas del córtex, así como déficits en el tracto estriado dopaminérgico (los ganglios basales).

5. El hemisferio izquierdo puede ejercer y ejerce un control deliberado y consciente sobre el sistema musculoesquelético. "Extiende el brazo", "asiente con la cabeza", "baja el pie", son ejemplos de órdenes verbales que el cuerpo oye y puede obedecer bastante bien, salvo en caso de patología o lesión. El sistema de imagen del hemisferio derecho puede ejercer también este control enviando imágenes mentales a los músculos apropiados; por ejemplo, imaginando una mano que se abre como una flor.

El hemisferio izquierdo verbal puede conceptualizarse como una interfaz con el entorno externo, tanto en virtud del intercambio lingüístico entre nosotros y los demás, como de los movimientos musculoesqueléticos que nos transportan por el espacio. La imaginería del lado derecho del cerebro es el medio de comunicación entre la conciencia y el entorno interno de nuestro cuerpo. Ambos sistemas son esenciales para la salud y el bienestar. (Véase la Figura 4-2 para un esquema de estas ideas).

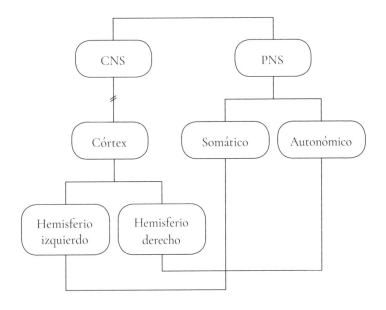

Figura 4-2.
**Autonómico/*Hemisferio derecho* = Funciones "inconscientes"
o involuntarias Somático/*Hemisferio izquierdo* = Funciones
"conscientes" o voluntarias**

Una mirada más de cerca a la localización

El hemisferio derecho abarca mucho territorio, por lo que es prudente preguntarse qué parte del mismo es la candidata más probable para ser el lugar de almacenamiento de las imágenes. Como veremos al hablar de la teoría holográfica de la función cerebral, las imágenes pueden almacenarse de forma redundante en muchas zonas. Sin embargo, algunos puntos tienen más probabilidades que otros de ser el almacén principal.

Los hemisferios se dividen en cuatro lóbulos: frontal, temporal, parietal y occipital. Hay pruebas de que en cada zona se almacenan imágenes, pero sobre todo en la parte prefrontal o más anterior de los lóbulos frontales. Esta zona sigue siendo un misterio, pero las investigaciones preliminares sugieren que también está implicada en el almacenamiento de la memoria y las emociones. Esta región frontal anterior está muy bien conectada con las áreas límbicas, la parte del cerebro que procesa las emociones[19]. De hecho, las vías de fibra son tan numerosas que los lóbulos frontales anteriores parecen una extensión del propio sistema emocional, que ha evolucionado muy recientemente.

Los daños en los lóbulos frontales anteriores provocan déficits peculiares.

En primates subhumanos, las lesiones en esta zona producen un deterioro de la función en tareas que requieren un retraso en la respuesta. Basándose en estos experimentos, Jacobsen llegó a la conclusión de que la parte anterior de los lóbulos frontales era necesaria para la memoria inmediata, o para el uso de imágenes simbólicas de memoria[20]. Piense en lo que significa ser capaz de retrasar una respuesta: debe mantenerse alguna imagen interna sobre la propia respuesta y, además, sobre en qué circunstancias debe emitirse. Otros estudios respaldan la idea de que esta zona es prácticamente la única parte del cerebro indispensable para la capacidad de retrasar respuestas.

Los hallazgos sobre el papel de los lóbulos frontales anteriores no se limitan a los monos. Un procedimiento anticuado utilizado para tratar las enfermedades mentales consistía en dañar quirúrgicamente los lóbulos frontales, o cortar las conexiones de fibra entre los lóbulos frontales y el resto del cerebro (lobotomía frontal o lobectomía). Se describe a las víctimas quirúrgicas no solo como carentes de emociones, sino también como incapaces de fantasear o imaginar un futuro; es decir, no podían retener imágenes simbólicas en sus cabezas[21]. Los daños en el lóbulo frontal izquierdo tienden a producir trastornos en las tareas verbales, y los daños en el lóbulo frontal derecho afectan al almacenamiento y la recuperación de imágenes[22]. En general, se observa que el coeficiente intelectual, medido mediante las pruebas habituales, no se ve afectado como resultado de este tipo de cirugía.

Humphrey y Zangwill aportaron pruebas de la implicación de los otros lóbulos hemisféricos derechos en la imaginería, al describir a pacientes con daños en el área parietal posterior del hemisferio derecho. Informaron de pocos o ningún sueño, escasas imágenes en vigilia y una falta de capacidad para funcionar en cualquier tarea que requiriera visualización: olfato, visión, fenómenos auditivos, etc.[23].

Un trastorno clásico denominado "síndrome de Charcot-Wibrand" se refiere a una incapacidad generalizada para evocar imágenes visuales[24]. El caso descrito por Charcot se refería a un hombre que antes tenía memoria fotográfica. Un día, dejó de reconocer caras, sobre todo la suya propia, no recordaba los colores y sus sueños habían perdido las imágenes visuales. Su memoria auditiva también se vio afectada temporalmente, pero su memoria visual quedó dañada de forma permanente. Critchley afirma que la localización de una lesión de este tipo es el área parieto-occipital, y que la lesión suele ser bilateral.

Otras pruebas sugieren que estas funciones pueden estar más lateralizadas en el hemisferio derecho. Por ejemplo, Milner, DeRenzi y otros han informado sobre la memoria facial y la memoria de palabras sin sentido[25]. Ambas se consideran memoria visual "pura", ya que no es necesario el procesamiento verbal para recordarlas. En ambos casos, los daños en el lóbulo temporal derecho alteran la función. En personas con epilepsia, la descarga neural en el lóbulo temporal derecho se asocia a menudo con imágenes oníricas o auras que preceden a la actividad convulsiva[26]. Wilder

Penfield, un cirujano que estimuló eléctricamente zonas mientras operaba a pacientes de epilepsia, realizó observaciones similares[27]. Las visualizaciones características del estado onírico que precede a un ataque epiléptico podían reproducirse mediante la estimulación del lóbulo temporal derecho.

La gran dispersión de las áreas cerebrales implicadas en la creación de imágenes –especialmente visuales– indica la importancia de la creación de imágenes para la supervivencia de la especie. Normalmente, las capacidades más importantes se protegen almacenándolas de forma redundante, como en este caso.

MÁS ALLÁ DEL CÓRTEX

Otras zonas del cerebro, además de los hemisferios corticales, son evidentemente necesarias para que la conciencia se desplace hacia abajo y entre en contacto con la fisiología y la altere. El sistema límbico, el afloramiento de los lóbulos frontales cargados de imágenes, ya se ha tratado como área de procesamiento de las emociones. El área límbica es un conjunto de bultos y protuberancias que constituye un tercio del cerebro. Su función en los animales "inferiores" es principalmente reaccionar a los olores. En los mamíferos, el sistema límbico está implicado en los sentimientos de placer y recompensa, dolor y castigo, miedo, ira, comportamiento sexual y actos violentos de los criminales. Todas estas actividades implican al sistema nervioso autónomo, que, como pronto veremos, es fundamental para trazar la ruta de la imagen.

Estructural y funcionalmente, el hipotálamo está estrechamente relacionado con las áreas neuronales en las que se produce el procesamiento del pensamiento consciente y se forman las imágenes. El hipotálamo regula el sueño, la alimentación, los ritmos corporales, la temperatura y la función sexual; más concretamente, afecta al ritmo cardiaco, la respiración, la química sanguínea y la actividad glandular. Además, desempeña un papel fundamental en la regulación del sistema inmunitario.

Por último, la glándula maestra del cuerpo, la hipófisis, tiene conexiones neuronales y químicas con el hipotálamo. A través de estas vías, el hipotálamo consigue alterar los sistemas hormonales del cuerpo, afectando no sólo a glándulas como los ovarios, los testículos, las suprarrenales, la tiroides y las paratiroides, sino también a todos los órganos, tejidos y células.

Las pruebas del puente neuroanatómico entre la imagen y las células, la mente y el cuerpo, existen. Es sólida y puede observarse cuando se coloca tejido cerebral bajo un microscopio. Pero pasemos al resto de la historia, destacando la relación entre estas estructuras visibles y la función.

EL SISTEMA NERVIOSO AUTÓNOMO

El sistema nervioso simpático (SNS) y el sistema nervioso parasimpático (PNS), las dos ramas del sistema nervioso autónomo, están bajo el control directo del cerebro. Están implicadas todas las zonas mencionadas anteriormente: el córtex, el sistema límbico, el hipotálamo y la hipófisis. Los órganos diana se representan en la Fig. 4-3.

Las vías del sistema nervioso autónomo entre el cerebro y el comportamiento suelen analizarse en relación con la respuesta al estrés, aunque podrían describirse vías similares, aunque con sustancias químicas diferentes, para los estados de excitación sexual, miedo e ira, depresión y euforia. La cuestión es que el cuerpo y la mente responden como una unidad.

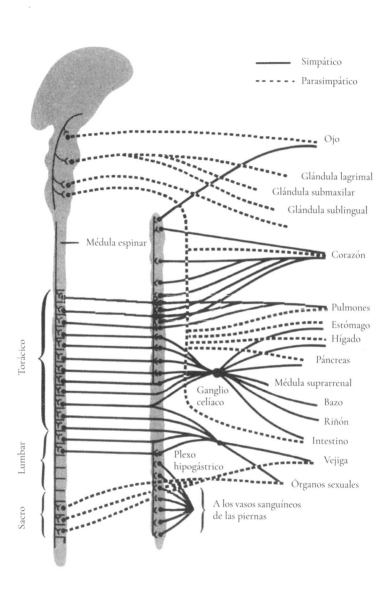

Figura 4-3.

No hay pensamiento ni emoción sin actividad bioquímica y electroquímica, y la actividad no deja ninguna célula intacta. Esto se deduce lógicamente del funcionamiento del sistema nervioso autónomo. Además, cuando las sustancias químicas de las glándulas diana son secretadas, o incluso inyectadas, influyen en el estado emocional.

Al trazar las vías que van del cerebro al comportamiento en una situación estresante, empezamos con la percepción y el reconocimiento consciente de que existe algún tipo de peligro. El peligro, por supuesto, no tiene por qué estar "ahí fuera", sino que es sólo una fantasía. Las imágenes mentales vívidas de un ataque nuclear son completamente capaces de provocar una respuesta de miedo. (Desde un punto de vista más agradable, fantasear con hacer el amor puede provocar las mismas respuestas hormonales que el acto "real"). En cuanto a las enfermedades relacionadas con el estrés, no son los pensamientos ocasionales de peligro improbable los que causan un deterioro insidioso del cuerpo, sino más bien las molestias y presiones constantes, las imágenes persistentes de sucesos preocupantes y los cambios vitales acumulativos.

La obra de Hans Selye ha proporcionado un modelo sencillo tanto para las reacciones de estrés de emergencia como para el estrés crónico[28]. En las reacciones de emergencia, predomina el sistema nervioso simpático, que actúa en concierto con las glándulas suprarrenales. Las hormonas secretadas por estas glándulas, la adrenalina y la noradrenalina, tienen efectos movilizadores difusos en el organismo. Aumenta el ritmo cardíaco, el hígado libera azúcar como fuente de energía, las pupilas se dilatan para mejorar la visión en las zonas oscuras, la sangre se coagula más rápidamente y se desplaza desde los vasos y órganos periféricos hasta los músculos y el cerebro. La actividad de los glóbulos blancos aumenta, preparando al organismo para una reparación de emergencia. El cuerpo se ha preparado para una guerra que quizá nunca llegue a producirse y, por tanto, el estado de alerta debe disiparse rápidamente o, de lo contrario, se convertirá en el enemigo interior. Se sospecha que las personas con problemas de salud que afectan al sistema cardiovascular, como la hipertensión y las migrañas, no pueden deshacerse rápidamente de los efectos del estrés de emergencia. La reacción prolongada puede explicar la propia enfermedad.

Durante el estrés crónico, los mecanismos cambian. Se hace hincapié en la secreción de mineralocorticoides y glucocorticoides, las hormonas adrenales que están bajo la influencia de las hormonas de la hipófisis anterior, incluida la hormona adreno-cortico-trópica (ACfH). De nuevo, es el hipotálamo –que sirve de confluencia de la función consciente– el que influye en la liberación de ACfH.

Cuando el estrés es prolongado, los glucocorticoides (hidrocortisona, corticosterona y cortisona) intentan continuar el trabajo de mantener un cuerpo apto para luchar y repararse. Los no azúcares se transforman en azúcar, y los vasos sanguíneos se sensibilizan a las hormonas suprarrenales para que la acción pueda tener lugar incluso ante la fatiga. Sin embargo, en detrimento del individuo estresado durante mucho tiempo, la acción principal de la ACTH y los glucocorticoides es reducir la actividad inflamatoria, es decir, el trabajo del sistema inmunitario. Lo que era adaptativo a corto plazo puede acabar convirtiéndose en la causa de todas las enfermedades imaginables que afectan al sistema inmunitario, incluidos el cáncer, las infecciones y los trastornos autoinmunitarios como la artritis reumatoide y la esclerosis múltiple. El estrés prolongado va mucho más allá de la actividad inmunitaria y afecta a todas las glándulas que son objetivo de la hipófisis, incluidas las que intervienen en la reproducción, el crecimiento y la integridad y el bienestar del organismo a nivel celular.

La red de pensamientos/productos químicos/comportamiento es mucho más sofisticada de lo que acabamos de describir, y está mucho más integrada. Los entresijos sólo están empezando a elaborarse. Los trabajos del premio Nobel Julius Axelrod sugieren que el cuerpo puede enfrentarse a distintos tipos de estrés de formas diferentes, cada una de ellas con vías neuroquímicas únicas. Su panorama no es tan sombrío como el modelo de Selye de estrés crónico y deterioro inevitable. Tiene pruebas que sugieren que un cuerpo sometido a estrés crónico se ajusta a sí mismo a la baja, de modo que se liberan menos hormonas potencialmente destructivas[29].

El Dr. Arthur Samuels, hematólogo y especialista en cáncer afiliado a la UCLA, ha propuesto recientemente una elegante ampliación teórica del modelo estrés/enfermedad[30]. Sugiere un grupo común de causas para el cáncer, el infarto de miocardio, el ictus y las enfermedades trombóticas relacionadas. Las causas incluyen el estrés crónico, un tipo de personalidad predispuesta y la hiperactivación crónica de los sistemas neuronal, endocrino, inmunitario, de coagulación sanguínea y fibrinolítico. Cuando el estrés prolongado, el mecanismo de coagulación se vuelve hiperactivo y falla el mecanismo fibrinolítico, que normalmente inhibe la coagulación excesiva. Los coágulos sanguíneos resultantes están implicados en infartos de miocardio y cerebrales (infarto de miocardio y accidente cerebrovascular), así como en otras oclusiones vasculares periféricas. Además, Samuels cita pruebas de lo que denomina "capullos de fibrina", creados por la coagulación sanguínea, que actúan como santuarios tumorales. Estos capullos protegen a las células cancerosas metastatizadas de las células T, la defensa natural del organismo contra el cáncer, así como de la quimioterapia y la radiación[31]. En estas circunstancias, señala Samuels, es absolutamente insostenible esperar que la quimioterapia o la radiación tengan algún efecto sobre las células cancerosas metastatizadas, aunque estos tratamientos puedan reducir o eliminar el tumor en sí.

Si el modelo de Selye de los mecanismos de estrés crónico es completo o no, es una cuestión discutible. Pocos discutirían la premisa básica de que la mente puede influir en el cuerpo de forma perjudicial, y que los factores estresantes pueden residir en la imaginación. Las vías positivas que permiten que la salud siga los pasos de la alegría y la esperanza son menos conocidas y, desde luego, menos aceptadas.

Sin embargo, empezamos a tener una idea de la química implicada, como se verá en una sección posterior.

EL CEREBRO HOLOGRÁFICO

Siguiendo el consejo de Claude Bernard de analizar primero las partes y luego sintetizar la función del todo, cualquier modelo de la función cerebral debe dar cuenta de observaciones que no serían predecibles, basándose únicamente en las propiedades de los sistemas neuroanatómicos aislados.

Algunas de las cuestiones que el modelo neuroanatómico no puede explicar en su conceptualización actual son las siguientes:

1. Los recuerdos no parecen almacenarse en una única área, sino en múltiples áreas superpuestas. Y la pérdida de memorias específicas está más relacionada con la cantidad de cerebro dañado que con el área dañada[32].

2. Las capacidades que se pierden inicialmente cuando el cerebro resulta dañado por heridas de bala, tumores o accidentes cardiovasculares (apoplejía) suelen reaparecer, aunque no se crea posible una regeneración neuronal específica.

3. Los sucesos paranormales que implican recibir, procesar y enviar información de formas que no se ajustan a nuestra comprensión de la transferencia de energía no pueden explicarse con los conocimientos actuales de neuroanatomía. Esto incluye las imágenes de curación transpersonal típicamente relacionadas con el trabajo chamánico y con los sanadores psíquicos o metafísicos.

4. Fenómenos como las sensaciones de miembros fantasma, el dolor fantasma persistente y las "auras" que se extienden más allá del yo corporal (como se ve en las fotografías Kirlian) ponen en tela de juicio el almacenamiento de la imagen corporal, así como lo que constituyen los límites físicos del cuerpo.

5. Si el cerebro sólo procesa un bit de información por segundo, el modelo actual de almacenamiento de memoria requeriría 3×10^{10} impulsos nerviosos por segundo, una cantidad inconcebible de actividad neuronal[33].

6. Los mecanismos de la conciencia, o la capacidad del cerebro para considerarse a sí mismo, o el pensamiento, o la creación y recuperación de imágenes, eluden la descripción en términos del mero conocimiento de las estructuras y su función tal y como se presentan en los modelos anatómicos.

En algún momento, las observaciones de los distintos niveles de la ciencia tienen que ser coherentes, independientemente de si los datos proceden de un microscopio, un telescopio, una prueba Rorschach de manchas de tinta o de estar sentados alrededor de una hoguera en Nairobi. Las paradojas anteriores son evidentes en cuanto a coherencia cuando se comparan con el modelo actual de cómo funciona el cerebro. Son hechos de la existencia humana, y tarde o temprano deben explicarse en términos de función y estructura cerebrales.

Para salvar ese abismo entre el modelo anatómico de la función cerebral y los datos disconformes, y para abarcar las aparentes paradojas, Karl Pribram ha propuesto que el cerebro funciona como un holograma[34]. Esencialmente, un holograma es un registro fotográfico especialmente diseñado que proporciona una imagen tridimensional cuando un láser lo atraviesa. Su singularidad radica en que, en caso de rotura, cualquier parte del holograma es capaz de reconstruir la imagen total, pero con menor nitidez. Al igual que el holograma, el cerebro también almacena información de forma redundante. Cada parte del cerebro tiene información sobre las demás. Un trozo roto de la imagen holográfica puede recrear la imagen completa; las zonas del cerebro que quedan intactas tras un daño tienen el potencial de funcionar como las partes que faltan. Como hemos mencionado antes, la pérdida de memoria parece ser de la cantidad de corteza dañada, y no de dónde se produjo el daño.

El modelo holográfico propuesto por Pribram no contradice la descripción neuroanatómica tradicional del cerebro. El propio Pribram fue pionero en la creación de ese modelo. No todas las partes del cerebro son equipotenciales entre sí. Los cúmulos aislados de materia que llamamos estructuras, y las vías nerviosas, tienen funciones viables que no pueden ignorarse. Como afirma Pribram, "un holográfico neural o un proceso similar no significa, por supuesto, que la información de entrada se distribuya a discreción por toda la profundidad y superficie del cerebro"[35]. Sin embargo, lo que cuestiona el modelo holográfico es el método de transmisión, almacenamiento y recepción de la información.

La creencia común y bien probada es que la neurona estimulada (célula nerviosa) transporta información por su axón, se liberan sustancias químicas en las placas terminales, las sustancias químicas se difunden a través de la brecha o sinapsis, y luego estimulan la actividad de las neuronas vecinas.

Pribram afirma que es muy posible que la información se distribuya de esta manera, pero no es necesariamente así como se forman las asociaciones. Si las asociaciones se formaran de esta manera, la cantidad de transmisión neuronal desafía a la imaginación: 3×10^{10} impulsos nerviosos por segundo, según los cálculos de van Heerden. El trabajo de Pribram sugiere que debemos reconsiderar la unión entre las neuronas, la hendidura sináptica, como la zona donde se procesa la información, y que el procesamiento puede ser análogo a la forma en que se forman los hologramas en fotografía. "Esencialmente, la teoría dice que el cerebro, en una fase del procesamiento, realiza sus análisis en el dominio de la frecuencia. Esto se lleva a cabo en las uniones entre neuronas, no dentro de las neuronas. Por lo tanto, los responsables no son los impulsos nerviosos, sino los aumentos y disminuciones locales graduales de los potenciales neuronales (ondas)"[36].

Como puede haber hasta mil sinapsis entre dos neuronas, se puede formar un número casi infinito de patrones. Se especula que cuando las áreas corticales asociadas a tipos específicos de respuestas se activan repetidamente, los patrones se vuelven predecibles.

Cualquier parte del patrón puede regenerar una percepción completa: una palabra puede activar el recuerdo de un poema, un olor puede recuperar un acontecimiento olvidado hace tiempo. La mayoría de las veces, nuestros complejos comportamientos funcionan así. No pensamos en cada movimiento por separado, sino que iniciamos un patrón ensayado. En caso de daño cerebral, el patrón puede recapitularse a partir de los datos restantes.

El modo exacto en que se codifica y descodifica la información en la coyuntura neuronal puede describirse, como razona Pribram, con varias terminologías: estadística, cuántica o matemática. Pribram prefiere utilizar la analogía holográfica de una "correlación cruzada analógica instantánea realizada por filtros emparejados"[37]. Según este modelo, el cerebro es capaz de realizar un gran número de cálculos instantáneos basados en las frecuencias de los datos (acontecimientos) que recibe. Y, si el modelo fotográfico holográfico se lleva aún más lejos, el almacenamiento no tiene dimensión espacio/tiempo: la información está en todas partes a la vez.

El modelo holográfico empieza a resolver algunas de las paradojas cerebro/comportamiento, en particular las relacionadas con los caprichos del almacenamiento y la recuperación de la memoria. Y, si el cerebro es realmente como un holograma, entonces es absolutamente innecesario tener una pierna para que el cerebro procese la información de la "pierna". Sólo es necesario haber tenido una vez una pierna, o incluso haber pensado en tener una pierna. De cualquier forma, se establecen patrones de almacenamiento. Hay sensación en el miembro fantasma, y cierto control de lo que el cerebro percibe como movimiento.

Y qué decir de la paradoja de los límites del cuerpo: ¿Dónde empiezo y dónde acabo? Según el modelo holográfico, podemos elegir. Si decido rodear con mis brazos a mi marido, que está a ochenta kilómetros de distancia, mi cerebro holográfico empieza a procesar matemáticamente lo que he experimentado en ese momento: las sensaciones físicas, las emociones y los símbolos que he adoptado de forma idiosincrásica, todo ello almacenado sin referencia al tiempo ni al espacio. La imagen, si es lo suficientemente vívida, recreará toda la situación en mi ser.

EL HOLOGRAMA, LA IMAGEN Y LA SALUD

Pribram dice de las imágenes: "Las imágenes y los sentimientos son fantasmas, pero son fantasmas que habitan mi propio mundo subjetivo y el de mis pacientes. Son nuestros compañeros constantes y quiero explicarlos"[38]. Admite que ni el comportamiento ni la función del lenguaje pueden explicarse adecuadamente, a pesar de la presión de los conductistas, sin recurrir a un mapa, es decir, a una imagen de algún tipo. Esta imagen puede describirse con referencia al modelo holográfico de almacenamiento redundante en las uniones neuronales y el cálculo de los datos de frecuencia.

Cuando las imágenes se consideran de manera holográfica, se deduce lógicamente su influencia omnipotente sobre la función física. La imagen, el comportamiento y los concomitantes fisiológicos son un aspecto unificado del mismo fenómeno. El grado en que la función física puede modificarse conscientemente dependería de cuánta actividad se reclute en las coyunturas neuronales y, posteriormente, de cuántos patrones se activen. Por esta razón, los sistemas de creencias son fundamentales para conseguir la salud. Si no crees en la capacidad de efectuar cambios físicos de forma consciente con la imaginación, ni siquiera lo intentas. No ordenas los recuerdos almacenados, no activas patrones, nunca te das una oportunidad. La curación no se produce accidentalmente, sino que requiere un duro trabajo mental o una fe completa y desenfrenada en que lo que se está haciendo o se te está dando creará salud.

APLICACIÓN DEL MODELO HOLOGRÁFICO
A LA SALUD

Según los principios del cerebro holográfico, si una persona con una enfermedad, por ejemplo, un resfriado común, quisiera recuperarse en menos de siete días, sería prudente reclutar tantos patrones neuronales de salud como fuera posible. Ciertos sistemas de curación mental aconsejan imaginar la salud y la armonía perfectas. Yo sugeriría imaginar las funciones corporales precisas implicadas: la curación de la garganta, la limpieza de los pulmones, la activación del sistema inmunológico. También podría ser importante tomar vitamina C (o cualquier otro medicamento prometedor) e imaginar que entra en el torrente sanguíneo y ayuda al sistema inmunitario. La respiración profunda puede ayudar, sobre todo si uno se imagina que el aire limpia los conductos obstruidos. Recordar exactamente lo que se siente cuando se está en la cima de la salud y dejar que el cuerpo vuelva a ese estado activaría aún más sistemas neuronales relacionados con la salud. Todo esto requiere tiempo y la máxima concentración. Es muy posible que opte por el curso natural de la enfermedad.

Por otra parte, según mi experiencia clínica, con un poco de práctica se llega muy lejos. Las personas no tienen mucha capacidad para establecer pautas de curación una vez que se les diagnostica una enfermedad grave. Si no creen en nada más que en la medicina moderna, cuando ésta falla no hay nada más almacenado en el cerebro que se haya ensayado lo suficiente, en el contexto de la salud, para efectuar un cambio físico.

La analogía holográfica, junto con el modo de procesamiento de las uniones neuronales, se ha considerado coherente con varios trabajos de gran envergadura. Por ejemplo, Akhter Ahsen emplea un modelo bastante similar a la holografía para explicar sus resultados con los procedimientos terapéuticos de imaginería eidética. La imagen eidética se describe como una poderosa representación que ha quedado grabada en la memoria por acontecimientos críticos y formativos del pasado. Lo eidético, por definición, implica procesos físicos, y parte de su enorme influencia en el comportamiento se debe a esta asociación. De hecho, Ahsen considera que la eidética tiene una naturaleza tripartita: la imagen en sí (normalmente percibida como una imagen visual), un componente somático (un conjunto de sensaciones corporales) y un componente de significado (o cognitivo/interpretativo)[39]. La terapia eidética consiste en revivir los eidéticos, sobre todo los que se cree que tienen consecuencias negativas para la salud y el bienestar.

A través de una serie de procedimientos que implican un trabajo de fantasía sensible, el terapeuta guía al paciente en la recuperación de imágenes más adaptativas y saludables. Las consecuencias, por supuesto, estarían correlacionadas con el cambio tanto en los componentes somáticos como en los cognitivos, porque forman una unidad. Ahsen y sus colegas dan fe de la utilidad de este procedimiento principalmente en psicoterapia, pero también para tratar trastornos físicos que se cree que tienen un componente psicológico.

BIOQUÍMICA

Además de las estructuras y vías del cerebro y de la analogía matemática del modo holográfico de gestión de la información, la bioquímica constituye otra descripción de las interacciones cerebro/cuerpo. Algo de esto ya se ha tocado en otros contextos, y la información incluía los siguientes hechos: las sustancias químicas están implicadas en la transmisión de información del hipotálamo a la hipófisis, en la subsiguiente liberación de hormonas hipofisarias y, en suma, en la producción y liberación de otras sustancias químicas de glándulas como las suprarrenales y los ovarios. La ruta química de destrucción durante el estrés crónico ha sido bien documentada por Selye y los investigadores que siguieron su ejemplo.

Las sustancias químicas liberadas en los puntos finales de los axones actúan para transmitir información de una neurona a otra, e incluyen serotonina, dopamina, epinefrina, norepinefrina y acetilcolina. La bioquímica del cerebro se estudia ahora con la misma intensidad con la que antes se estudiaban los tejidos y los tractos de fibras. Los resultados preliminares son prometedores para un número significativo de trastornos, así como para una nueva comprensión del papel de la nutrición en el funcionamiento del cerebro[40]. La producción y/o inhibición de serotonina, por ejemplo, se ha implicado en estados de alta imaginación como el sueño onírico, la esquizofrenia y la respuesta al ácido lisérgico.

Los estados de sensación, los pensamientos y las imágenes pueden provocar la liberación de sustancias químicas y, además, las sustancias químicas tienen el efecto de retroalimentación de provocar estados de sensación. El equilibrio químico es esencial para el mantenimiento de la salud y puede verse alterado o restablecido por todo tipo de comportamientos, como comer, beber, hacer ejercicio y pensar. Se ha observado que la química sanguínea y la hematología están estadísticamente correlacionadas con el funcionamiento psicológico, y se cree que son factores significativos en los trastornos mentales, como la depresión grave, la ansiedad y la depresión maníaca, así como la esquizofrenia[41].

La bioquímica, las imágenes y el comportamiento interactúan tanto en el método preverbal como en el transpersonal de curación. Dado que ambos tipos de curación se logran en estados alterados de conciencia, debemos examinar los componentes bioquímicos de estos estados alterados. Los métodos utilizados para entrar en el estado alterado provocan cambios metabólicos o bioquímicos dramáticos. Estos han sido tratados en detalle en el Capítulo 1, en la revisión del trabajo chamánico. Para resumirlo brevemente aquí, los cambios son ocasionados por el ayuno de comida, agua o sal, por la privación del sueño y de los sentidos, las temperaturas extremas, la hiper o hipoventilación, la actividad física sostenida y las sustancias psicoactivas. Así, presionar al cuerpo hasta sus límites fisiológicos e inducir cambios metabólicos son formas tradicionales de liberar las limitaciones de la imaginación.

Otros métodos que inducen un estado alterado de conciencia, como ciertos estilos de meditación y relajación profunda que requieren una concentración intensa en un objeto,
palabra o idea, también se asocian a cambios en la química
y los gases sanguíneos[42]. Se han observado sistemáticamente
disminuciones en la utilización de oxígeno, la producción de
dióxido de carbono y el lactato sanguíneo (un producto de
desecho metabólico). Se cree que lo que Ben Son ha denominado "respuesta de relajación" es de naturaleza opuesta a la
respuesta de lucha o huida implicada en tantas situaciones
de estrés, especialmente las enfermedades cardiovasculares.
En sí misma, la relajación que evoca estos cambios físicos
tiene el potencial de restablecer una homeostasis fisiológica
acorde con la salud. Sin embargo, las técnicas parecen tener
una eficacia que va más allá de la simple relajación, y se utilizan como preludios del trabajo de imaginería en los modos
de curación transpersonal y preverbal.

A través de muchos procesos complejos y variados, se
pueden eliminar los filtros que normalmente impiden el
acceso mental directo al cuerpo físico. La mayoría de las
formas tienen en común un medio de eliminar, alterar significativamente o incluso competir con las exigencias que
el entorno externo impone al cerebro. La variación en los
resultados bioquímicos de los diferentes métodos descritos
anteriormente sugiere que las rutas hacia la imaginación
son muchas y que el tipo de cambio biológico que se produce es relativamente menos importante.

SUSTANCIAS QUÍMICAS DE LA SALUD

Lo que queda por examinar son las sustancias químicas
de la salud, de la alegría: las sustancias químicas del bienestar que componen la farmacia de la mente. ¿Qué sustancias

químicas están asociadas a la felicidad? ¿Y la felicidad tiene algo que ver con la salud? ¿Qué sustancias químicas utiliza el cuerpo para curarse? ¿Cómo podemos movilizar conscientemente estas fuerzas? Éstas son las preguntas de la medicina del mañana. El capítulo 6 sobre inmunología abordará, en parte, estas cuestiones. Pero más allá de los apasionantes avances en psiconeuroinmunología, como se denomina el nuevo campo que trata del comportamiento y la inmunología, hay otros descubrimientos químicos que deben abordarse para completar las metáforas científicas existentes.

NEURORREGULADORES: ENDORFINAS Y ENCEFALINAS

Entre 1969 y 1973, se registraron dos avances generales que han ampliado la apreciación de las capacidades del cuerpo humano. En primer lugar, varios investigadores demostraron que la estimulación eléctrica de la zona gris periacueductal del cerebro produce una analgesia que puede revertirse con un agente bloqueador de la analgesia, la naloxona. (La naloxona bloquea el efecto de opiáceos como la heroína, y se utiliza para contrarrestar las sobredosis de drogas). En segundo lugar, aparecieron informes sobre receptores de opiáceos en el sistema nervioso central. ¿Por qué tendría el cerebro un sitio de unión tan específico a menos que se estuvieran produciendo opiáceos?

¿Y qué relación podrían tener las sustancias químicas de la zona gris periacueductal con otros tipos de opiáceos? El razonamiento llevó a varios investigadores (principalmente J. Hughes, C. B. Pert, H. L. Li, y sus colaboradores) a identificar, casi simultáneamente, la existencia de opiáceos naturales. La terminología utilizada para describir la clase de los diversos compuestos incluye "péptidos opioides endógenos", "endorfinas" y "sustancias opioides endógenas". Dentro de esta clase se han identificado varios tipos de endorfinas, encefalinas y lipotropinas. En su mayor parte, se localizan en zonas anatómicas diferentes; sin embargo, todas son cadenas peptídicas y tienden a tener propiedades similares a las de los opiáceos, además de sus funciones específicas. Los científicos han adoptado la convención de referirse a toda la familia como "endorfinas".

Las endorfinas se encuentran en altas concentraciones en el sistema límbico, el tálamo, la sustancia gris periacueductal y la sustancia gelatinosa de la médula espinal, todas ellas zonas implicadas en la transmisión del dolor. También se encuentran en zonas del cerebro que regulan la respiración, la actividad motora, el control endocrino y el estado de ánimo. Se atribuye a las endorfinas la mayor tolerancia al dolor que se observa en las hazañas heroicas, durante el parto y en los traumatismos importantes, aunque hay pocas pruebas directas de ello. Se sabe que el estrés aumenta las concentraciones de endorfinas tanto en la sangre como en el cerebro, con cambios correlacionados en la tolerancia al dolor.

El mundo de la farmacia tenía grandes esperanzas de que las endorfinas pudieran sintetizarse o extraerse y prepararse para su uso como un narcótico potente y seguro. Por desgracia, resultaron tener todos los efectos secundarios de otros analgésicos: Crean adicción, estreñimiento, confusión y déficits de aprendizaje y memoria; deprimen la respiración, cambian las ondas cerebrales, alteran la actividad motora y producen desequilibrios hormonales[43].

Las endorfinas se ven afectadas por cosas que podemos hacernos a nosotros mismos y por la imaginación. Por ejemplo, Levine y sus colegas han demostrado que el mecanismo del efecto placebo para el dolor son las endorfinas[44].

El efecto placebo es un ejemplo dramático de la imaginación en acción. Por el mero hecho de la expectativa creada tras la administración de un tratamiento de confianza, se produce un alivio del dolor. El método utilizado para demostrarlo consistió en administrar naloxona, morfina o placebo a cincuenta y un pacientes tras la extracción de una muela del juicio. Los pacientes a los que se administró placebo podían clasificarse como respondedores o no respondedores al placebo. En el caso de los que respondieron, la administración posterior de naloxona provocó un aumento de los niveles de dolor.

Queda por estudiar si el llamado efecto placebo en otras circunstancias, como en la recuperación de afecciones infecciosas o enfermedades graves que afectan al sistema inmunitario, puede estar relacionado de forma similar con la liberación de endorfinas. Sin embargo, cada vez hay más pruebas que apuntan a su implicación. Relevantes para el tema son los estudios de Saland et al., que informaron de que las inyecciones de endorfinas en el ventrículo cerebral de la rata provocaban una respuesta celular similar a la de los macrófagos[45]. Investigadores del Instituto de Investigación de la Clínica Scripps han descubierto que la beta-endorfina aumenta la capacidad de proliferación de las células T; 47 y puesto que se sabe que la beta-endorfina es liberada por la hipófisis durante el estrés, el proceso de la enfermedad puede verse particularmente afectado en esos momentos. No se sabe cómo se ve afectado ni en qué dirección.

Otras pruebas sugieren que las encefalinas son "inmunomoduladores endógenos", es decir, que ayudan al sistema inmunitario a luchar contra la enfermedad. Según un informe presentado por N. P. Plotnikoff en la Segunda Conferencia Internacional sobre Inmunofarmacología, celebrada en Londres, las respuestas de las células T extraídas de pacientes con cáncer mejoraron con la exposición a la encefalina. Otros investigadores han señalado la presencia de receptores opiáceos en los linfocitos[46].

Esta información sobre la relación entre las endorfinas y el sistema inmunológico, y las endorfinas y la imaginación, las coloca en la posición de ser probables candidatas a las sustancias químicas curativas de la esperanza. También podrían ser las sustancias químicas curativas de la alegría. Toda la clase de opiáceos endógenos presenta una acción anestésica, aunque sus otras funciones difieran. Dentro del cuerpo humano es imposible afectar a los centros del sistema nervioso central donde se procesa el dolor sin crear también cierto grado de euforia. Este es precisamente el problema del uso crónico de los principales analgésicos: a casi todo el mundo le gusta estar eufórico, y la adicción es posible en cuestión de semanas. Si ser feliz es curativo, y la risa es medicina, entonces el mecanismo bioquímico es sin duda algún aspecto del complejo de endorfinas.

Las actividades que tienen fama de inducir un subidón natural, como correr u otros ejercicios aeróbicos, se han asociado a un aumento de los niveles de endorfinas en sangre. Cuanto más intenso es el ejercicio y más se repite, mayor es la secreción de endorfinas[47].

Goldstein ofrece la primera prueba objetiva de que la música también puede generar cambios asociados a las endorfinas. Investigó lo que denominó "emociones", caracterizadas por sensaciones de hormigueo, que acompañan a los estímulos emocionales. Aproximadamente la mitad de los 249 sujetos encuestados declararon haber experimentado tales sensaciones en respuesta a la música. En algunos de sus sujetos, la sensación se atenuó con naloxona. La música, como se señala en los capítulos 1 y 2, siempre ha desempeñado un papel en las ceremonias curativas tradicionales. Además, desde hace algún tiempo se utiliza como "audioanalgesia", sobre todo por los dentistas. Asimismo, la musicoterapia está reconocida como área de estudio legítima en muchas universidades. Normalmente se considera que la música beneficia al paciente sobre todo porque sirve para distraerlo de las situaciones aversivas de la enfermedad o el tratamiento. El trabajo de Goldstein sugiere que los aspectos terapéuticos de la música pueden ser también bioquímicos, y pide que se estudie a fondo esta cuestión[48].

Y, si alguna vez has ahogado tus penas en un helado de chocolate caliente, sabrás de primera mano cómo la dulzura puede mitigar la miseria. La dulzura se conecta a un centro de placer. Ahora, hay un informe provisional que apoya lo que sospechábamos desde el principio. Los sabores dulces se asocian a la liberación de endorfinas y a una mayor tolerancia al dolor[49]. Esta información puede resolver algunos enigmas: por qué se puede entrenar a una rata para que haga casi cualquier cosa con una galleta de chocolate o incluso una solución acuosa de sacarina como recompensa; por qué los pacientes con dolor crónico comen dulces, a menudo excluyendo cualquier otra cosa; y por qué los niños con bajos ingresos tienen tanto dinero en el bolsillo para comprar caramelos de camino a casa desde el colegio. Cincuenta céntimos al día compran la alegría más barata y rápida que los pobres pueden permitirse.

Otras sustancias químicas autocurativas son la hormona estimulante de los melanocitos alfa, un péptido cerebral recientemente identificado que puede combatir la fiebre 25.000 veces más eficazmente, molécula por molécula, que la aspirina. Se espera que este trabajo en curso, dirigido por James Lipton, Mark Murphy y Dave Richards en el Centro de Ciencias de la Salud de la Universidad de Texas en Dallas, proporcione con el tiempo una alternativa para los medicamentos contra la fiebre que están en el mercado. Yo sugeriría que estos antipiréticos internos también son más eficaces cuando se controlan conscientemente que cuando se toman en forma de pastillas.

Otro sanador natural es la histamina, una sustancia química liberada para ayudar al sistema inmunológico en su ataque. El rubor, la picazón, el enrojecimiento del pecho y la cara en la excitación sexual, la urticaria y las alergias son reacciones exageradas de la histamina, todas íntimamente asociadas con las emociones y, por lo tanto, sobre bases teóricas, susceptibles de dirección consciente. Estoy seguro de que los resultados que hemos obtenido con la biorretroalimentación de la temperatura en individuos que han sufrido retrasos en la cicatrización de heridas se deben en parte a su capacidad para controlar la liberación de histamina y, por lo tanto, acelerar el proceso de cicatrización. (Normalmente se piensa que el aumento de la temperatura refleja un aumento del flujo sanguíneo; sin embargo, una reacción histamínica también elevaría ligeramente la temperatura de la piel debido a la señal que da a los vasos para que se dilaten). Esto queda por comprobar, al igual que toda la farmacopea natural, en cuanto a los límites de su dirección por el proceso de la imaginación.

V

CIENCIAS SOCIALES Y DEL COMPORTAMIENTO: IMAGINACIÓN COMO PSICOTERAPIA

El auge de la civilización en los últimos 2000 años se lee como una historia de la supresión social de la visualización y, por tanto, una negación de uno de nuestros procesos mentales más básicos. La visualización es nuestra forma de pensar. Antes que las palabras, fueron las imágenes.

DON GERRARD, 1975
Introducción a *Ver con los ojos de la mente*
de Samuels y Samuels

U NA vez revisada la evidencia de las ciencias físicas, pasemos a las ciencias sociales y del comportamiento y veamos qué implicaciones tiene la investigación en estos campos sobre el papel de la imaginería en la curación.

Las ciencias del comportamiento y las ciencias sociales, como se utilizarán los términos en este capítulo, incluirán las observaciones de aquellos científicos que estudian el comportamiento del individuo o consideran el entorno cultural en relación con la imaginación y la curación. Son profesionales que bien podrían considerar las funciones y la estructura de las partículas subatómicas, los tejidos y los órganos en relación con el comportamiento, pero la mayoría (no todos, ciertamente) no incluyen estos niveles en sus análisis. Por esta razón, el material se aparta de la tesis básica de este libro, que trata la imagen como íntimamente relacionada con la fisiología, e intenta demostrar la correlación con datos de las ciencias básicas. Sin embargo, aunque la posición de los científicos conductuales y sociales puede ser incompleta, no es inválida; y efectivamente complementa eficazmente otros niveles de la ciencia en términos de ayudarnos a comprender cómo la imagen interactúa con el comportamiento y, en última instancia, con la salud.

LA IMAGEN COMO CONSTRUCTO HIPOTÉTICO

En las ciencias sociales y del comportamiento, la "imagen" se trata como un constructo hipotético, una variable que interviene entre el estímulo y la respuesta. Como tal, la imagen se encuentra en la respetable compañía de otros grandes temas estudiados: el aprendizaje, la motivación, la memoria y la percepción. Ninguno de estos conceptos se considera irreal, o indigno de estudio, o más allá del cambio, incluso si son invisibles. Aunque no se pueda observar el "aprendizaje" o la "motivación", sino solo los cambios en el comportamiento como consecuencia predecible de algún estímulo, se han desarrollado leyes para describir cómo funcionan estos factores.

El nivel más reduccionista de toda la ciencia, la física cuántica, solo estudia en última instancia la construcción hipotética. Las partículas subatómicas no se han observado directamente, como tampoco la imagen. La forma y la función de ambas solo pueden deducirse introduciendo una variable de entrada y midiendo una variable de salida.

Tanto el conductismo como la física cuántica miden fantasmas, con una precisión encomiable, cuantificando los acontecimientos antecedentes y consecuentes. El estatus de estos fantasmas como construcciones hipotéticas bien podría ser solo temporal, a la espera del desarrollo de una tecnología que permitiera una observación más directa de los fenómenos en sí. Por otra parte, si, como sugieren los físicos cuánticos, la imaginación es la base de toda forma, de toda materia, los fantasmas pueden permanecer.

La posición de las ciencias sociales y del comportamiento, reafirmada, es que la imagen es un acontecimiento pautado en el que influyen tanto el entorno interno como el externo, o en una relación entre estímulo y respuesta. En este esquema no es necesario describir la imagen en un sentido fenomenológico. Esto sería menos parsimonioso (es decir, requeriría más variables explicativas) y puede que no contribuyera ni a la predictibilidad ni a la controlabilidad. La mayoría de los conductistas tampoco consideran necesario "fisiologizar" o especular sobre los correlatos neuroanatómicos y bioquímicos de la imagen.

En las ciencias del comportamiento, la imagen, como variable interviniente o constructo hipotético, puede utilizarse como herramienta para reestructurar el significado de una situación, de modo que ya no tenga el poder de crear angustia. Esta interpretación lleva implícita una reducción concomitante de la ansiedad u otras consecuencias emocionales negativas, así como una reducción de los comportamientos que podrían considerarse respuestas a las situaciones que provocan ansiedad. Desde este punto de vista, la imaginería podría considerarse un instrumento importante para prevenir los trastornos que se sabe que son inducidos o exacerbados por el estrés. Hasta la fecha, prácticamente todas las enfermedades analizadas se han asociado con el estrés en alguna medida, incluidas las enfermedades cardiovasculares, la artritis, el cáncer, la diabetes, los trastornos autoinmunes, y así hasta el infinito.

Además de culpar a las incesantes respuestas al estrés, la noción predominante es que otros comportamientos, como los hábitos inadecuados de nutrición, sueño, higiene, ejercicio, tabaquismo e ingesta excesiva de sustancias tóxicas, en realidad causan o provocan gran parte de lo que se considera enfermedad física. Demostrar que la imaginación es un instrumento de cambio de comportamiento corrobora aún más su posición como dispositivo de intervención. Por lo tanto, el paradigma social y conductual identifica y justifica la imaginación como sanadora sin recurrir a los niveles reduccionistas de la ciencia ni a explicaciones sobrenaturales o transpersonales.

TRATAMIENTO DE LA ENFERMEDAD FRENTE A TRATAMIENTO DE LA DOLENCIA

Cuando la perspectiva conductual o cultural se introduce en la metáfora científica, surgen varias cuestiones nuevas que no eran motivo de preocupación mientras la curación se discutía a nivel celular o incluso subatómico. En concreto, ¿qué es la curación? Como señala Arthur Kleinman, la curación es una palabra embarazosa que expone las raíces arcaicas de la medicina, enterradas durante mucho tiempo bajo la fachada de la asistencia sanitaria moderna[1]. Los estudios sobre la curación transcultural están condenados al fracaso precisamente por el problema y la reticencia a definir la curación en las diferentes tradiciones. Incluso con un sistema médico cosmopolita, no hay acuerdo sobre lo que constituye la curación. Los pacientes y los médicos mantienen dos conjuntos separados de criterios con los que juzgan el resultado médico: los médicos tienden a identificar el cambio biológico y los pacientes optan por los componentes más subjetivos de "sentirse mejor" como las variables apropiadas[2]. Kleinman describe dos funciones curativas radicalmente distintas que son típicas de las formas contemporáneas y tradicionales de asistencia sanitaria: controlar la enfermedad y dar sentido a la experiencia individual de la misma[3]. A continuación ofrece definiciones separadas de enfermedad y dolencia: "Llamemos enfermedad a cualquier mal funcionamiento primario en los procesos biológicos y psicológicos. Y llamemos dolencia a las respuestas psicosociales y culturales secundarias a la enfermedad; por ejemplo, cómo el paciente, su familia y su red social reaccionan ante su enfermedad"[4]. Esta distinción entre enfermedad y dolencia, los intentos de tratar una u otra y la definición culturalmente apropiada de curación son, en mi opinión, los aspectos más vitales y olvidados de la atención médica moderna.

Los sistemas que utilizan la imaginación en su sentido preverbal y transpersonal más pleno no sólo estarían influyendo en los procesos biológicos o psicológicos, sino también tratando la enfermedad. Un anciano mohawk, Ernie Benedict, hizo la observación de otra manera: "La diferencia que existe es que las medicinas del médico blanco tienden a ser muy mecánicas. La persona se cura, pero no está mejor que antes. A la manera india, es posible ser mejor persona después de pasar por una enfermedad seguida de la medicina adecuada"[5].

El material de los científicos sociales y del comportamiento se centra en gran medida en la enfermedad y no en la dolencia, en los factores subjetivos (o psicológicos) y en el cambio de comportamiento. Para los que hacen trabajo de campo, esto es prácticamente obligatorio, a menudo por su propia formación limitada en la medición de las variables de la enfermedad. Además, son el comportamiento y los informes verbales, no la sangre ni las radiografías, los que están disponibles para el análisis en los entornos de campo.

TERRITORIO DE LAS CIENCIAS SOCIALES Y DEL COMPORTAMIENTO EN LA SALUD

A medida que avance en el estudio de esta información, seguiré luchando con los problemas semánticos y cognitivos que plantea el debate sobre la salud.

Basándonos en los datos de la fisiología, la bioquímica y la física cuántica, no puede haber una distinción clara entre enfermedad mental y física, ni una diferencia en el territorio de las ciencias médicas y sociales/del comportamiento. Mental/físico, cuerpo/mente, son falsas dicotomías, propias de nuestra cultura. Los esquizofrénicos tienen alteraciones bioquímicas anormales; ¿es eso lo que convierte a la esquizofrenia en un trastorno físico o mental? El cáncer, la diabetes y las enfermedades cardíacas tienen correlatos psicológicos predecibles. ¿En qué categoría deben clasificarse? La dicotomía se vuelve aún más perjudicial a medida que la intervención sigue las líneas territoriales de las distintas especialidades.

En la literatura conductual, la imaginación se describe con frecuencia como el método más eficaz para curar enfermedades imaginarias: utilizar formas de pensamiento para combatir formas de pensamiento. La imaginación también suele ser considerada parte de un mecanismo de afrontamiento en la configuración de la enfermedad, la respuesta a la enfermedad. No es sorprendente que el trabajo conductual en imaginería se centre principalmente en los trastornos mentales. Una excepción son las enfermedades que presentan síntomas físicos, pero que se cree que tienen un origen psicológico, es decir, las llamadas enfermedades psicosomáticas (asma, migraña, colitis ulcerosa, urticaria, artritis reumatoide, hipertensión esencial, etc.).

El término psicosomático ha producido un desafortunado callejón sin salida en el pensamiento, incluso entre los eruditos. Designar algo como "psicosomático" indica que tanto la psique como el soma están implicados en una delicada interacción. Lipowski define el ámbito de la medicina psicosomática como (1) una disciplina científica que se ocupa de los determinantes biológicos, psicológicos y sociales de la salud y la enfermedad; y (2) un conjunto de postulados que encarnan un enfoque holístico de la medicina[6]. Sin embargo, el término ha llegado a implicar que el problema psicológico era primario, dejando una impresión errónea de trastornos físicos que están "todos en la cabeza", o peor aún, "un híbrido improbable de pensamiento clínico, especulación fisiológica y teoría psicoanalítica"[7]. Algunos autores, entre ellos Pelletier[8], afirman que hasta el noventa por ciento de todas las enfermedades tienen componentes psicológicos; por lo tanto, o bien hay que definir correctamente el concepto psicosomático en la literatura médica y psicológica, o bien hay que darle una nueva denominación (como "psicofisiológico"), en la que se entienda que los fenómenos mentales y físicos son interactivos.

La "histeria de conversión" es otra categoría de interés, elegida con frecuencia para describir la etiología de las afecciones de quienes experimentan una rápida mejoría física mediante el uso de la imaginación. El histérico clásico es aquel que, siendo incapaz de enfrentarse al conflicto psíquico, lo desvía inconscientemente hacia el cuerpo. Tras el examen, los síntomas no tienen base orgánica. Se cree que el paciente se beneficia porque al adoptar el papel de enfermo se le proporciona un escape conveniente de una situación irresoluble. La ceguera, la pérdida del habla o del oído y la parálisis parcial o total son síntomas típicos.

Así pues, el territorio de las ciencias sociales y del comportamiento debería incluir todos los trastornos, todas las desviaciones del funcionamiento adecuado o adaptativo, pero normalmente su punto de vista se limita a las categorías tradicionales de enfermedad mental y estrategias de afrontamiento de la enfermedad física. La neurosis, la psicosis, la depresión, la ansiedad y la esquizofrenia se mencionan con frecuencia en el contexto de la curación imaginaria.

Los científicos sociales y del comportamiento han estudiado la imaginación de varias maneras. Una es considerar la imagen y su papel en la cognición y el cambio conductual. Otro método consiste en observar e interpretar el comportamiento de los individuos en sistemas que utilizan la imaginación en un formato curativo. Este último tema suele implicar trabajo de campo, con análisis realizados por sociólogos, antropólogos, psicólogos y psiquiatras interesados en la curación transcultural, mientras que el primero suele llevarse a cabo en un laboratorio de investigación o en un entorno clínico.

Otros enfoques, cada vez más aplicados e influyentes, los llevan a cabo conductistas y científicos sociales que realizan trabajo clínico e investigación en el ámbito de la enfermedad física y que aprecian las interacciones entre mente y cuerpo. Son reacios a segmentar lo que pertenece a lo "mental" y lo que a lo "físico", tanto en la etiología como en la intervención, pero la mayoría de ellos trabajan dentro del modelo médico y le rinden pleitesía. Es tan probable encontrarlos ejerciendo su profesión en unidades de rehabilitación cardiaca, centros de tratamiento del cáncer y programas de control del dolor como en entornos de investigación sanitaria. Aunque la mayoría están más orientados a la investigación que a la clínica, las herramientas clínicas que emplean incluyen asesoramiento y psicoterapia, estrategias cognitivas de afrontamiento, modificación del comportamiento, biorretroalimentación, hipnosis, educación del paciente, técnicas de meditación y relajación e imaginería. Sus intereses de investigación abarcan temas como los comportamientos saludables, la etiología psicológica y los correlatos de la enfermedad, las estrategias de prevención e intervención y la epidemiología. La afiliación profesional de estas personas se conoce como "medicina conductual" o "psicología de la salud", o en algunos sectores como "medicina humanística".

La medicina holística se ha omitido deliberadamente de las categorías conductual y social por varias razones. En primer lugar, al tratarse de una denominación amorfa que ha acogido generosamente a sanadores y métodos curativos de todo tipo imaginable, resulta imposible describir tal diversidad. En segundo lugar, aunque la mayoría de los que se consideran profesionales de la medicina holística están abiertos a la curación con la imaginación (de hecho, la apoyan en gran medida), su interés se ha centrado en las aplicaciones clínicas más que en el establecimiento de una base empírica. Con la excepción de la Asociación Americana de Medicina Holística y las Asociaciones de Enfermería Holística, la mayoría de los grupos no tienen afiliación académica ni profesional. Independientemente de la eficacia o solidez de sus intervenciones, la medicina holística aún no ha realizado una contribución distintiva a los esfuerzos científicos en este ámbito.

CRECIENTE INTERÉS POR LA IMAGEN

Los científicos del comportamiento orientados a la investigación han hecho mucho por analizar la imagen utilizando los métodos de la ciencia. Durante las dos últimas décadas, han empleado sofisticadas herramientas estadísticas y astutas percepciones clínicas para sacar a la imaginación de las filas de los temas denostados y llevarla al terreno de lo aceptable. Los artículos de investigación y las revisiones bibliográficas en revistas y libros han proliferado a un ritmo asombroso. La madurez del enfoque y el interés por el tema quedan patentes en las facciones que se han formado, partidarias de uno u otro marco teórico. Tres asociaciones nacionales activas reúnen a una diversidad de miembros con el interés singular de la imaginación. El *Journal of Mental Imagery* se fundó en 1977 como un foro profesional multidisciplinar, para incluir artículos sobre las experimentaciones clínicas y teóricas de la imaginación.

Entre los grupos profesionales que tienen un interés clínico o de investigación en este campo se encuentran mayoritariamente los psicólogos, pero también los médicos (sobre todo los psiquiatras), los terapeutas artísticos y musicales, los especialistas en educación, los teólogos y los antropólogos. Dentro de la psicología, la imagen se ha investigado desde la perspectiva del trabajo clínico y la psicopatología, la memoria y el aprendizaje, la percepción y la psicología sensorial. Recientemente se han publicado varias excelentes obras editadas que intentan ofrecer una visión de conjunto de, literalmente, miles de artículos y opiniones sobre este tema[9]. La idoneidad y el valor de la imagen como estudio adecuado para las ciencias del comportamiento están claramente establecidos.

Al examinar esta monumental cantidad de trabajos, la mayor decepción es que se pueda abstraer tan poco como directamente relevante para una metáfora científica de la imaginación como sanadora. Por otro lado, cuando la definición de salud incluye la salud mental en toda su complejidad, la adaptación a las costumbres culturales, el aprendizaje de la propia capacidad, una mayor apreciación de las artes y el desarrollo de la creatividad, entonces todo es relevante.

LA IMAGINERÍA EN EL ENTORNO CLÍNICO

El uso de la imaginería en el entorno psicoterapéutico tiene una vasta y rica historia, además de existir todavía en la vanguardia contemporánea. El trabajo ha sido revisado en profundidad por Anees Sheikh y Charles Jordan, que citan 225 referencias, que van desde los primeros trabajos de Freud, Jung y las escuelas europeas hasta los enfoques de los terapeutas modernos[10]. Este artículo erudito merece ser leído en su totalidad. La siguiente tabla contiene sólo una lista parcial de los métodos y las personas implicadas en la terapia con imágenes, y se incluye principalmente para demostrar la amplitud de su aplicación.

Los trastornos que, según los informes, han sido tratados con éxito con imágenes por los conductistas son los que se cree que tienen su origen en problemas cognitivos o de conducta. Se incluyen fobias y ansiedades (miedo a las serpientes, al sexo opuesto, a las alturas, a los lugares abiertos, a hablar en público, a las inyecciones); depresión; afecciones relacionadas con hábitos como la obesidad, el tabaquismo, el abuso de alcohol y drogas; insomnio; impotencia; y "síntomas psicosomáticos".

Sin embargo, como señalan Sheikh y Jordan, los clínicos están más interesados en describir las aplicaciones de la imaginería que en realizar un trabajo experimental sólido para validar "los supuestos fundamentales del proceso que subyacen a estos procedimientos"[11]. Por otro lado, los terapeutas conductuales han investigado mucho, pero han descuidado formular una base teórica. Además, han tendido a situar la imagen fuera del individuo, asumiendo que operaba sobre el comportamiento encubierto como se sabía que otros principios operaban sobre el comportamiento manifiesto[12]. Lo que se necesita es un modelo comprobable que pueda demostrar la validez de las suposiciones de los conductistas, o bien definir el papel de la imagen en el comportamiento de alguna otra manera. A continuación, se presentan algunas propuestas en este sentido.

LAS IMÁGENES DE HAW CAMBIAN
EL COMPORTAMIENTO

Donald Meichenbaum ha desarrollado varias técnicas que utilizan la imaginación como herramienta clínica, entre ellas la "imaginería de afrontamiento" y la "inoculación del estrés". En consecuencia, ha formulado un modelo de tres procesos que explica y desarrolla el efecto de los factores cognitivos (como la imagen) como mediadores del cambio conductual. La primera fase de su entrenamiento consiste en desarrollar la autoconciencia tanto de los comportamientos como de los acontecimientos internos, como pensamientos, sentimientos y reacciones fisiológicas. En segundo lugar, se introducen pensamientos (imágenes) nuevos y adaptativos para sustituir a los angustiosos y desadaptativos. Por último, se anima a la persona a generalizar los pensamientos y comportamientos recién aprendidos fuera de la clínica, en situaciones de la vida real. Se cree que el modelo de tratamiento básico implica la reestructuración cognitiva, y es bastante popular entre los conductistas[13].

Meichenbaum, al describir el efecto de su terapia y de otras terapias basadas en la imaginería, cree que los mecanismos subyacentes son (1) una sensación de control que se adquiere al ensayar las imágenes; (2) el cambio en el diálogo interno que se asocia a los comportamientos inadaptados; y (3) el ensayo mental de las respuestas adaptativas[14].

Jerome Singer propone que la eficacia de la imaginería reside en (1) la capacidad de la persona para discriminar los procesos de fantasía; (2) las pistas del terapeuta sobre las formas de abordar situaciones incómodas; (3) el ensayo de alternativas; y (4) la consiguiente disminución del miedo al abordar situaciones que antes se evitaban[15]. En general, la persona adquiere una sensación de dominio a través del proceso de imaginería.

Con frecuencia, las estrategias de imaginería se utilizan para combatir el dolor asociado a diversas afecciones, sobre todo el dolor de cabeza, el dolor lumbar y el dolor dental. Se aconseja al paciente que se relaje y que imagine escenas agradables, guiadas por el terapeuta o creadas a través de las fantasías individuales del paciente. Un mecanismo que se propone a menudo es que las imágenes sirven de distracción y, por tanto, aumentan la tolerancia al dolor[16]. Otros proponen que las imágenes son más eficaces para controlar el dolor, sobre todo cuando son agradables[17] y promueven atribuciones de autocontrol[18].

LA CURACIÓN CON LA IMAGINACIÓN
COMO FENÓMENO CULTURAL

Pasamos ahora a otro ámbito en el que la curación con la imaginación se describe en el lenguaje de la conducta y en el contexto de los sistemas sociales: el amplio campo de las prácticas curativas no médicas, culturales o populares. Los etnopsiquiatras han sido especialmente prolíficos a la hora de delinear las razones por las que estas prácticas funcionan, y a menudo establecen paralelismos entre las técnicas de los curanderos nativos y las suyas propias. Naturalmente, se centran en los aspectos mentales de la enfermedad y, al igual que los demás conductistas, consideran que la imaginería es más adecuada para las enfermedades imaginarias (no físicas) o como mecanismo de afrontamiento[19] serán asiduamente evitadas en la siguiente discusión.

Los métodos de estudio en esta área se basan normalmente en la observación, siendo la experimentación real inviable y hasta cierto punto irrelevante.

Para este tipo de material, un informe cuidadoso y objetivo, sobre todo si va acompañado de alguna cuantificación, suele considerarse una base de datos aceptable. Otros

Imaginería y psicoterapia

Escuela / Técnica	Autor / Fecha
Autogénica	Schultz & Luthe (1959)
Autohipnosis	Vogt (Jordan 1979)
""	Frank (1910)
Conductual	Anderson (1980)
Reestructuración cognitiva	Miechenbaum (1977, 1978)
Terapia de Reflejos Condicionados	Salter (1949)
Técnicas de condicionamiento conversivo	Cautela (1977)
Imaginería de la muerte	Achterberg & Lawlis (1981)
""	Sheikh (1979)
Método del diálogo	Kretschmer (1969)
""	Happich (1932)
""	Binet (1922)
""	Caslaut (1921)
Ensueño dirigido	A. Freud (Compton, 1974)
""	Silberer (Kosbab, 1974)
Ensueño dirigido	Guillery (1945)
""	Clark (1925)
Psicoterapia Eidética	Ahsen (1965)
Descubrimiento Emergente	Reyher (1977)
""	Horowitz (1968, 1970, 1978)
Terapia Emotivo-Reconstructiva	Morrison (1980)
Enfoque	Gendlin (1978)
Gestalt (humanista/transpersonal)	Perls (1979)

Notas / Condiciones de aplicación

Trastornos físicos; herramienta general de psicoterapia para promover la asociación libre.

Influencia recuperativa y mejora de la eficacia general.

Relajación profunda e hipnagogia.

Revisión teórica y aplicaciones.

Proceso cognitivo para cambiar el comportamiento; inoculación del estrés; estrategias de afrontamiento.

Tratamiento conductual fobias.

Procedimientos de aprendizaje operante y social.

Imaginería en pacientes moribundos.

Aceptación de la muerte.

Técnicas meditativas en psicoterapia.

Enfoque terapéutico utilizando escenas predeterminadas.

Para revelar subpersonalidades inconscientes; "introspección provocada".

Desarrollo psíquico; experiencia extrasensorial.

Imaginería libre y dirigida con niños.

Naturaleza simbólica de las imágenes.

Ensueño dirigido y cambio neuromuscular.

Acceso a los recuerdos de la infancia, neurosis narcisista.

Imagen, patrón somático y significado (ISM).

Asociación libre de imágenes.

Imaginería en psicología cognitiva.

Elicitación e integración de sentimientos.

Reconocimiento de sentimientos, psicología general y problemas físicos.

Fantasía y psicodrama.

Escuela / Técnica	Autor / Fecha
Psicoterapia de grupo	Saretsky (1977)
Imaginería Afectiva Guiada	Leuner (1977, 1978)
Imaginería guiada	Wolpin (1969)
Imaginería/Diagnóstico	Yanovski & Fogel (1978)
Imaginería/Hipnosis	Sheehan (1979)
Sustitución de imágenes	Janet (1898)
Implosión/Inundación	Rachman (1968)
" "	Stampfl & Lewis (1967)
Técnica del consejero interior	Jaffee & Bresler (1980)
Diario Intensivo	Progoff (1963, 1970)
Oneirodrama	Fretigny & Virel (1968)
" "	Desoille (1965)
Psicoanalítica	Freud (Singer & Pope, 1978)
" "	Jung (1960)
" "	Kanzer (1958)
" "	Goldberger (1957)
" "	Kepecs (1954)
" "	Jellinek (1949)
Terapia de psicoimaginación	Schorr (1972, 1978)
Psicosíntesis	Assagioli (1965)
Terapia Racional Emotiva	Ellis (1981)
" "	Lazarus, Abramovitz (1962)
Reacondicionamiento	Williams (1923)
Desensibilización sistemática	Wolpe (1958, 1969)

Notas / Condiciones de aplicación

Métodos de imaginería en grupo.

Imaginería guiada sistemática.

Tratamiento conductual; conducta de evitación.

Proyección de imágenes visuales de Rorschach.

Revisión bibliográfica.

Superación de la histeria, sustitución de ideas.

Extinción de la respuesta de miedo.

" "

Uso del "consejero interior" para el diagnóstico, terapia.

Diálogo interior para el autoconocimiento, cambio.

Ensoñaciones dirigidas.

" "

Trastornos físicos y herramienta general de la psicoterapia para promover la asociación libre.

"Imaginación activa" en psicoterapia.

Imágenes utilizadas con fines de descubrimiento y para seguir el estado de motivación. imágenes utilizadas para aclarar las relaciones entre las sensaciones somáticas y los acontecimientos vitales.

Las imágenes como forma de superar los bloqueos en la asociación libre.

Imágenes como forma de acercarse al inconsciente "en sus propios términos".

Enfoque existencial y fenomenológico.

Ecléctico y humanista, énfasis simbólico.

Trabajo a través de miedos irracionales.

Tratamiento conductual con fobias infantiles.

Tratamiento conductual.

Trastornos del comportamiento; fobias; contracondicionamiento.

científicos, como Jerome Frank, se basan en los informes antropológicos para obtener datos, y especulan y extraen conclusiones de sus propios campos de especialización.

A los efectos de este tema en particular, clasificaré como curanderos a los chamanes, los curanderos, los llamados brujos, los médicos indígenas y los curanderos religiosos contemporáneos. Sin embargo, dentro de un mismo entorno cultural, los títulos pueden designar distintos niveles de habilidad.

En especial, el chamán ha sido señalado históricamente como el más experto en el trabajo con la imaginación. Al hacer las observaciones sobre el mecanismo de curación, los científicos sociales y del comportamiento no suelen reconocer la distinción entre los curanderos, y sus observaciones son razonablemente aplicables a cualquiera que utilice rituales de curación que no se considere que tengan propiedades medicinales activas.

EL PRINCIPIO DE RUMPELSTILTSKIN: DIAGNÓSTICO

Al igual que el médico contemporáneo, el sanador no médico tiene el privilegio del diagnóstico. E. Fuller Torrey expone la importancia de esta tarea, llamándola el "principio de Rumpelstiltskin", en honor al viejo cuento de hadas en el que la magia aparecía cuando se pronunciaba la palabra correcta. Según Torrey, el mero acto de nombrar es terapéutico, ya que transmite la seguridad de que alguien comprende. La creencia típica es que, si se puede entender el problema, o incluso nombrarlo, se puede curar. El paciente siente alivio y puede afrontar el desenlace con tranquilidad. Sólo aquellos que ocupan posiciones de gran respeto en cualquier cultura pueden nombrar el problema. Deben tener una visión del mundo en común con el paciente, y el diagnóstico debe ser relevante para esa visión del mundo para que sea eficaz. (Como dice Torrey, esto plantea un problema importante en cualquier intento transcultural de psicoterapia; es de suponer que también se aplica a cualquier intento de medicina transcultural)[20].

El principio de Rumpelstiltskin es vital en cualquier entorno sanitario. Los pacientes buscan por todas partes un diagnóstico que puedan aceptar, independientemente de si importa un bledo en lo que respecta al tratamiento.

PROVEEDORES DE ESPERANZA, AUTOESTIMA Y REINTEGRACIÓN CULTURAL

Los temas más frecuentes en toda la bibliografía, y los más relevantes para la metáfora que nos ocupa, son que el curandero popular tiene éxito gracias a su capacidad para generar esperanza, reforzar la autoestima vacilante y ayudar al individuo disfuncional a encontrar el camino hacia la paz, alcanzando una aceptación confortable dentro de la comunidad. Estas mismas cualidades se señalan como déficits significativos en las prácticas médicas cosmopolitas, y como razones para emular más los comportamientos del curandero popular. También se presupone que estos esfuerzos producirán una sensación de bienestar, si no cambios reales en el cuerpo; es decir, mejorarán la enfermedad, pero no la dolencia. Otros autores describen el potencial de cambio positivo tanto en la enfermedad como en la dolencia[21].

Ors. Ness y Wintrob afirman que la eficacia de los curanderos populares reside en su capacidad para aprovechar los sentimientos de dependencia, la disminución de la autoestima y la ansiedad de los pacientes para intervenir con promesas de recuperación. El ritual terapéutico proporciona un plan a seguir por toda la comunidad y todos los que participan en él adquieren una sensación de dominio y propósito. La autoestima de los pacientes mejora al ser el centro de la actividad. Y, según estos autores, cuando el curandero invoca fuerzas sobrenaturales, el paciente recibe una validación adicional de ser merecedor de la última forma de ayuda[22].

Weatherhead caracteriza los fundamentos de la curación por la fe (y, por tanto, la imaginación) como una condición de "confianza expectante"[23]. Los curanderos populares tienen la capacidad de suscitar dicha confianza si se presentan como figuras carismáticas o si su reputación de poseer dones especiales ha llegado a ser conocida por el paciente. Cuando se recupera la esperanza, los pacientes se sienten menos deprimidos, más fuertes y con más energía, factores que se cree que están asociados a una curación acelerada[24] o, al menos, a una mejora de la enfermedad.

Torrey cita varios factores característicos que sirven para generar confianza en los curanderos de todo tipo: el viaje o peregrinaje para visitar al curandero (la distancia parece ser importante en este caso); lo impresionante del edificio y su contenido; el carácter distintivo de la conducta del curandero; sus credenciales de formación; y un aire penetrante de poder y misterio, incluso de miedo[25]. La estima del paciente aumenta por el mero hecho de estar en presencia de una persona tan impresionante e importante y recibir toda su atención. Los miedos y ansiedades de los familiares, que pueden contribuir a mantener el papel de enfermo del paciente, también se aplacan al saber que la ayuda es inminente[26].

Una descripción del chamán es apropiada aquí: "Se distingue fácilmente de los laicos por su taciturnidad, su semblante grave y solemne, su paso digno y su circunspección. Todas estas peculiaridades tienden a realzar su influencia y, al hacer que su aspecto sea impresionante y sugiera superioridad, sirven para aumentar su control sobre el pueblo"[27].

Puede invocarse aquí la amplia y casi clásica literatura sobre la impotencia, siguiendo la sólida experimentación de Martin Seligman y sus colegas, así como los informes anteriores de Cannon sobre la muerte vudú[28]. La indefensión puede ser literalmente letal o, salvo eso, significativamente perjudicial para la salud y el bienestar de los individuos. Se han observado cambios de comportamiento distintivos en varias especies cuando se enfrentan a una situación sobre la que no tienen control. Estos cambios podrían describirse antropomórficamente como "rendirse" y van acompañados de indicios de deterioro físico. En los seres humanos, la impotencia suele ir asociada a una depresión grave, apatía y pérdida de energía, incluso antes de que se manifieste clínicamente la enfermedad. Lo esencial del trabajo que interesa a los curanderos es que cuando se restablece el control o la esperanza, ello va acompañado de una mejora física y del comportamiento. En este contexto, los proveedores de esperanza ofrecen un bien curativo.

CURACIÓN TRANSPERSONAL/ESPIRITUAL

Los científicos sociales y del comportamiento suelen ignorar por completo el componente transpersonal o espiritual de la curación popular. Ocasionalmente, los rituales asociados se describen como factores que mejoran la perspectiva psicológica del paciente. Las observaciones de Jerome Frank son típicas en este sentido, y la mayoría de los recursos estudiados lo citan u ofrecen una permutación del mismo pensamiento, a saber: los métodos de curación primitiva implican una interacción entre el paciente y el curandero, el grupo y el mundo de lo sobrenatural; esto sirve para aumentar las expectativas de curación del paciente, ayudarle a armonizar sus conflictos internos, reintegrarle en su grupo y en el mundo espiritual, proporcionarle un marco conceptual que le ayude y estimularle emocionalmente[29]. Continúa diciendo que la función del proceso total es combatir la desmoralización y reforzar el sentido de autoestima del paciente.

Guenter Risse, especialista en historia de la medicina, tiene una visión algo diferente del aspecto espiritual y transpersonal del trabajo imaginario. Cree que la "elaborada red" de relaciones espirituales que crea la sociedad en la que tiene lugar esa curación es una vía de escape incorporada, que permite a los humanos trascender "un aparente determinismo impuesto por los componentes supranaturales del cosmos". Menciona que incluso hoy en día la gente se siente atraída por el ocultismo para trascender las ataduras del determinismo científico. Los rituales, los procedimientos de adivinación y las acciones terapéuticas se derivan, en su opinión, de una visión mágico-religiosa del mundo. "Apelan a los componentes irracionales emocionales de la psique, proveen satisfacción de nuestras necesidades metafísicas y productos de la imaginación"[30].

Las creencias religiosas también pueden abordarse como un aspecto de la teoría del aprendizaje. Es decir, se clasifican como comportamientos supersticiosos, y se definen como instancias que pueden haber sido poderosamente reforzadas por sucesos coincidentes en el pasado cercano o lejano de la tribu. La aplicación de un reforzador intermitente tiene una capacidad conocida e intensiva para mantener el comportamiento humano (los mejores ejemplos son las máquinas tragaperras). Según estos principios, las curaciones que en realidad eran "remisiones espontáneas" o casos de trastornos autolimitados pueden haberse asociado "accidentalmente" a las peticiones sobrenaturales y las actividades mágico-religiosas de los curanderos. Los comportamientos supersticiosos también tienen el efecto de reducir la ansiedad y generar esperanza durante el período intermedio entre la enfermedad y la recuperación. En situaciones experimentales, los comportamientos supersticiosos se han descrito como un puente entre el estímulo y el refuerzo, o como una cadena de comportamientos para mediar en los retrasos entre acontecimientos[31].

LOS RITUALES

La esencia de la curación popular reside en el ritual y no en lo que normalmente se concibe como medicina. Por lo tanto, los observadores sociales y conductuales han intentado describir y/o explicar cualquier efecto curativo en términos de lo que podrían significar los rituales si se llevaran a cabo en circunstancias más modernas.

El consenso es que el valor del ritual reside en lo siguiente: (1) Los largos preparativos que suelen ser necesarios antes del ritual de curación proporcionan algo que los familiares pueden hacer para mostrar su preocupación; (2) los preparativos y la participación en el ritual son una forma de que tanto el paciente como la comunidad sientan que controlan lo que parecía una situación desesperada; (3) se mejoran las relaciones dentro de la comunidad y se refuerza la solidaridad del grupo; (4) el dramatismo y la estética del ritual tranquilizan y distraen; (5) las características del ritual consolidan los lazos entre el paciente y un grupo del que puede haberse sentido alejado; (6) el paciente puede sentir alivio al creer que se establece la armonía entre él mismo y el mundo espiritual; (7) los rituales y símbolos sirven para interpretar el significado de la enfermedad, así como el papel del paciente, en un contexto cultural; (8) la intensidad del ritual conmueve emocionalmente al paciente, lo que aumenta aún más la esperanza o la confianza expectante de que algo importante va a suceder; (9) el coste de los rituales de curación es considerable en la mayoría de las culturas (incluida la medicina occidental), por lo que no es necesario que los rituales de curación sean tan costosos para el paciente, y puede conllevar la preparación de alimentos más preciados y no triviales, lo que aumenta la autoestima, la esperanza y el orgullo del paciente; (10) cuando se utilizan preparados psicoactivos, o cuando se entra en estados alterados o disociativos como consecuencia del ritual, el poder del sanador se ve validado por estas experiencias inusuales, que refuerzan el sistema de creencias espirituales.

Ness y Wintrob aportan observaciones interesantes sobre la eficacia de los estados disociativos en los que entran tanto el curandero como el paciente. Afirman que la experiencia hace que el paciente sea más susceptible a las sugestiones del sanador, y que el estado disociativo puede ser catártico, si se permite al paciente comportarse de un modo que sería socialmente inaceptable en otros contextos[32].

Wolfgang Jilek, psiquiatra y antropólogo que ha realizado trabajos de campo en África oriental, Haití, Sudamérica, Tailandia, Papúa Nueva Guinea y entre los indios del oeste de Canadá, ha demostrado el valor psicoterapéutico del ritual. Aunque las observaciones que figuran a continuación se refieren a la danza de los espíritus de los indios Coast Salish, pueden aplicarse a casi cualquier ritual de curación. Jilek ha identificado los componentes de la actividad o terapia ocupacional, y ha observado que la terapia de grupo es relevante, con la solidaridad y la cohesión del grupo. El ritual ofrece la oportunidad de una abreacción catártica, que se cree que libera de las tensiones emocionales reprimidas a medida que se reviven las situaciones. El psicodrama o actuación dramática es una característica conspicua de muchos rituales curativos. En la terapia moderna, el psico-drama tiene por objeto permitir que la persona exprese sus problemas o actúe en un entorno controlado y de apoyo. Por último, señala el efecto higiénico de la actividad física intensa. De hecho, investigaciones recientes, así como la tradición ancestral, sugieren que la actividad física puede combatir la depresión y mejorar la forma física. El trabajo ritual puede implicar cantos, danzas y cánticos durante días o, en el caso de los danzantes de espíritus, durar meses.

Robert Bergman, un psiquiatra que estudió en una "Escuela de curanderos" navajo y que ejerció la psiquiatría entre los navajos durante varios años, señala otros aspectos. Señala que durante las largas ceremonias o "cantos" de los Navaho, la naturaleza prolongada y tensa del contacto hace inevitable que se revelen conflictos que, si se manejan con habilidad, pueden resolverse. También considera los rituales como un momento de moratoria y punto de inflexión[33].

El tema que entreteje todo el trabajo de los científicos sociales y del comportamiento sobre la enfermedad es que gran parte de la enfermedad está causada por la desarmonía con la naturaleza, con uno mismo y, especialmente, con la comunidad. Cuando toda la comunidad se convierte en una red de curación, cuando se dedica tiempo a centrarse agudamente en el problema y cuando el sistema de apoyo del paciente se hace activo y evidente, la curación de muchas dolencias se hace posible.

VI

ODISEA INMUNOLÓGICA: MENTE Y ENFERMEDAD

Tengo poca paciencia con los científicos que cogen una tabla de madera, buscan su parte más delgada y hacen un gran número de agujeros donde taladrar es fácil.

ALBERT EINSTEIN

E L último capítulo de este libro trata de la mente: el vínculo entre la enfermedad y el entorno, la fuerza que controla el sistema de protección del cuerpo, el almacén de los secretos de la salud y la enfermedad.

El estudio de estos factores es el tema de uno de los campos más apasionantes de la ciencia actual, la psiconeuroinmunología. Este es el campo en el que la investigación sobre el papel de la imaginación en la salud se ha delineado con mayor claridad utilizando el método científico.

Los misterios de las enfermedades incapacitantes y mortales se resolverán, no mediante una inspección microscópica cada vez más fina de los tejidos enfermos, sino mediante el estudio cuidadoso de las personas muy poco comunes que desafían las probabilidades recuperándose o que evidencian una inmunidad inusual y no enferman en primer lugar. Aunque las causas del cáncer, la artritis, la diarrea, la esclerosis múltiple –todas las enfermedades incurables– escapan a la ciencia médica, se sabe mucho sobre el comportamiento de estas células, tejidos y órganos enfermos. Este campo, la fisiopatología, se ha beneficiado de la era de la alta tecnología. Los láseres, los ordenadores y la telemetría han pasado a formar parte del reflector de la medicina, iluminando los fallos del cuerpo humano. Armados con sus relucientes sondas, los científicos han centrado su atención en la descripción del proceso de la enfermedad como un fenómeno aislado, casi separado del huésped que lo padece. Este ha demostrado ser un estilo de investigación extraordinariamente fructífero, información sin parangón en la historia. Pero ha llegado a un punto de rendimiento decreciente. Se gastan miles de millones de dólares en esta o aquella guerra contra la enfermedad. Los comunicados de prensa, impulsados por los receptores de los fondos, aseguran a la nación que las curas están a la vuelta de la esquina. La mayoría de nosotros ya no contenemos la respiración a la espera de los grandes acontecimientos.

Mirar más allá de los tejidos patológicos para examinar las múltiples facetas de la psicología y la fisiología y determinar la causa y la cura de la enfermedad no ha sido un impulso popular en medicina. Nos han seducido las promesas, demasiado tentadoras, demasiado fáciles, de que los gérmenes y los virus eran los culpables de la mayoría de los males de las criaturas de la Tierra y, por tanto, ellos y sus órganos diana debían ser los objetos de interés. Además, el comportamiento de los seres humanos da lugar a una investigación compleja y desordenada, mucho más difícil de interpretar que el comportamiento de las células individuales. Utilizando la analogía de Einstein, no se han hecho muchos agujeros en el extremo grueso del tablero.

Claude Bernard, el gran médico francés considerado el fundador de la medicina experimental, expresó una preocupación similar al observar el fervor de los cazadores de microbios a mediados del siglo XIX. Bernard sostenía que la enfermedad rondaba continuamente, pero que no podía arraigar a menos que el terreno, es decir, el cuerpo, fuera receptivo. Afirmaba que, por tanto, el objeto de estudio adecuado debía ser el propio terreno. Pasteur, por supuesto, junto con Koch y otros de su generación, participó en la valiente tentativa de identificar y conquistar el germen, y librar así a la humanidad de la enfermedad. Se cuenta que, en su lecho de muerte, tras sucumbir a uno de los gérmenes que había intentado en vano irradiar, Pasteur reconoció que Bernard, por desgracia, tenía razón. El microbio no es nada, el terreno lo es todo.

Bernard enseñaba que el estudio de la fisiología y, por consiguiente, de la fisiopatología, debía ser bastante reduccionista, al menos al principio. "Cuando analizamos las manifestaciones complejas de cualquier organismo, debemos separar los fenómenos complejos y reducirlos a un cierto número de propiedades simples pertenecientes a organismos elementales; luego reconstruir sintéticamente el organismo total en el pensamiento, reuniendo y ordenando los organismos elementales, considerados primero por separado y luego en sus relaciones recíprocas". Bernard insistía siempre en el medio interno, en la asombrosa constancia del medio interno y en la capacidad de este para protegerse y defenderse del medio externo en el que se encontraba el organismo.

VACUNACIÓN: ENTRENAR EL SISTEMA INMUNITARIO

Todos los seres vivos (incluidas las plantas) tienen la capacidad de defenderse contra las enfermedades. La mayor parte del tiempo, esa red de defensa funciona extraordinariamente bien para proteger al organismo de cualquier invasión que perturbe el sistema. Cuando no funciona, ya sea por razones genéticas, por una exposición excesiva o insuficiente a las sustancias ofensivas o por una falta de vitalidad debida a diversas razones, incluido el estilo de vida, puede entrenarse para atacar con vigor y una puntería muy selectiva. La inmunización mediante vacunas se basa en esta capacidad natural del organismo para aprender a defenderse. Las vacunas han sido la defensa más eficaz de la medicina contra las enfermedades. Los primeros humanos aprendieron que el contacto con una infección mortal les dejaba un extraño poder que les protegía de posteriores encuentros. Los chamanes, muchos de ellos, se habían enfrentado cara a cara con la muerte antes de que su vocación se hiciera evidente. No cabe duda de que su credibilidad se debía en parte a la inmunidad adquirida gracias a la enfermedad.

Hace siglos, chinos, griegos, turcos e indios orientales sabían que la viruela, el azote más temido, el mayor asesino de todos, podía prevenirse inyectando trozos de tejido o pus de una víctima en una persona sana. En la India, esta espeluznante técnica se consideró hábilmente refinada. Los donantes de tejidos se seleccionaban entre personas que habían tenido un caso leve de viruela o que ya habían sido vacunadas, o el pus y los tejidos se secaban durante un año antes de ser utilizados como material de inoculación. Todos estos métodos disminuían significativamente el riesgo de inoculación con una cepa particularmente mortal de la enfermedad. A principios del siglo XVIII, cuando Lady Mary Wortley Montagu introdujo los métodos orientales en Inglaterra, un tercio de los adultos llevaban el recuerdo picado de la enfermedad. Se decía que una madre no se atrevía a contar a sus hijos hasta que la epidemia de viruela hubiera pasado, porque cabía esperar que uno de cada catorce niños muriera durante el asedio. Las inoculaciones salvaron al 99% de los tratados. Sin embargo, debido a las muertes ocasionales, normalmente por agujas sin esterilizar, la vacunación pronto se prohibió en Inglaterra y también en Colombia[1].

Los esfuerzos de Lady Montagu tuvieron un éxito notable, y bien podría haber pasado a la historia como un ángel de la misericordia, la salvadora de los niños, una heroína para todos los tiempos. Sin embargo, Europa e Inglaterra no estuvieron preparadas para curarse de la viruela hasta unos cien años después. Entonces apareció en escena el Dr. Edward Jenner. Como granjero, sabía que las ordeñadoras y los peones de las granjas eran notorios por su cutis inmaculado. También conocía la costumbre de los padres rurales de insistir a sus hijos en que tocaran las ubres de las vacas infectadas. Lejos de ser un mero comportamiento supersticioso, estaban adquiriendo inmunidad contra la viruela. Se estaba enseñando a sus sistemas inmunitarios a reaccionar y matar a cualquier invasor que se pareciera a la viruela. En 1798, Jenner publicó sus éxitos en la inoculación de seres humanos con líquido de vacas infectadas, y en el transcurso de nuestra vida hemos visto cómo la enfermedad casi desaparecía de la faz de la tierra. La antigua técnica de utilizar microorganismos inofensivos o debilitados para estimular y afinar el sistema inmunitario es el principio de la vacunación moderna, y a ella se puede atribuir el mérito del gigantesco salto sanitario del último siglo. En 1910 ya se habían desarrollado vacunas contra la difteria, la fiebre tifoidea y el tétanos. Y hasta la fecha, la poliomielitis, el sarampión, las paperas, la rubeola, la tosferina y muchas formas de gripe ya no son una amenaza, gracias a la increíble capacidad del sistema inmunitario para aprender nuevos trucos.

¿QUÉ TIENEN EN COMÚN EL SISTEMA INMUNITARIO Y LOS PERROS?

De forma natural, el sistema inmunitario sabe mucho sobre defensa. Parte de su información está codificada genéticamente, otra parte proviene de la madre durante la vida prenatal y, más tarde, de la leche materna. Los glóbulos blancos, principales representantes del sistema inmunitario, tienen una asombrosa capacidad para distinguir entre amigos y enemigos. Una vez identificado el enemigo, los glóbulos blancos disponen de medios de destrucción que pueden incluir venenos, técnicas explosivas, estrangulación e inmovilización. Cuando las habilidades de los glóbulos blancos se tuercen, es posible que aparezcan enfermedades autoinmunes, como la artritis reumatoide y la esclerosis múltiple, así como enfermedades infecciosas y cáncer.

Lo que el sistema inmunitario aún no sabe, o no ha aprendido con la vacunación, puede aprenderlo de otra forma. A Ivan Pavlov, el gran fisiólogo ruso, se le atribuye el establecimiento de las bases para comprender cómo se produce el aprendizaje en los seres vivos: perros, humanos, monos e incluso células individuales y poblaciones celulares. Pavlov descubrió que, si hacía sonar una campana y luego ofrecía carne a un perro varias veces, éste no tardaba en responder a la campana como si fuera carne: salivando, lamiendo y dando las habituales respuestas anticipatorias de tipo canino a la comida. El emparejamiento de un estímulo que producía de forma natural una respuesta alimentaria (la comida) con otro que no lo hacía (el timbre) pronto provocó una asociación entre los dos estímulos. El perro había aprendido a responder a la campana como si fuera comida.

Este tipo de aprendizaje tiene consecuencias dramáticas para los seres humanos. Nuestros cuerpos aprenden a responder a sonidos de pasos en la oscuridad; incluso aprenden a responder a pensamientos de pasos en la oscuridad, como si realmente estuvieran allí. Todos los cambios bioquímicos que se producen durante la exposición en la vida real pueden suceder igualmente durante la fantasía. Pensar en un encuentro apasionado puede hacer que fluyan los mismos jugos que el propio encuentro. Una bocanada de lavanda fresca puede provocar un torrente de recuerdos de la acogedora habitación de una abuela cariñosa, junto con sensaciones de relajación y seguridad.

Se sabe desde hace décadas que el ritmo cardíaco y otras funciones llamadas autónomas o involuntarias pueden entrenarse para responder de diversas maneras creando una situación como la que acabo de describir, mediante la asociación de un estímulo que normalmente produce ese cambio y otro que es neutro o no lo produce. Robert Ader y sus colegas del Centro Médico de Rochester han demostrado de forma concluyente, estudio tras estudio, que los glóbulos blancos, el ejército de defensores del organismo, pueden entrenarse de la misma forma que el perro de Pavlov[2]. La esencia del trabajo de Ader, realizado con ratas, es que cuando un agente inmunosupresor (una sustancia química venenosa que mata los glóbulos blancos o inhibe su función) se combina con un estímulo inofensivo, como una solución de sacarina, los glóbulos blancos aprenden a responder a la sacarina como si fuera el propio veneno. De hecho, la tasa de mortalidad está relacionada con la cantidad de solución inofensiva consumida, salvo que, obviamente, ya no es inofensiva para los glóbulos blancos condicionados.

Actualmente se está trabajando para responder a la pregunta más apremiante: ¿es posible activar o reforzar el sistema inmunitario mediante el mismo procedimiento? Las ramificaciones médicas del trabajo se han demostrado en un estudio reciente con ratones neozelandeses[3]. Estos ratones se suelen utilizar para estudiar el lupus eritematoso sistémico (LES), un trastorno autoinmune grave que afecta a los humanos y se considera incurable. En la mayoría de los trastornos autoinmunes, así como en el cáncer, las citotoxinas (venenos celulares) son a veces un tratamiento eficaz. Se cree que detienen la multiplicación progresiva de las células ofensivas, que son más susceptibles al veneno que las células buenas y sanas. Ader y Cohen emparejaron la citotoxina ciclofosfamida con sacarina. Los resultados indicaron que el desarrollo de complicaciones y la mortalidad se retrasaron en los ratones que habían sido condicionados a responder a la sacarina como si fuera ciclofosfamida. Es concebible que un emparejamiento similar pueda funcionar con los seres humanos: emparejar la quimioterapia con una sustancia neutra, entrenando así al cuerpo para que responda a la sustancia neutra y utilizándola de forma intermitente en lugar de la sustancia química tóxica. El beneficio terapéutico estaría servido si se pudiera idear alguna programación de este tipo para reducir los efectos secundarios tóxicos del fármaco.

LA MENTE Y LA INMUNIDAD

Stephen Locke y Mady Homing-Rohan publicaron una bibliografía comentada de más de 1.300 artículos científicos, todos escritos desde 1976, relacionados con la influencia de la mente en la inmunidad y las vías neuroendocrinas asociadas[4]. Como todos los grandes descubrimientos, estos trabajos proceden simultáneamente de cientos de investigadores que, trabajando de forma independiente, llegan a una misma conclusión. La conclusión es que ya no podemos pensar en la inmunidad frente a la enfermedad como algo que pueda estudiarse exclusivamente in vitro, en un tubo de ensayo o bajo un microscopio, o de otro modo solo fuera del organismo vivo. El sistema inmunitario es más inteligente que eso. Reacciona a los mensajes del cerebro; de hecho, está controlado por el cerebro.

Desde 1950, se han publicado trabajos que demuestran que el cerebro, en particular las estructuras relacionadas con las emociones (el hipotálamo y la hipófisis), puede estimularse artificialmente para aumentar o disminuir la actividad del sistema inmunitario[5].

En nuestro laboratorio realizamos algunos de estos trabajos y descubrimos que cuando estimulábamos ligeramente una zona del cerebro de la rata llamada hipotálamo medio, la capacidad de los macrófagos (literalmente, los glóbulos blancos "comedores de gigantes") para consumir la "basura" de la sangre disminuía invariablemente[6]. Otros investigadores informan de que son capaces de aumentar la actividad del sistema inmunitario con la estimulación de otras partes del hipotálamo. Naturalmente, este trabajo se realiza siempre en el laboratorio animal, y hay que tener cuidado cuando se hacen generalizaciones entre especies. Sin embargo, en muchas áreas del cerebro existe una notable correspondencia entre estructura y función, demostrada por todos los mamíferos. El hipotálamo de la rata, por ejemplo, tiene el mismo aspecto y actúa como el hipotálamo humano. Interviene en la regulación de la temperatura, la alimentación y la bebida; en los comportamientos sexuales y las respuestas emocionales; y en el envío de señales a la hipófisis, la compleja glándula pedunculada que controla las secreciones hormonales. Podemos suponer que, en los humanos, como en las ratas, el hipotálamo está implicado en la inmunidad.

Se creía que la mediación entre las estructuras cerebrales y el sistema inmunológico se producía exclusivamente a través del sistema endocrino, hasta que la Dra. Karen Bulloch publicó su investigación en 1981. Ella conjeturó que, puesto que el timo (que estimula la producción de células T) es crucial para el desarrollo del eje hipotalámico hipofisario durante el periodo perinatal, así como para la competencia inmunitaria postnatal, debería haber pruebas de vías neurales que conectaran estas estructuras. En consecuencia, pudo identificar proyecciones neurales desde la médula espinal y la médula a la glándula timo, tanto en ratas como en ratones, lo que sugiere un papel de estas estructuras del sistema nervioso central en la regulación de la función tímica[7].

Pero hasta ahora sólo hemos abordado las llamadas áreas cerebrales inferiores en lo que respecta a su papel en la inmunidad. La mente, por otra parte, suele ser sinónimo del propio córtex. ¿Cómo pueden influir en la inmunidad las múltiples facetas de la mente evolucionada: su estructura de lenguaje, su almacenamiento masivo, su capacidad para reflexionar y pensar sobre sí misma? Examinemos brevemente la estructura y la función del cerebro en relación con esta cuestión. Para empezar, el hipotálamo (que, como ya hemos mencionado, desempeña un importante papel regulador en la función inmunitaria) está íntimamente conectado con las partes del cerebro implicadas en las emociones, es decir, el sistema límbico. El sistema límbico, a su vez, forma una red de conexión con los lóbulos frontales, que son la parte más evolucionada de la corteza cerebral y se consideran fundamentales para la imaginación y la planificación del futuro. De todos modos, el cerebro es en realidad una malla de vías interconectadas, y la actividad en cualquiera de sus partes afecta de algún modo a toda la configuración.

Existen pruebas de la especialización de los hemisferios corticales en determinados aspectos de la inmunidad. Bardos y sus colegas han demostrado que, en ratones, es el hemisferio izquierdo del córtex el que controla la reactividad de las células T asesinas[8]. Geschwind y Behan han realizado algunos hallazgos similares en humanos, identificando una relación entre la zurdera (es decir, la dominancia del hemisferio cerebral derecho) y la inmunidad[9]. Estos estudios, como la mayoría de los trabajos en el campo de la psiconeuroinmunología, obviamente deben repetirse para incluir muestras más amplias y medidas adicionales antes de poder llegar a conclusiones sólidas. No obstante, está claro que el córtex desempeña algún papel en la respuesta inmunitaria.

La información presentada anteriormente forma parte de la tesis de esta sección, es decir, que el cerebro y el sistema inmunitario están conectados. Sin embargo, es de mayor interés saber si los comportamientos o acontecimientos reales que se sabe que son modulados por diversas áreas cerebrales también pueden asociarse con cambios en el sistema inmunitario. Para obtener esta información, volvemos de nuevo a la literatura sobre el estrés, recordando las vías propuestas en el capítulo 4 que implican a la corteza, el sistema límbico, el eje hipotalámico-hipofisario-suprarrenal y la subsiguiente inhibición de diversos mecanismos de curación. Durante los periodos de mucho estrés como los vuelos espaciales y la recuperación, los exámenes escolares y después de largos periodos de insomnio, se ha comprobado que el sistema inmunitario está significativamente reprimido. El año posterior a la muerte de un esposo o esposa querido siempre se ha reconocido como el periodo más vulnerable, en el que es muy posible que se produzca la enfermedad. Varios estudios han demostrado que esta vulnerabilidad tiene una base muy real. Durante un periodo de tiempo tras la muerte de un ser querido, el sistema inmunitario suele perder su capacidad de reaccionar tan bien como debería, lo que crea un clima apropiado para una mayor susceptibilidad a las enfermedades. Además, la identificación de los antecedentes estresantes previos a la aparición de enfermedades que afectan al sistema inmunitario ha sido un campo de investigación fértil durante dos décadas.

Los críticos de la investigación psico-neuro-inmunológica señalan que, a pesar de los hallazgos mencionados, no se han realizado estudios prospectivos en los que se identifiquen los factores estresantes, se descubra que los diversos componentes del sistema inmunitario están suprimidos y se observen enfermedades relacionadas con el sistema inmunitario. En otras palabras, tenemos pruebas de que el estrés precede a la enfermedad y de que el estrés inhibe la respuesta inmunitaria, pero nadie ha demostrado de forma concluyente que la respuesta inmunitaria inhibida asociada al estrés se traduzca realmente en una enfermedad física. La observación es acertada y, sin duda, la investigación futura debería tenerla en cuenta. En cualquier caso, cada vez es más difícil rebatir la implicación del cerebro en la inmunidad y, por consiguiente, en la salud.

AHORA LAS BUENAS NOTICIAS

Hasta ahora, todo esto parece bastante desalentador: ratas que aprenden a enfermar y glóbulos blancos que olvidan su función ante el estrés. La información sobre cómo utilizar estos mismos procesos mentales para recuperarse ha tardado mucho más en llegar. Me atrevería a decir que la mayoría de la gente, incluidos los científicos, cree que nosotros mismos enfermamos, pero que necesitamos ir al médico para curarnos. Es inconcebible que la especie humana haya llegado tan lejos con el talento exclusivo de ponerse enferma. No sería ni adaptativo ni favorecería la supervivencia de los más aptos. Veamos algunas de las pruebas que favorecen la posición de que lo que imaginamos y cómo elegimos vivir también puede tener un efecto positivo en el sistema inmunitario.

Podemos aprender mucho sobre el proceso de la enfermedad estudiando los casos especiales: los individuos anómalos que consiguen sobrevivir o recuperar la salud en contra de todas las sombrías predicciones de los adivinos, y aquellos que llevan consigo un colchón de protección contra el mar de microbios y las tensiones de la vida. Este trabajo suele centrarse en el cáncer. En cierto sentido, el cáncer puede considerarse una enfermedad del sistema inmunitario. Ciertos glóbulos blancos, llamados células T, están dirigidos a identificar y destruir todas y cada una de las células cancerosas que encuentran a su paso de una forma maravillosa. Imagínese un poderoso enano, lleno de toxinas letales, acechando a su presa. Al encontrar la temida célula cancerosa, se lanza hacia el interior como un misil, liberando sus sustancias químicas. Se forman ampollas en la célula cancerosa, que parecen haber sido asadas en una parrilla caliente. Las ampollas aumentan de tamaño y, en una milésima de segundo, la célula cancerosa explota en el olvido. Los macrófagos son llamados a escena como parte del equipo de limpieza: se hinchan, unen sus fuerzas y se dirigen al lugar de la destrucción, programados para digerir cualquier trozo restante.

Ahora se cree que este proceso ocurre regularmente en un cuerpo sano. Cualquier célula normal tiene el potencial de perder el rumbo y convertirse en una versión aberrante de sí misma, una que sólo sabe cómo crecer salvajemente, a costa de su huésped. Al igual que a menudo albergamos el potencial de infecciones por estreptococos y estafilococos, también tenemos células malignas dispersas, que son mantenidas a raya por las células T y los macrófagos. Esta es la teoría de la vigilancia del cáncer, una teoría que, aunque sigue siendo controvertida, ha adquirido cierta relevancia. Sólo cuando los defensores que merodean no logran reconocer o matar eficazmente al enemigo se permite que las células cancerosas se multipliquen y se conviertan en una enfermedad en toda regla. Si el cáncer entra en remisión, lo hace a través de este mismo proceso: la horda defensora ha logrado flanquear el tumor.

REMISIÓN ESPONTÁNEA

En la literatura médica hay numerosos casos documentados de la llamada remisión espontánea del cáncer. Eric Peper y Ken Pelletier realizaron una búsqueda informática utilizando recursos de bibliotecas médicas y obtuvieron más de 400 casos[10]. Sin duda hay cientos de miles de casos de este tipo que siguen siendo del conocimiento personal de los profesionales de la salud, pero que no se publican. "Remisión espontánea" es un término extraño, que significa que la enfermedad desapareció sin intervención médica y sin razón conocida. Es uno de esos acontecimientos sorprendentes en la salud, como el efecto placebo, que atestigua la capacidad del cuerpo para curarse a sí mismo. Dado que ni el efecto placebo ni la remisión espontánea tienen que ver con la medicina "real", han pasado desapercibidos. Los casos generalizados de remisión espontánea plantean preguntas sin respuesta: ¿Quiénes son estas personas? ¿Qué ha ocurrido en sus vidas? ¿Qué le ocurrió a su sistema inmunitario para provocar un cambio tan drástico?

Al analizar la gran variedad de circunstancias, hay varias respuestas plausibles. Elmer y Alyce Green llegaron a la conclusión de que el único factor común entre los 400 casos citados en la bibliografía antes mencionada era un cambio de actitud previo a la remisión, que implicaba esperanza y sentimientos positivos[11]. Algunos de los pacientes encontraron una cura en la que creían, ya fuera el santuario religioso de Lourdes o una dieta de moda. He observado que las personas que entran en remisión lo hacen después de aferrarse a una "cura" como verdaderos creyentes, ignorando la disuasión, desafiando las probabilidades y la opinión médica. No me cabe duda de que las cifras de curaciones comunicadas por los practicantes marginales suelen estar infladas, pero de todos modos se producen algunas. Aparentemente, cualquier cosa puede funcionar si se cree en ella lo suficiente, incluyendo la hierba de trigo, las pinturas de arena Navaho, las aguas curativas y la quimioterapia. (No hay ninguna razón lógica para creer que las personas que se recuperan después de que grandes venenos asalten su sistema, como en la quimioterapia, no sean también casos de remisión espontánea; también se puede considerar que se han puesto bien por su actitud y a pesar del tratamiento).

He tenido el privilegio de conocer muchos casos de remisión de todo tipo de enfermedades graves, tanto de pacientes como de médicos. Después de cada presentación del material sobre la imaginación y la salud, un puñado de personas me paran y, con la cara radiante, obviamente sintiendo todavía el asombro de todo aquello, me cuentan las circunstancias de su recuperación de la salud. Oigo hablar una y otra vez de procedimientos de imaginería autodescubiertos que se adoptaron por pura desesperación. Temiendo las consecuencias de la enfermedad, o incluso del tratamiento propuesto, los pacientes se volvieron hacia sí mismos y empezaron a trabajar intensamente con la mente.

Una fisioterapeuta me habló de una época de su vida en la que estaba a punto de terminar el máster y sufría una hemorragia uterina masiva. Se habían probado todos los tratamientos habituales: hormonas, dilatación y curetaje, reposo en cama. El único tratamiento que quedaba era la histerectomía, una opción desagradable ya que, en primer lugar, probablemente le impediría graduarse en la fecha prevista; pero lo más importante era que no estaba dispuesta a enfrentarse a una vida sin hijos a su edad. Sabía que no podía seguir sangrando tan profusamente sin graves consecuencias. Rechazó la operación durante una semana y se recluyó. Durante ese tiempo visualizó una luz blanca que iluminaba su útero con sus rayos curativos. Al final de la semana, la hemorragia se había detenido por completo. De eso hacía ya cinco años, y desde entonces no había vuelto a tener problemas similares. No había contado su historia a mucha gente y, al pertenecer a una profesión médica, se sentía un poco avergonzada por las circunstancias de su recuperación. Tampoco era consciente, ni siquiera cuando hablé con ella, de que la luz blanca se había utilizado durante siglos en todas las partes del mundo precisamente para lo mismo que ella decidió utilizarla.

Hace unos diez años, participé en un programa de salud en una de las iglesias metafísicas de un suburbio de Los Ángeles. La iglesia estaba situada en un precioso jardín y tenía esa cualidad especial que he aprendido a asociar con las iglesias cuyos fieles no tienen miedo a pensar cosas nuevas. Tras las presentaciones principales, el ministro contó una historia que sólo unos pocos feligreses habían tenido el privilegio de escuchar. Varios años antes, había tenido una llaga en la boca. Acudió a su dentista y luego a un cirujano que le hizo una biopsia y le diagnosticó un tumor maligno. La lesión crecía rápidamente y la cirugía recomendada requeriría la extirpación de una parte bastante grande de la mandíbula. Sabía que primero debía buscar un lugar de curación y, rebuscando en su mente, lo encontró rápidamente en sus recuerdos de una visita al rompeolas de la costa de Oregón. Viajó hasta allí y pasó varios días en profunda meditación, concentrándose excluyente e intensamente en que los tejidos de su boca volvieran a la normalidad. Como pastor, su querida carrera dependía de su capacidad para hablar en público. Había conseguido una fiel congregación e incluso una creciente reputación por su trabajo en televisión y radio. Las extensas intervenciones quirúrgicas acabarían con todo eso. Cuando regresó a casa, una segunda biopsia indicó que no había indicios de enfermedad.

El Dr. Stanley Krippner, un conocido científico que ha estudiado curanderos inusuales, dio un seminario recientemente en Dallas. Al final de su presentación se le preguntó qué acontecimiento le había convencido más de la existencia de habilidades curativas especiales. En lugar de mencionar los nombres de los sanadores superdotados que había estudiado, dio un ejemplo personal. Quince años antes, le habían operado de un problema abdominal. La incisión no cicatrizó, y una abundante supuración de la herida indicaba la existencia de algún problema interno. Su fisioterapeuta estaba preocupado e insistió en que permaneciera en cama hasta que desapareciera el problema. El Dr. Krippner llamó a una de sus amigas que tenía talento para diagnosticar enfermedades. Le dijo que creía que el problema radicaba en cuatro puntos de sutura, que o bien estaban mal colocados o se habían abierto camino hasta una posición irritante. Empezó a imaginarse los puntos saliendo por el tubo de drenaje. Al cabo de dos días, dos puntos de doble nudo salieron por el tubo y la lesión se curó enseguida.

Siempre me conmueven estas historias. Más que cualquier investigación, corroboran la capacidad tan especial del ser humano para curarse a sí mismo cuando nada más puede hacerlo. Todos estos casos podrían considerarse remisiones espontáneas, algunos de afecciones más graves que otras. Todos fueron esfuerzos conscientes de utilizar la imaginación, y las personas implicadas dijeron que fue uno de los trabajos mentales más difíciles que habían hecho en su vida.

¿QUÍMICOS DE CONFIANZA?

La remisión espontánea no tiene por qué ser siempre consecuencia de un intento consciente de utilizar la imaginación con fines curativos. También puede seguir a acontecimientos que no sólo conducen a la esperanza, sino a la plena confianza en que la buena salud es inminente.

Bruno Klopfer contó la conmovedora historia de un hombre que se enteró de que se estaba probando el Krebiozen, una nueva cura milagrosa, en el hospital donde le habían enviado a morir. En un principio, el comité del estudio lo rechazó por estar demasiado cerca de la muerte para cumplir sus criterios.

Creyendo que el Krebiozen era su última y única esperanza, les convenció para que le dieran el fármaco experimental. Klopfer informó: "¡Qué sorpresa me esperaba! Lo había dejado febril, jadeante, completamente postrado en la cama. Ahora estaba aquí, paseándose por la sala, charlando alegremente con las enfermeras y difundiendo su mensaje de buen humor a todo el que quisiera escucharle. Inmediatamente me apresuré a ver a los demás que habían recibido su primera inyección al mismo tiempo. No se observó ningún cambio, ni a peor. Sólo en el Sr. Wright hubo una brillante mejoría. Las masas tumorales se habían derretido como bolas de nieve sobre una estufa caliente, y en sólo estos pocos días, ¡eran la mitad de su tamaño original! Se trata, por supuesto, de una regresión mucho más rápida que la que podrían mostrar la mayoría de los tumores radiosensibles sometidos a rayos X intensos administrados todos los días. Y entonces sabíamos que su tumor ya no era sensible a la irradiación. Además, no había recibido ningún otro tratamiento aparte de la única "inyección" inútil. El Sr. Wright dejó el hospital prácticamente libre de síntomas, e incluso voló su propio avión a 12.000 pies sin ninguna molestia"[12].

Entonces aparecieron en las noticias informes contradictorios sobre la eficacia de Krebiozen. La fe del Sr.Wright decayó y, tras dos meses de salud, volvió a su estado original .Pensando que no tenían nada que perder, sus médicos le administraron una dosis especial de "doble potencia", o eso le dijeron. En realidad, era agua pura. De nuevo, volvió a recuperar la salud. La recuperación de su segundo estado casi terminal fue aún más espectacular que la primera: las masas tumorales se disolvieron, el líquido torácico desapareció, volvió a caminar e incluso volvió a volar[13]. Pasaron otros dos meses antes de que la Asociación Médica Americana anunciara sus conclusiones: "Pruebas a nivel nacional muestran que Krebiozen es un medicamento inútil en el tratamiento del cáncer". El Sr. Wright sucumbió a los pocos días del anuncio.

Otros casos de remisión espontánea se dan cuando la vida da un vuelco radical y el proceso de vivir se acoge con entusiasmo. La enfermedad, en sí misma, puede haber sobrevenido tras un cambio vital significativo que haya hecho que la vida perdiera sentido. Los momentos de nuestras vidas en los que las probabilidades de padecer cáncer, o incluso cardiopatías, aumentan son aquellos en los que el esfuerzo creativo ha cesado: los dos años que siguen a la jubilación o el periodo posterior a la partida del último hijo, independientemente de la edad que se tenga cuando esto ocurre. Cuando el crecimiento emocional e intelectual cesa, la malignidad, un nuevo y mortal proceso de crecimiento, toma el relevo. Para algunos, se trata de una consecuencia reversible si la energía se vuelca en un esfuerzo creativo renovado.

Larry LeShan, a partir de sus años de experiencia como científico y terapeuta, afirma que hay básicamente tres razones por las que una persona no quiere morir: o bien (1) teme las circunstancias de la muerte o del morir: el dolor, lo desconocido, la impotencia; o bien (2) quiere vivir para los demás, satisfacer sus demandas y expectativas; o bien (3) quiere vivir su propia vida para "cantar la canción única de su propia personalidad"[14].

LeShan dice: "Por razones que no comprendo del todo, el cuerpo no movilizará sus recursos para ninguno de los dos primeros casos.Solo para el tercero entrarán en juego las capacidades de autocuración y autorrecuperación del individuo. Cuando los individuos con cáncer comprenden esto y empiezan a buscar y luchar por su propia música especial en las formas de ser, relacionarse, trabajar, crear, tienden a empezar a responder de forma mucho más positiva"[15].

El cuerpo dispone de mecanismos especializados para curarse de la mayoría de las grandes catástrofes. Los huesos se curan tras ser estimulados con algo conocido como proteína morfogenética ósea (BMP), que induce a los fibroblastos –células óseas que se han curado como cicatriz tras un tumor o una mala fractura– a funcionar como condroblastos o células normales productoras de cartílago. La piel y otros órganos han desarrollado formas de reacondicionarse constantemente, o de seguir funcionando frente a los daños. Del mismo modo, el sistema inmunitario está afinado para buscar y destruir a todos los enemigos anormales o extraños que invaden el cuerpo, incluidas las células cancerosas. Todo lo que no se parece a "uno mismo" es atacado implacablemente.

En los casos de recuperación inusual, los responsables son los mecanismos de curación normales. Nunca se han identificado métodos únicos de curación más allá de los que normalmente pone en marcha el cuerpo en su propia defensa, independientemente de la fuente de curación. Alexis Carrel, un astuto observador de la escena científica, informó sobre las llamadas curaciones milagrosas de Lourdes. La Oficina Médica de Lourdes registra cuidadosamente estas curaciones y las pone a disposición de los interesados. También se invita a los médicos a examinar a los pacientes que entran y salen del santuario curativo, y la propia Lourdes ha sido el centro de la Asociación Médica Internacional. Carrel afirma que, en realidad, allí se produjeron muy pocas curaciones milagrosas. Sin embargo, las que se produjeron siguieron un patrón similar: primero se producía un dolor agudo y luego una repentina sensación de haberse curado. Las heridas visibles tendían a cicatrizar de forma normal, excepto a un ritmo muy rápido. El milagro parecía caracterizarse principalmente por una aceleración extrema de los procesos normales de reparación orgánica[16].

La experiencia de Carrel le convenció de que la medicina sólo podría progresar estudiando los "mecanismos internos de resistencia", la solidez de los órganos y los individuos que se curaban de forma extraordinaria o eran inmunes a las infecciones, las enfermedades degenerativas y el deterioro de la senectud. Lamentó el enmascaramiento de las lesiones orgánicas y la mera administración de productos químicos a los enfermos. "Hasta ahora hemos recorrido el camino más fácil. Ahora tenemos que cambiar a terreno escabroso y adentrarnos en países inexplorados. La esperanza de la humanidad reside en la prevención de las enfermedades degenerativas y mentales, no en el mero cuidado de sus síntomas. El progreso de la medicina no vendrá de la construcción de hospitales más grandes y mejores, de fábricas de productos farmacéuticos más grandes y mejores. Depende enteramente de la imaginación, de la observación de los enfermos, de la meditación y de la experimentación en el silencio del laboratorio. Y, finalmente, del desvelamiento, más allá del proscenio de las estructuras químicas, de los misterios organísmicos y mentales"[17]. Esto lo dijo en 1935.

QUÍMICOS DE LA RECUPERACIÓN

Como de costumbre, las vías inmunitarias que podrían explicar la enfermedad y la destrucción se investigaron antes que los mecanismos de la salud.

Se descubrió que éstas incluían las actividades del hipotálamo, la hipófisis y su red glandular asociada. Se creía que la conexión entre el estrés psicológico y la inhibición del sistema inmunitario se producía como resultado de la secreción excesiva de hormonas, en particular cortisona y cortisol, que tienen un efecto antiinflamatorio (o inmunosupresor). Estamos en deuda permanente con el difunto Dr. Hans Selye por ser pionero en este importante trabajo[18].

Recientemente, se han publicado pruebas de que existe un posible vínculo entre los procesos mentales positivos y la inmunidad.

Recientemente se han publicado pruebas que establecen un posible vínculo entre los procesos mentales positivos y la aceleración del sistema inmunitario. Varios investigadores han demostrado que las sustancias químicas similares a los opiáceos que se encuentran de forma natural en el cuerpo humano, las endorfinas y las encefalinas, pueden tener otra función además de producir euforia y reducir el dolor: mejorar el sistema inmunológico. En una serie de estudios, las beta-endorfinas aumentaron la capacidad de proliferación de las células T[19] y se demostró que las encefalinas vigorizaban el ataque de las células T contra las células cancerosas[20]. Las encefalinas también aumentaron el porcentaje de células T activas[21].

Estas magníficas sustancias químicas se liberan automáticamente en momentos de dolor y estrés. También se sospecha que son responsables de las sensaciones naturales de éxtasis asociadas a múltiples acontecimientos, como las carreras de larga distancia, los partos y las experiencias cumbre de naturaleza espiritual. Al igual que la pérdida de un ser querido puede inhibir el sistema inmunitario, los cambios físicos que se producen cuando uno se enamora pueden poner en marcha una inmunología recalcitrante. Las endorfinas y las encefalinas pueden formar parte de la bioquímica de la esperanza y el alivio que acompañan a una cura, a cualquier cura, y que posteriormente conducen a una remisión de la enfermedad a menudo desconcertante.

Este apasionante trabajo conduce a las siguientes hipótesis sobre su relatividad con la condición humana:

1. Si las actividades del cerebro y del sistema inmunitario están íntimamente conectadas, las personas con sistemas inmunitarios extremadamente eficientes deberían ser más propensas a la enfermedad.

2. Si las actividades del cerebro y del sistema inmunológico están íntimamente conectadas, entonces las personas con sistemas inmunológicos extremadamente eficientes deberían ser también psicológicamente diferentes de otras cuyo sistema inmunitario fuera menos capaz de defenderse de la enfermedad.

3. Si la actividad mental y la actividad inmunológica están conectadas, entonces la naturaleza de la relación puede demostrarse mediante una asociación estadística de los dos factores.

4. Si se descubre que los fenómenos mentales están relacionados con la actividad inmunológica y que el sistema inmunológico está relacionado con la defensa contra la enfermedad, entonces los fenómenos mentales o la naturaleza del sistema inmunológico estarán correlacionados con la enfermedad.

5. Si existe una relación recíproca entre la actividad mental y el sistema inmunológico, de tal manera que cualquiera de los dos puede causar un cambio o reaccionar a un cambio en el otro, entonces la relación

causa-efecto puede conocerse manipulando una circunstancia y observando el cambio subsiguiente en la otra.

En las páginas siguientes se presentan las pruebas más elementales de estas hipótesis. Los resultados cambiarán la práctica de la medicina, no hoy ni el año que viene, pero sí pronto. Los cambios se facilitarán más rápidamente si los no científicos son capaces de evaluar críticamente el significado de la investigación para sus propias vidas. Incluso los científicos nos estamos dando cuenta de que debemos aprender a hablar un lenguaje interdisciplinar que abarca la medicina, la psicología, la inmunología, la bioquímica y la física.

Los métodos de investigación del científico no son sagrados, pero hay convenciones especiales que los científicos deben seguir y que no son bien conocidas ni siquiera por los no científicos bien formados. Mencionar algunas de ellas le ayudará a tomar sus propias decisiones sobre los siguientes temas de investigación.

En primer lugar, el juego de la ciencia consiste en apilar la baraja contra uno mismo una y otra vez. La situación se mantiene lo más pura posible para poder confiar en que los resultados obtenidos se repitan en circunstancias similares. Por ejemplo, es una táctica común permitir que sólo se consideren significativos aquellos resultados que podrían haber ocurrido sólo cinco o menos veces por casualidad entre cien estudios (según lo determinado por el análisis estadístico), y descartar aquellos que podrían haber ocurrido sólo por casualidad seis o más veces entre cien. Este es el significado de "significativo" en investigación. No tiene sentido tirar por la borda años de esfuerzo investigador sólo porque esta definición arbitraria de la verdad no se ha alcanzado del todo, y los hallazgos pioneros importantes a menudo se descartan debido a esta convención. Sin embargo, hay cierto consuelo en saber que sólo aquellos resultados que son significativos más allá de toda sombra de duda, y que las conclusiones descabelladas son moderadas.

También existe una confianza tácita entre los investigadores, que suponen que los datos se recogen con integridad y se comunican con honestidad. Las salvaguardias y los organismos de control se incorporan a la investigación para garantizar que esto ocurra la mayoría de las veces. Recientemente se han producido escándalos de falsificación de resultados en instituciones de renombre; aun así, la deshonestidad es relativamente rara y probablemente podamos creer la mayor parte de lo que leemos. El método científico sigue siendo una de las mejores formas de examinar abierta y críticamente la estructura y función del cuerpo/mente humanos sin engaños. El estudio del cerebro y de la función inmunitaria sólo puede llevarse a cabo mediante la introspección y el debate.

SUPERCOMPETENCIA

La forma obvia de estudiar a las personas con un sistema inmunitario que funciona peculiarmente bien sería tomar muestras de sangre de miles de personas, seleccionar a las pocas que tuvieran glóbulos blancos de calidad estelar y proceder a investigarlas a fondo. Se trata de un estudio obvio, pero actualmente es imposible. El estado del arte en inmunología es tal que, más allá de los límites normales establecidos para algunas de las funciones inmunitarias y de la capacidad de detectar algunas anomalías, no se sabe mucho más sobre lo que constituye una alta eficacia. Por el momento, debemos buscar la información en otra parte.

Se supone que ciertas poblaciones excepcionalmente sanas gozan de una protección especial contra las enfermedades. Los adventistas del séptimo día y los mormones, por ejemplo, tienen una incidencia notoriamente baja de enfermedades cardiacas y cáncer. Los miembros de la Iglesia de la Unidad rara vez enferman y, cuando lo hacen, se recuperan rápidamente, faltando pocos días al trabajo[22]. Otras poblaciones, como los retrasados mentales y los perturbados emocionales, tienen una protección selectiva contra el cáncer, así como contra trastornos autoinmunes como la artritis reumatoide[23], pero no contra enfermedades infecciosas como los problemas respiratorios superiores[24]. El porcentaje de muertes por cáncer entre los discapacitados mentales es sólo del 4%, mientras que la tasa habitual es del 15-18%. Y, a medida que los discapacitados mentales se acercan a la inteligencia normal, su tasa de cáncer también aumenta. Un sondeo que realizamos con dos instituciones que albergan a criminales dementes, muchos de los cuales han actuado con crímenes atroces e impensables, también revela que no suelen estar protegidos contra el cáncer, a pesar de sus malos hábitos de salud, como fumar mucho.

La superinmunidad contra las enfermedades mortales es evidente en ciertas comunidades donde hay un gran número de personas muy ancianas, como el pueblo de Vilcabamba en las montañas andinas del sur de Ecuador, la tierra de Hunze en la cordillera del Karakoram en la Cachemira controlada por Pakistán, y Abjasia en la República Socialista Soviética de Georgia en el sur de la Unión Soviética. Estas poblaciones han sido investigadas por Alexander Leaf, Sula Benet, Grace Halsel y otros[25]. La mayoría coincide en que, si bien sus edades pueden ser algo exageradas, la salud, el vigor y la vitalidad de los ancianos siguen siendo muy significativos y están exhaustivamente documentados, y que, de hecho, hay un número excepcionalmente elevado de personas que viven más allá de los 100 años, si no hasta los 140, como se afirma.

Es difícil inventar similitudes biológicas o psicológicas entre grupos de individuos tan diversos: los discapacitados mentales, los nativos de remotas regiones montañosas y los devotos y acaudalados miembros de las iglesias. Probablemente no haya ninguna. La nutrición, la genética, la geografía, la evitación de sustancias tóxicas y la disponibilidad de atención médica moderna –las excusas habituales para justificar una salud excelente– tampoco son comunes a todos los grupos. Los criminales dementes y los perturbados emocionales suelen ser fumadores empedernidos. Los cigarrillos son objetos tan preciados que se utilizan como refuerzo por buen comportamiento. Los informes sobre los ancianos los describen como bebedores diarios de un potente brebaje autóctono, y suelen fumar tabaco de liar, cultivado localmente. La disponibilidad de instalaciones médicas modernas en las aldeas remotas es nula. El énfasis mormón en una dieta pura y la dieta relativamente sencilla pero nutritiva, rica en fibra y baja en carne roja, de los grupos de mayor edad pueden desempeñar algún papel. Por otro lado, apenas hay beneficios nutricionales en estar mentalmente incapacitado. La alimentación institucional tiene sus defectos: apenas se tienen en cuenta las necesidades nutricionales inusuales de los habitantes, y los retrasados mentales pueden necesitar alimentación por sonda durante largos periodos.

Las respuestas no serán sencillas. Pero consideremos, por un momento, los problemas psicológicos especiales, aunque diferentes, de estas personas. La salud de los mormones y los adventistas del Séptimo Día puede deberse al valor que conceden a los buenos hábitos de salud. ¿Qué hay del valor que también conceden a la vida familiar, a la comunidad? ¿No sería beneficioso para la salud sentirse parte de una red que ofrece apoyo –emocional, económico, espiritual o de cualquier otro tipo– para el resto de la vida?

La situación no es tan diferente para los miembros de Unity y de otras iglesias del Nuevo Pensamiento, que hacen hincapié en la buena salud dentro de sus enseñanzas religiosas, y comparten la noción de que cada persona forma parte de Dios y capaz de alcanzar la salud perfecta viviendo en armonía con toda la creación. Estas iglesias se fundaron haciendo hincapié en la curación con la imaginación, y creen que la salud perfecta se consigue a través del poder del pensamiento consciente, e imaginándose a uno mismo como parte de la creación perfecta. Creen que la mente, el cuerpo y el espíritu son una sola entidad, en la que el alma domina y el cuerpo sigue los dictados de la mente. Esta inclinación metafísica de la congregación, así como el ministerio de sanación del pastor y de los maestros capacitados, seguramente también contribuyen a la salud. Unity y las demás iglesias del Nuevo Pensamiento, a diferencia de los movimientos de sanación más evangélicos, no se especializan particularmente en curas "cliffhanger", sino que hacen hincapié en la vida sana y la prevención de enfermedades.

En lo que respecta a las poblaciones ancianas, la inmunidad a las enfermedades es sin duda una combinación de factores, incluido el acervo genético de estas zonas aisladas. Los tres grupos se encuentran en asentamientos rurales de montaña con una altitud excepcionalmente elevada, tienen bajos ingresos, dietas bajas en calorías y grasas animales, y estilos de vida que exigen un alto nivel de actividad física. Parecen tener unas capacidades compensatorias inusuales que protegen su salud. Leaf informa de que el Dr. David Kakiashvili, cardiólogo georgiano, cree que los abjasios padecen todo tipo de enfermedades cardiovasculares; pero, en su opinión, el suministro de oxígeno a los músculos del corazón está tan bien desarrollado (presumiblemente por el ejercicio vigoroso), que, si una arteria se pinza por arteriosclerosis localizada, sigue habiendo suficiente circulación colateral para permitir que el corazón funcione bien. Por lo tanto, estas personas pueden tener pocos síntomas, o ninguno, asociados a la obstrucción[26].

Sin embargo, uno de los hechos más importantes es que ninguno de estos tres grupos se jubila ni deja de ser útil a la sociedad. Su autoimagen como seres humanos vivos, viables y necesarios continúa intacta hasta la muerte. Los ancianos ocupan una posición privilegiada en estas comunidades y siguen trabajando en tareas útiles dentro de un contexto familiar muy unido mientras viven. También creen en mantener un matrimonio feliz, a menudo casándose poco después de la muerte del cónyuge, y siguen siendo sexualmente activos independientemente de la edad. Sus estilos de vida alivian los dos periodos más vulnerables de la vida de los miembros de la sociedad occidental moderna: el duelo y la jubilación, las etapas de la vida asociadas a un mayor riesgo de enfermedad y muerte.

¿Y los discapacitados mentales? ¿Cómo encajan? Tienen una inmunidad selectiva al cáncer y quizá a los trastornos autoinmunes, como la artritis reumatoide, pero no una inmunidad generalizada. Sólo podemos especular que existe una relación entre las diversas condiciones mentales de ser retrasado y estar emocionalmente perturbado, que indican una falta de conciencia de la información del entorno, y los trastornos inmunológicos. ¿Es el miedo lo que falta? ¿Miedo a la propia enfermedad? ¿Se controla el estrés de alguna manera que no implique sustancias químicas que inhiban el sistema inmunitario? Los criminales dementes también tienen métodos inusuales para lidiar con el estrés: Tienden a atacar al objeto de su malestar, por ilógico que sea, e inmediatamente disipan la reacción de huida o lucha. La ira se exterioriza, no se almacena en silencio hasta que las sustancias químicas penetran en el tejido.

Todo esto plantea más preguntas que respuestas. Está claro que hay más de una vía por la que la mente puede influir en el sistema inmunitario, y no todas las vías son agradables. La investigación más útil podría consistir en determinar si el sistema inmunitario puede actuar conscientemente, ya que, de todos modos, sus actividades están tan enredadas con la psique. Lo que sigue es una odisea en busca de pruebas de esa posibilidad.

LOS PACIENTES DE CÁNCER EXCEPCIONALES

El primer paso del viaje se dio con un pequeño grupo de pacientes de cáncer, ya diagnosticados de enfermedad "terminal" o en estadio IV, ampliamente conocido como astático. Este grupo incluía diagnósticos de cáncer de colon con metástasis hepáticas, cáncer de pulmón con metástasis cerebrales y cáncer de mama con metástasis pulmonares y óseas[27]. La esperanza de vida para estas enfermedades, según las tablas nacionales, es de un año o menos. A partir de doce de los que ya habían superado el tiempo previsto en al menos un año, se generó un perfil del paciente excepcional. (Este se basó en una serie de pruebas psicológicas que incluían el Inventario Multifásico de Personalidad de Minnesota, el FIRO-B, Escalas de Locus de Control, un inventario de roles sexuales y una extensa entrevista médica y social estructurada). A continuación, se comparó el perfil de los pacientes excepcionales con los perfiles obtenidos de otros diez con diagnósticos coincidentes que habían sucumbido en el momento que predecían las tablas. El contraste en su funcionamiento psicológico era evidente. Los pacientes que sobrevivieron significativamente a sus expectativas eran más creativos, más receptivos a nuevas ideas, flexibles y discutidores. A menudo eran francamente intratables. Tenían un ego fuerte y expresaban sentimientos de suficiencia personal y vitalidad. En lugar de buscar una fuente externa de fortaleza emocional, recurrían a sus propias fuentes internas. Buscaban tratamientos médicos innovadores y se negaban a aceptar la sentencia de muerte que les imponía el diagnóstico. En este sentido, se consideraba que utilizaban una forma de negación: no negaban en absoluto la gravedad de su enfermedad, pero negaban que fueran a ser víctimas. Estos pacientes excepcionales eran inusuales en muchos otros aspectos. Eran adinerados, tenían estudios universitarios, eran blancos, tenían más recursos a los que recurrir que el paciente medio y todos participaban en los grupos de terapia contra el cáncer de los Simonton, que en aquella época exigían altos niveles de conciencia psicológica. El grupo con el que se compararon también formaba parte de este entorno, por lo que los resultados no pueden atribuirse a los aspectos del estilo de vida que acabamos de mencionar. Pero dentro de ese contexto, había un perfil asociado a la longevidad y, por tanto, cabe suponer, a un sistema inmunitario relativamente más fuerte.

Se identificó un segundo tipo de paciente de cáncer excepcional a partir de la base de investigación establecida mediante el Proyecto de Rehabilitación del Cáncer, financiado por el Instituto Nacional del Cáncer. El trabajo se llevó a cabo en el Parkland Memorial Hospital, el centro docente de la South Western Medical School de Dallas. Allí, los pacientes eran de raza mixta, pobres y dependientes del sistema de asistencia social, y tenían pocos recursos psicológicos, si es que tenían alguno, para hacer frente a una enfermedad grave. Algunos, mediante un conjunto de mecanismos de adaptación muy diferentes a los utilizados por los pacientes de Simonton, consiguieron estabilizarse y funcionar muy bien en sus actividades cotidianas. A la mayoría se les había diagnosticado cáncer de mama metastásico, cáncer de pulmón o cáncer gastrointestinal. A estos pacientes se les administraron pruebas similares a las descritas anteriormente, pero a menudo había que modificarlas o leérselas, porque la mayoría no sabía leer más allá del nivel de tercer grado. En este caso, el perfil de los pacientes excepcionales era que se volvían hacia el exterior, buscando un recurso externo que les diera fuerzas renovadas. A veces se trataba de una persona, a menudo de la iglesia o de un trabajo. La existencia de una buena relación con sus maridos era extremadamente importante para el progreso de las mujeres. Las mujeres del estudio procedían de subculturas matriarcales en las que las relaciones matrimoniales intactas eran poco frecuentes y cualquier matrimonio de larga duración se consideraba una situación inusualmente estable. La sociabilidad también era importante para su bienestar, un factor opuesto a los resultados de las pruebas del primer grupo de pacientes, cuya supervivencia estaba relacionada con el repliegue sobre sí mismas.

En ambos estudios, las supervivientes a largo plazo y las supervivientes a corto plazo no presentaban diferencias sustanciales en ninguna característica física o demográfica. Todas las pacientes con cáncer de mama de Parkland habían recibido básicamente el mismo tratamiento: cirugía seguida de una forma leve de quimioterapia. Las pacientes de Simonton habían recibido el tratamiento adecuado para su enfermedad, fuera cual fuera en aquel momento. No hay milagros en el tratamiento del cáncer; no se conoce nada que pueda desencadenar una recuperación excepcional o la prolongada supervivencia que experimentaron algunos de estos pacientes.

Tras la publicación de este trabajo, otros investigadores comunicaron resultados similares. Leonard Derogatis y sus colegas, por ejemplo, descubrieron que los supervivientes a largo plazo de una muestra de pacientes con cáncer de mama metastásico mostraban más emociones como ansiedad, depresión y culpa que los supervivientes a corto plazo. También se relacionó con la supervivencia una peor adaptación a la enfermedad, percibida por los oncólogos tratantes, y una actitud significativamente peor hacia sus médicos. Por otro lado, los supervivientes a corto plazo se caracterizaban por niveles más bajos de hostilidad y niveles más altos de estado de ánimo positivo.

Los supervivientes a largo plazo, los pacientes excepcionales que agitaron el puño ante la muerte, eran luchadores. ¿Debería sorprendernos que sus sistemas inmunitarios lucharan? ¿O que las personas pasivas, los verdaderos novios que mueren antes de tiempo, tengan sistemas inmunitarios también pasivos?

Un psiquiatra de San Francisco que lleva mucho tiempo trabajando con enfermos de cáncer cree que los pacientes que se recuperan ya sabían luchar antes de que les diagnosticaran la enfermedad. Creo que tiene toda la razón, aunque nadie ha estudiado la cuestión de forma sistemática. Las personas que han pasado por situaciones difíciles y han salido de ellas han aprendido a reunir sus defensas y a poner a prueba sus recursos. Ya han identificado un sistema de apoyo. Si aún no sabes cómo luchar, aprender a hacerlo cuando estás asustado, enfermo y sufriendo puede ser casi imposible. Los que han sido definidos como pacientes pasivos parecen desconcertados por el hecho de que las mismas virtudes que les sirvieron en el pasado –bondad, amabilidad, generosidad, actitud alegre– no funcionen en la lucha contra la enfermedad.

El sistema inmunitario de un adulto no suele disponer de una defensa automática dirigida específicamente contra una enfermedad recién descubierta. La defensa sólo se aprende tras un roce con la propia enfermedad o mediante una vacuna que enseñe al sistema inmunitario a responder adecuadamente. Los luchadores también han sido vacunados de una manera especial.

MENTE Y QUÍMICA

El siguiente nivel de investigación consiste en identificar qué diferencias bioquímicas, si las hay, pueden estar asociadas a los fenómenos psicológicos de la recuperación excepcional.

En 1975, cuando propusimos investigar la relación entre la química sanguínea y los fenómenos mentales, la única fuente de financiación interesada fue el Instituto de Ciencias Noéticas, una organización que se había dedicado principalmente a la parapsicología. Concedieron 50.000 dólares para el estudio al Centro de Asesoramiento y Búsqueda de Cáncer de los Simonton, en Ft. Worth, y la mitad de la suma se destinó a un conocido biólogo celular que debía realizar estudios de microscopía electrónica de los glóbulos blancos. En cinco años, el *Zeitgeist* había cambiado lo suficiente como para permitir la repetición del trabajo en grandes universidades con un respaldo financiero más convencional, lo que demuestra un cambio de conciencia inusualmente rápido. Todo el trabajo sigue siendo visto con recelo por el conservador "establishment" científico, pero al menos ahora está al margen, lo que considero un claro movimiento hacia el santuario interior de la aceptación.

La investigación que llevamos a cabo con la beca Noetics se tambaleó constantemente al borde del desastre, con la pérdida de datos importantes, incertidumbres sobre la financiación y conflictos interpersonales, características que he llegado a asociar con los proyectos que merecen más la pena. Se extrajeron siete tubos de sangre de cada uno de los 126 pacientes y, al mismo tiempo, se les pidió que completaran una batería completa de pruebas psicológicas que requerían unas tres horas de su tiempo. Fue un ofrecimiento inusualmente generoso por parte de estas personas, a un 90% de las cuales se les había diagnosticado un cáncer en estadio IV, o ampliamente metastásico, "terminal". Las pruebas no podían repetirse fácilmente ni recuperarse si se perdían. La mayor parte de la sangre estaba destinada a ser enviada a varios cientos de kilómetros de distancia al biólogo celular y, por un sinfín de razones, los primeros envíos se retrasaron hasta que la sangre dejó de ser utilizable. Se decidió entonces realizar todos los análisis posibles en los laboratorios locales para salvar el estudio. Las medidas hematológicas y de química sanguínea que incluimos en ese momento fueron un hemograma completo, colesterol, cortisol, ácidos grasos libres, fosfatasa ácida y alcalina, deshidrogenasa láctica y varias otras. Fue una decisión afortunada. El estado de la ciencia de la biología celular, utilizando el microscopio electrónico como herramienta de ensayo, era tal que nunca se habría podido establecer una asociación estadística posible entre los cuadros del sistema inmunitario y las escalas psicológicas. En el mejor de los casos, se podían identificar ciertos componentes inmunitarios como "inusuales", pero no se podía responder a la pregunta: "¿Cómo se interrelacionan el sistema inmunitario y los factores psicológicos?". En la mayoría de los aspectos, la precisión de la medición de los factores psicológicos superaba con creces a la de los fenómenos biológicos.

En primer lugar, se utilizaron los valores químicos de la sangre a los que se podía asignar un valor numérico y para los que se conocían algunos "límites normales". Estos se compararon con escalas psicológicas que también habían sido estudiadas durante el tiempo suficiente para demostrar con cierta certeza que eran fiables y que realmente medían lo que se suponía que medían. Algunas de estas pruebas se mencionaron anteriormente en relación con el expediente de los pacientes excepcionales. A la batería se añadió lo que resultó ser un impulso para futuras investigaciones, y el más importante de todos los hallazgos de la investigación: un análisis de las imágenes que los pacientes tenían del cáncer, del tratamiento y del propio sistema inmunitario. Una y otra vez, los hallazgos significativos giraban en torno a las imágenes como los predictores más importantes de la salud. Los resultados eran válidos incluso en la facultad de medicina y el hospital universitario, donde los pacientes apenas tenían conciencia intelectual de que las imágenes habían proporcionado la mayor parte del conocimiento médico a lo largo de la historia, o de que constituían la base de un tipo controvertido de terapia contra el cáncer.

El tratamiento estadístico que requería la gran cantidad de datos recopilados era extremadamente sofisticado. Además, la complejidad de los resultados ha mantenido en la oscuridad el impacto de los hallazgos. El Dr. G. Frank Lawlis, uno de los pocos psicólogos que sabía cómo analizar esos datos (de hecho, había escrito un libro de texto sobre el tema), me fue presentado cuando se recopilaron los datos, pero no disponía de los fondos para el tratamiento elegante y el tiempo de ordenador necesarios. Como nuevo miembro de la facultad de la North Texas State University, obtuvo una subvención, tiempo de ordenador y la ayuda de un programador informático. Los resultados del análisis se publicaron en una revista de estadística, la única que, en aquel momento, consideró la solidez del diseño y el análisis, y pasó por alto el hecho de que de los resultados se extraerían conclusiones bastante sorprendentes y contro-vertidas, conclusiones que pondrían en tela de juicio todo el enfoque del tratamiento del cáncer.

La esencia de los análisis era la siguiente: Surgieron tres perfiles de personalidad asociados tanto a la química san-guínea como a los factores psicológicos. Los componentes de esos perfiles figuran en el Apéndice F. El primer perfil se denominó "resignación", y se basaba tanto en los aspectos negativos y depresivos de los análisis de sangre como en las variables psicológicas de estos pacientes en particular. La segunda combinación de química sanguínea y variables psicológicas se denominó "lucha no dirigida". Estos pacien-tes parecían insatisfechos y preocupados, luchando, pero su conflicto carecía de dirección. Los perfiles sanguíneos de estos dos grupos eran coherentes con un diagnóstico de anemia macrocítica hipocrómica. El tercer perfil, el más positivo, lo denominamos "acción intencionada". Tanto la sangre como los factores psicológicos eran coherentes con un intento dirigido de luchar contra la enfermedad. La sangre indicaba una reacción anémica compensatoria a la deficiencia de hemoglobina, con un recuento de glóbu-los blancos relativamente más alto que podía interpretarse como una mayor disponibilidad de anticuerpos. Psicológi-camente, era poco probable que estos pacientes se descom-pensaran ante el estrés, eran autosuficientes y creían en su propia capacidad para controlar la situación.

La conclusión principal fue que, dentro de la muestra estudiada, había tres perfiles psicológicos diferentes que parecían representar una especie de continuo, empezando por una actitud de abandono, extendiéndose a una actitud de lucha ambivalente y, finalmente, llegando a incluir un esfuerzo decidido y positivo por superar la enfermedad. Es-tas actitudes estaban relacionadas con distintos perfiles hematológicos. Sólo en el perfil más positivo se observó una mejora del sistema inmunitario[28].

PREDICCIÓN DEL ESTADO DE LA ENFERMEDAD

No había duda de que existía una relación entre los componentes sanguíneos y las escalas psicológicas, pero había que investigar de otro modo qué significaba exactamente en términos de evolución de la enfermedad. Había que condensar los datos en trozos factibles y comprensibles, utilizando lo que se llama un "análisis factorial". A continuación, esos trozos que se agrupaban de forma natural se utilizaron para determinar dos cosas: la relación entre la sangre, los factores psicológicos y el estado de la enfermedad en (1) el momento de la prueba; y (2) en un seguimiento de dos meses. El estado actual de la enfermedad se determinó escalando el informe del médico tratante más reciente, con un "4" que indicaba un crecimiento significativo de un nuevo tumor; un "3", que no había crecimiento de un nuevo tumor; un "2", que había regresión de tumor(es); y un "1", que no había evidencia de enfermedad. Para el seguimiento, se añadió un "5" para indicar que el paciente había fallecido.

A continuación, estas categorías se correlacionaron con los factores que se habían identificado. En resumen, la enfermedad actual se correlacionó con cinco factores, tres de ellos variables sanguíneas y dos psicológicas (Figura 6-1). Un factor sanguíneo estaba compuesto exclusivamente por glóbulos blancos, y el segundo, principalmente por cortisol y colesterol, hormonas asociadas a la respuesta al estrés. A este segundo factor sanguíneo se asociaba también el tercero, una enzima llamada fosfatasa ácida, considerada uno de los venenos utilizados por el sistema inmunitario. Psi-

FACTORES SANGUÍNEOS

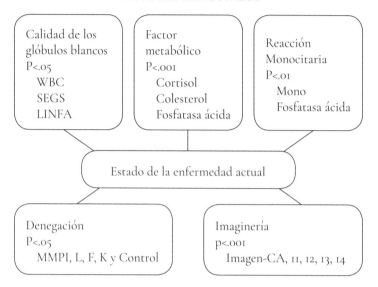

Figura 6-1.

FACTORES PSICOLÓGICOS

PREDICTIBILIDAD DE FACTORES PSICOLÓGICOS

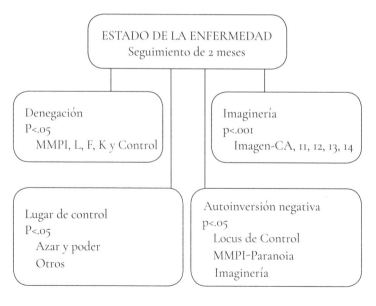

Figura 6-2.

cológicamente, un factor de negación (que procedía de las escalas del MMPI) estaba relacionado, pero con diferencia el correlato más significativo era la imagen que el paciente tenía del cáncer, el tratamiento y el sistema inmunitario, medida de forma muy específica. De nuevo, estos cinco factores estaban asociados con el estado de la enfermedad, y servían bien en un marco diagnóstico.

La cuestión delicada era si alguno de los factores precedía o no al cambio en la enfermedad, en cuyo caso se convertían en pronósticos del resultado futuro, si no causales. Los factores que predicen el estado de la enfermedad a los dos meses de seguimiento aparecen en la figura 6-2. Ninguno de los análisis de sangre fue predictivo. Aparentemente, la sangre solo refleja un estado actual de funcionamiento fisiológico. Los factores sanguíneos, especialmente los relacionados con el sistema inmunitario, reaccionan constantemente a acontecimientos anteriores, por lo que interpretar el análisis es como mirar por el retrovisor: Puedes ver dónde has estado, pero no adónde vas.

Los factores psicológicos que predecían acontecimientos futuros eran los relacionados con la negación, la sensación de control, la autoinversión negativa y, una vez más, el más predictivo era la imaginería. Así que parece que mientras los factores sanguíneos no hacían más que reaccionar a su teoría, los factores psicológicos eran predictivos del resultado futuro.

Este trabajo ha sido magnífica y ambiciosamente ampliado por Robert Trestman, que utilizó análisis de sangre y hematológicos adicionales, así como una evaluación psicológica ampliada y variables históricas médicas[29]. Trestman llegó a conclusiones similares en cuanto a las relaciones entre las numerosas medidas. También llegó a la conclusión de que las imágenes eran un factor singularmente poderoso e independiente, y que captaban algo que no se veía en otras pruebas psicológicas. Las relaciones entre los análisis de sangre, los factores psicológicos y la inmunidad son múltiples y complejas. Es posible que tanto Trestman como nosotros tuviéramos una pizca de genialidad al elegir las medidas que elegimos, ya que fuimos capaces de identificar tantas relaciones. Sin embargo, es más probable que todos los aspectos del cuerpo y la mente estén tan entrelazados que, a medida que nuestros aparatos de medición se vuelvan más sensibles, descubramos que todo está conectado con todo. Cada aspecto del funcionamiento humano afecta a todos los demás, pero en mayor o menor medida. En cuanto al sistema inmunitario, la imaginación ha demostrado sistemáticamente tener la influencia más directiva. Ha sido, como se dice en palabras de los investigadores, "la que más ha contribuido a la varianza".

La imaginación, como el amor, se ha considerado terreno sagrado, demasiado íntimo, demasiado santo, para ser diseccionado por el cuchillo impersonal de la ciencia. También se la consideraba demasiado remota, ya que no se podía sentir, oler u observar de otro modo a través de los sentidos. Esto ocurría antes de que se construyeran los ordenadores, que permitían realizar con facilidad cálculos imposiblemente largos. El siguiente sistema para analizar las imágenes del cáncer se ha convertido en un prototipo para estudios posteriores sobre artritis, diabetes, dolor y malestar/enfermedad en una prueba proyectiva llamada "Image CA", después de que los estudios comentados anteriormente sugirieran que las imágenes eran el factor más importante en la respuesta a la enfermedad[30].

Las imágenes de los pacientes reflejaban sus actitudes hacia la enfermedad y el tratamiento, así como cualquier creencia que pudieran tener en su capacidad innata para superar la enfermedad (a través del sistema inmunológico u otras propiedades de recuperación natural.) En el caso del cáncer, esto último solía estar representado por los glóbulos blancos. A menudo, las actitudes evaluadas en virtud de las imágenes no coincidían con lo que los pacientes decían creer, lo que indicaba que los conceptos poderosos no siempre estaban en primer plano de forma consciente.

Las imágenes se evalúan en primer lugar haciendo que la persona se coloque en una posición cómoda, preferiblemente tumbada, y escuche unas instrucciones de relajación grabadas en cinta. Existen pruebas fehacientes de que la imaginería fluye mejor cuando el sistema motor no compite activamente por la atención del cerebro y cuando la persona se encuentra en decúbito prono[31]. A continuación, se proporciona un tipo de educación muy breve para informar al paciente del proceso de la enfermedad, de cómo el tratamiento podría estar funcionando en beneficio del paciente y, por último, se presenta la idea de la defensa del huésped, o el sistema inmunitario. A continuación, se aconseja al oyente que imagine estos tres factores en acción. Las imágenes están guiadas, pero no programadas en el sentido de sugerir a las personas que imaginen que las células cancerosas o los glóbulos blancos se parecen a algo en particular. Es su elección. Las ideas que surgen de lo más profundo de su psique son dibujadas por el paciente y luego descritas en una entrevista, estructurada con preguntas como: "Describa cómo se ven sus células cancerosas en el ojo de su mente" y "¿Cómo imagina que sus glóbulos blancos combaten la enfermedad?".

El protocolo de la entrevista y los dibujos se puntúan en función de catorce dimensiones determinadas por un análisis de datos anterior que cuantificaba los componentes de las imágenes. Las dimensiones incluyen la intensidad, la actividad y la fuerza de la célula cancerosa; la intensidad y la actividad de los glóbulos blancos; la comparación relativa del tamaño y el número de células cancerosas y de glóbulos blancos; la fuerza de la célula cancerosa y la fuerza de los glóbulos blancos; la intensidad y eficacia del tratamiento médico; la elección del simbolismo; la integración de todo el proceso de imaginería; la regularidad con la que imaginaban un resultado positivo; y una opinión clínica aventurada sobre el pronóstico, teniendo en cuenta los trece factores enumerados anteriormente. Todas las dimensiones son fácilmente puntuables en una escala de "1" a "5" (de negativo a positivo), y quienes valoran las imágenes tienden a alcanzar un alto nivel de acuerdo sobre qué puntuación dar (es decir, la prueba es fiable). Las puntuaciones, ponderadas en virtud de su contribución total a la puntuación total (de nuevo, gracias a los milagros de la informática y el análisis estadístico), se suman y se obtiene una puntuación total de las imágenes.

El formato de la prueba se obtuvo tras escuchar a unos 200 pacientes de cáncer hablar de sus imágenes y observar qué aspectos parecían presagiar un cambio en el pronóstico. Se realizaron estudios de normalización: uno con 58 pacientes del Cancer Counseling and Research Center y otro con 28 pacientes que acudían a la Cancer Rehabilitation Clinic del Parkland Memorial Hospital. Se realizó un tercer estudio con hombres con cáncer de laringe que participaban en un proyecto del Instituto Nacional del Cáncer en el Centro de Ciencias de la Salud de la Universidad de Texas, San Antonio[32].

Se descubrió que las puntuaciones totales predecían con un 100% de certeza quién habría muerto o mostrado indicios de deterioro significativo durante el período de dos meses, y con un 93% de certeza quién estaría en remisión. Recuerde que las puntuaciones no son más que una forma numérica puesta en la imaginación: fueron las propias imágenes las que predijeron el futuro con tanta exactitud.

En otros estudios, las imágenes se utilizaron para predecir los resultados de la rehabilitación, como la capacidad de aprender a hablar por el esófago tras una laringectomía y la recuperación de la fuerza física, la amplitud de movimiento de los brazos y la vuelta a las actividades cotidianas tras una mastectomía.

Lo que la imaginación de las pacientes predijo fueron los cambios drásticos que se producirían en un breve periodo de tiempo. Estos resultados suelen confundir a las personas que no han sido testigos del curso errático del cáncer. Los tumores pueden cambiar tan rápidamente como las flores nocturnas, creciendo, reduciéndose o incluso cambiando de forma. Las personas diagnosticadas de cáncer en estadio IV pueden llevar una vida activa, con pocos síntomas y sin dolor, o estar postradas en cama; y pueden pasar de una de estas condiciones a la otra, y viceversa, en cuestión de días.

Algunos de los cambios son reacciones al tratamiento, pero muchos están en función de los altibajos de la enfermedad y de los componentes inmunitarios. Ninguno de los pacientes de los estudios mencionados hasta ahora estaba hospitalizado cuando se recogieron los datos originales; de hecho, la mayoría tomaba un mínimo de analgésicos, estaban alerta, activos y eran capaces de llegar a las clínicas por sí mismos.

Trestman encontró doce correlaciones entre las imágenes de cáncer y de los glóbulos blancos (medidas por el Image CA) y medidas de hematología y química sanguínea. Cuando añadió sus propias dimensiones de imágenes, que implicaban el color del cáncer y las cualidades metafóricas de las propias imágenes seleccionadas (en lugar de lo que dicen los pacientes sobre las imágenes), como peligrosidad y la actividad real, se observaron otras once correlaciones. Sólo alrededor de una correlación significativa sería previsible únicamente por azar. (Véase la lista de correlaciones en el Apéndice G.) El análisis del color realizado por Trestman fue interesante: Trece de las catorce personas con un estatus "bueno" describieron su cáncer como rojo o negro, mientras que ocho de las once con un estatus relativamente más pobre describieron sus cánceres como de colores más claros. (Los sujetos de Trestman no estaban ni extremadamente enfermos ni ninguno en remisión total, aunque todos habían sido diagnosticados en estadio IV).

LOS SÍMBOLOS COMO SÍNTOMAS

Para dar sentido a la imaginación como especialista en diagnóstico, es necesario identificar algunos factores comunes. De lo contrario, la imaginación es una cuestión tan individualizada que no tiene sentido analizarla. El AC de la imagen extrajo factores comunes en cuanto a las de los símbolos (tamaño, actividad, números, etc.), pero el tipo de símbolo elegido no predecía invariablemente el resultado. Trestman también analizó la calidad metafórica de los símbolos, como ya se ha mencionado, pero sus sujetos no eran tan diversos culturalmente como los nuestros. Los símbolos seguirán siendo personajes de un drama rico y único, que dependen del contexto cultural para adquirir significado y que reflejan la historia evolutiva de cada persona. Su gran valor para el terapeuta reside precisamente ahí. (No obstante, debo decir que hay tendencias intrigantes evidentes en los símbolos de todas las culturas que indican un hilo de ideación colectiva).

Hace varios años, en la ciudad de Nueva York, presentamos un taller de formación sobre la administración del CA de Imagen, diseñado como formación continua para la

Asociación Americana de Psicología. Una mujer muy descontenta, que más tarde descubrimos que era una "adicta a los talleres" con una agenda personal, consiguió inscribirse. Para gran distracción de los demás asistentes, exigió a gritos y en repetidas ocasiones que interrumpiéramos el formato de enseñanza y le dijéramos cómo deshacerse de su cáncer. "Rápido, dímelo", dijo, "no tengo todo el día". Ojalá fuera así de sencillo.

Como investigadores, podíamos evaluar con extrema precisión la intención simbólica de las imágenes de los pacientes blancos con estudios universitarios. Pero más allá de ciertos temas básicos, éramos abominables a la hora de comprender la simbología de los pacientes de caridad mexicanos/americanos y negros del Hospital Parkland. Incluso la designación de glóbulo "blanco" se comentaba que tenía alguna implicación racial. Uno o dos se reían y decían: "Creo que pondré el mío negro". Una mujer dibujó su cáncer en forma de limón y lo coloreó de amarillo, "porque me recuerda a mi marido", dijo.

Las imágenes evocadas son una amplia colección de esfuerzos creativos. El procedimiento abrió campos de comunicación y permitió a los pacientes contar sus historias de una forma nueva, como nunca antes. Mientras hablaban y dibujaban los productos de su imaginación, yo podía recorrer con ellos el difícil camino de la enfermedad potencialmente mortal, vislumbrando por un instante sus metáforas, conmovido por el conocimiento de que toda la energía de su vida estaba ahora volcada en este momento, en esta enfermedad. Qué poder tiene el archivillano cáncer, capaz de apoderarse de la psique humana y sacudir sus cimientos.

Los símbolos que tan rápidamente emergieron a la conciencia cuando se formularon las preguntas formaban parte de la vida de los pacientes tanto como los síntomas formaban parte de la enfermedad. Los síntomas eran síntomas; los símbolos, síntomas. (Las dos palabras tienen esencialmente el mismo significado: un objeto concreto o tangible que representa una idea intangible). Y ambos merecen el mismo respeto por influir en el curso de las vidas. El cáncer era visto como el enemigo invasor, en ocasiones el embaucador, a veces la cicatriz de batalla de una vida desperdiciada y rota. El sistema inmunitario era sinónimo del concepto que los pacientes tenían de sí mismos. Cuando se lo imaginaba fuerte y puro, vencía a la enfermedad.

Hablaré de los pocos patrones que surgieron, aunque de forma reticente, porque significan menos en términos de pronóstico que las dimensiones de la Imagen CA. Las figuras arquetípicas que luchaban por Dios y por la patria y que protegían a su pueblo, como Sir Richard, los caballeros de la Mesa Redonda y los aventureros vikingos, casi siempre se asociaban con un resultado positivo. Los animales con instintos asesinos, como los tiburones, los osos y los perros malos, se asociaban a veces, pero no siempre, con buenas respuestas. Algunas personas trataban de forzar estas imágenes porque pensaban que eran los asesinos más probables, pero al mismo tiempo les daba asco el gore.

Las respuestas muy pobres estaban asociadas a símbolos vagos, débiles y amorfos para el sistema inmunitario, como copos de nieve o nubes. En la mayoría de los casos, las personas con el peor pronóstico no podían dibujar ni describir nada relacionado con el sistema inmunitario, pero tenían imágenes vívidas de su cáncer. Las imágenes del cáncer solían ser más correctas desde el punto de vista biológico y, por tanto, menos simbólicas que las de los glóbulos blancos. Se preveía un resultado realmente malo cuando las células cancerosas se veían como inmutables, aferradas o no erradicables, cuando se simbolizaban como trozos de carbón, cangrejos, hormigas o submarinos; era probable un resultado mejor cuando se describían como animales débiles o incluso como las células reales tal y como uno podría verlas al microscopio. Curiosamente, las imágenes de insectos también son un sombrío presagio de enfermedad en el sistema chamánico[33].

El pensamiento actual expresado entre los profesionales de la salud que trabajan con el cáncer es que muchos de los primeros trabajos sobre imaginería han puesto demasiado énfasis en la ira y en matar y odiar al cáncer; se cree que podría obtenerse un mejor pronóstico si uno pudiera aprender a aceptar el cáncer como parte de uno mismo. Esto también podría ser una cuestión individual, aunque las pruebas de los trabajos de Derogottis y los nuestros sugieren que se puede esperar un mejor resultado físico cuando la aceptación y la adaptación al cáncer son peores. Sólo en los pacientes de las clínicas de beneficencia encontramos pruebas de que la existencia de una relación simbiótica y positiva con el cáncer estaba relacionada con una mejor salud física.

GUERRA A LAS VERRUGAS

Las imágenes transmiten mensajes que el sistema inmunitario comprende. Vinculan los pensamientos conscientes con los glóbulos blancos de tal manera que las combinaciones y los números apropiados se precipitan para actuar de un modo que ni el más experto de los inmunólogos podría ordenar. Lewis Thomas expone este punto en un encantador ensayo sobre un tema de lo más inverosímil: la verruga[34].

La verruga es un montón de células infectadas por un virus. Las verrugas aparecen de la noche a la mañana, alcanzan la más permanente de las apariencias y luego desaparecen tan rápidamente como llegaron. "Y se pueden hacer desaparecer mediante algo llamado pensamiento, o algo parecido al pensamiento. Se trata de una propiedad especial de las verrugas que es absolutamente asombrosa, más sorprendente que la clonación o el ADN recombinante o la endorfina o la acupuntura o cualquier otra cosa que atraiga la atención actualmente la atención de la prensa"[35].

El poder de la imaginación hace que las verrugas desaparezcan, a pesar de todo de si el desencadenante se llama hipnosis, o sugestión, o la magia de una anciana que te hace dar tres vueltas en el armario y luego te dice que desaparecerán en una semana.

Mi propia hija tuvo una vez verrugas, tantas que el dermatólogo dijo que congelarlas u operarlas dejaría demasiadas cicatrices en sus manitas. Me dijo: "Quizá desaparezcan. Prueba con magia". Lo hicimos, y no desaparecieron. Para entonces ya era hora de ir a visitar a sus abuelos durante el verano. Qué sorpresa. Le guardaban un gran caballo blanco para que montara mientras estuviera allí. El sueño de una niña de diez años hecho realidad, y nunca nadie la había visto tan feliz. Después del primer día, la infestación de verrugas desapareció por completo. Supo al instante que el caballo era el responsable. Por algún mecanismo, su alegría había interactuado con su sistema inmunitario de tal manera que éste reconoció y atacó la invasión vírica. "Pero cualquier aparato mental capaz de rechazar una verruga es otra cosa. No es el tipo de proceso confuso y desordenado que cabría esperar en manos del tipo de Inconsciente sobre el que se lee en los libros, al margen de las cosas inventando sueños o confundiéndose de palabras o teniendo histeria". Entre sus logros, Thomas dice que esta Persona o Inquilino a cargo de la curación debe ser un cirujano, un hábil ingeniero y gestor, un director de oficina y un biólogo celular de talla mundial. Si supiéramos exactamente cómo se elimina una verruga, afirma, conoceríamos la identidad de los participantes bioquímicos en el rechazo de tejidos e incluso la naturaleza de ciertas enfermedades. "Lo mejor de todo es que estaríamos descubriendo una especie de superinteligencia que existe en cada uno de nosotros, infinitamente más inteligente y poseedora de conocimientos técnicos muy superiores a los que poseemos en la actualidad"[36].

Todo parece tan incierto: tener que ir a buscar a un hipnotizador, o enterrar un trapo en un cruce de caminos junto a la luna llena, o encontrar una fuente de placer intenso. ¿Qué pasaría si simplemente ordenaras a los glóbulos blancos que fueran a matarlo? Bueno, como dice Thomas, no sabemos a cuáles llamar. ¿Quién sabe si son las células T o las células B ¿O si son las células T, cuáles? ¿Las asesinas? ¿Las supresoras? Tal vez sólo sean los carroñeros comunes, los neutrófilos y los macrófagos. ¿Y si lo supiéramos? ¿Podría la superinteligencia clasificarlos y elegir a los reclutas? Examinemos esa posibilidad.

LOS GLÓBULOS BLANCOS

Los neutrófilos y los linfocitos son los héroes de esta historia. Veamos primero los neutrófilos. Son glóbulos blancos que nacen en la médula ósea y constituyen aproximadamente el 65% de la población total de glóbulos blancos. Son los principales responsables de la lucha contra las infecciones, y se mantienen ocupados día a día, circulando, buscando bacterias y otros desechos que no pertenecen al cuerpo. Son los verdugos por excelencia. Cuando se liberan sustancias químicas en el lugar de una lesión, los neutrófilos se preparan para el ataque cambiando de forma para poder atravesar mejor las paredes de los vasos y llevar a cabo su mortal tarea. A continuación, se adhieren a las paredes de los capilares, que se han vuelto pegajosas sólo para ese propósito, y extienden un pequeño pie (llamado pseudópodo, que significa, y se parece a un "pie falso") a través de cualquier hueco conveniente. Deslizándose fuera del torrente sanguíneo, se dirigen hacia el agresor y comienzan el proceso de destrucción de los intrusos, que se denomina fagocitosis. El engullimiento y la digestión se llevan a cabo cuando el neutrófilo envía su citoplasma que fluye alrededor de la partícula extraña, y luego lo aísla en un saco (un fagosoma, se llama). A continuación, se inyectan enzimas en el saco, y el intruso es destruido. Las enzimas acaban destruyendo también al neutrófilo, pero como se producen unos 100.000 millones al día, la pérdida suele ser insignificante. Esto es sólo el comienzo de la gran marcha; los neutrófilos son seguidos por flanco tras flanco de atacantes especializados. Piense en los neutrófilos como la primera línea de defensa, constantemente activa incluso en (o, especialmente) en una persona sana.

Los linfocitos B y los linfocitos T se denominan linfocitos porque circulan por el líquido linfático. Ambas están diseñadas para responder únicamente a determinados microorganismos, y ambas nacen en la médula ósea embrionaria. A continuación, las células T migran al timo, donde se energizan para la acción. Las células T suelen esperar en el tejido linfático y son transportadas a través del líquido linfático claro cuando llega el momento de enfrentarse a organismos hostiles. En realidad, existen al menos tres tipos de células T: las asesinas, cuya especialidad es matar virus y tejidos extraños con potentes sustancias químicas; las auxiliares, que ayudan a las células B a perseguir sus objetivos altamente específicos; y las supresoras, que desempeñan una función reguladora, quizá impidiendo que el sistema inmunitario se desboque y ataque tanto a sí mismo como a los demás. Se sabe que los linfocitos T asesinos participan en la defensa contra el cáncer y los linfocitos T supresores en la prevención de las enfermedades autoinmunes. Las células B, por su parte, crean proteínas llamadas anticuerpos que pueden identificar a un invasor específico e iniciar el complicado proceso de su destrucción.

Los tres estudios siguientes, algunas de las investigaciones más avanzadas de la ciencia actual, implican el control de los neutrófilos o los linfocitos mediante un proceso mental. El primer estudio utiliza la hipnosis; el segundo, el entrenamiento en relajación asistida por biorretroalimentación; y el tercero, la imaginería orientada específicamente al control de una única función del neutrófilo. Se trata de investigaciones que he tenido el privilegio de seguir durante algún tiempo y que han modificado mi propia forma de pensar sobre el poder de la imaginación. Los métodos de todos los investigadores son irreprochables, y han realizado los estudios una y otra vez. El trabajo sólo podría haber surgido de la cooperación entre científicos básicos y del comportamiento.

LA HIPNOSIS Y EL SISTEMA INMUNITARIO

El Dr. Howard Hall, un joven psicólogo que trabajaba en la Universidad Estatal de Pensilvania, junto con sus colegas, los Ors. Santo Longo y Richard Dixon, utilizaron técnicas hipnóticas con sujetos sanos y luego midieron los efectos sobre la función inmunitaria[37]. Antes de examinar el estudio, permítanme primero hacer un comentario sobre la hipnosis.

La mayoría de los hipnotizadores estarán de acuerdo en que la hipnosis depende del sistema imaginario. Incluso las instrucciones de inducción que dan los terapeutas que utilizan la hipnosis suelen ser idénticas a las que dan los terapeutas que utilizan la imaginería guiada. Sin embargo, en el pasado, la hipnosis solía dejar menos margen a los sujetos para crear sus propias imágenes y se confiaba más en la capacidad del hipnotizador para programar las imágenes mentales adecuadas para el resultado deseado. Aunque muchos hipnotizadores siguen manteniendo un estilo autoritario, muchos otros no lo hacen, sobre todo los que enseñan autohipnosis. Los terapeutas pueden mostrar una fuerte lealtad a las nociones de imaginería guiada o hipnosis, o no. Ambos grupos han fundado sus propias organizaciones y llevan a cabo actividades de formación.

Aunque las diferencias son eruditas, creo que son importantes. La mística del hipnotizador tradicional y autoritario, la creencia de que tiene poderes mentales especiales y la programación de las imágenes mentales pueden ser mucho más eficaces para algunos pacientes. En muchos sentidos, la hipnosis autoritaria de estilo antiguo se parece más a las técnicas de los chamanes que el formato educativo más permisivo de las imágenes guiadas. Los buenos chamanes, como los buenos hipnotizadores, sabrían qué imágenes programar, ya que son bastante específicas de la cultura y están descritas en canciones antiguas y retratadas en el arte. Por otro lado, una persona puede necesitar la libertad de adoptar su propio sistema de símbolos para poder acceder a los rincones ocultos del sistema inmunitario. Eso es solamente una suposición y un estudio para el futuro. Por ahora, la hipnosis encaja bien en el contexto de la curación con la imaginación, se practique como se practique.

Para el estudio, Hall y sus colaboradores reclutaron a veinte voluntarios sanos, hombres y mujeres, de edades comprendidas entre los veintidós y los ochenta y cinco años. Antes de la hipnosis se realizó un registro de referencia de la función linfocitaria. A continuación, se hipnotizó a los sujetos con un procedimiento de relajación y se les pidió que imaginaran una escena tranquila.

A continuación, el experimentador contó hasta veinte para profundizar en la relajación y pidió a los sujetos que se imaginaran flotando en una nube. Luego se les pidió que visualizaran y sintieran cómo sus glóbulos blancos aumentaban en número y nadaban como poderosos tiburones atacando a gérmenes débiles y confusos. Esto continuó durante cinco minutos. Se les dijo que los tiburones seguirían defendiéndolos aunque no estuvieran pensando en ello. Se les dio información escrita y verbal sobre la autohipnosis y se les aconsejó que practicaran dos veces al día durante una semana. Además de la prueba de referencia previa a la hipnosis, se volvió a extraer sangre después de la primera sesión y una vez más después de la segunda sesión, una semana más tarde. A todos los sujetos se les evaluó su capacidad para ser hipnotizados con la Escala de Susceptibilidad Hipnótica de Stanford. Se realizaron varios análisis de sangre, como el recuento total de glóbulos blancos, el recuento total de linfocitos, el recuento total de células T y células B, y pruebas de la función o reactividad de las células T y las células B. Para evaluar el efecto, se dividió a los sujetos en un grupo de más edad y otro de menos (mayores y menores de cincuenta años). En tres de las pruebas que implicaban la estimulación de las células T con un mitógeno, el grupo más joven mostró un aumento estadísticamente significativo del funcionamiento inmunitario una semana después del procedimiento. El grupo de más edad no lo hizo, un hallazgo potencialmente atribuido a la supresión de la función inmunitaria que es normal con el envejecimiento. (Sin embargo, estas conclusiones son un artefacto de la estadística: para el grupo más joven, los resultados podrían haber ocurrido sólo 5 de cada 100 veces por casualidad, y por lo tanto se consideraron significativos. Para el grupo de más edad, sólo podían haber ocurrido 10 de cada 100 veces por azar; por

tanto, como buen investigador, por convención, Hall tuvo
que descartar los resultados, aunque había pruebas sustanciales para sospechar que se había producido alguna
influencia). Sin embargo, los investigadores consideraron
que sus hallazgos más importantes se referían a la relación
entre inmunidad e hipnotizabilidad. Basándose en la escala de Stanford, se formaron grupos de alta y baja hipnotizabilidad. Se observó un aumento significativo en el recuento de linfocitos una hora después del procedimiento
de hipnosis, pero para el grupo de alta hipnotizabilidad.
La elevación no fue evidente después de una semana para
ninguno de los grupos.

RELAJACIÓN ASISTIDA POR
BIORRETROALIMENTACIÓN
Y FUNCIÓN INMUNITARIA

Para su tesis doctoral, la Dra. Barbara Peavey estudió el
efecto de un programa de relajación asistida por biorretroalimentación sobre la función inmunitaria. (En 1984, ella y
sus coautores presentaron el trabajo que describía el estudio en la reunión anual de la Biofeed back Society of America. Ors. G. F. Lawlis y A. Goven, y fue reconocido como el
logro científico más notable del año)[38].

En primer lugar, la Dra. Peavey reunió a un grupo de
dieciséis personas que estaban sometidas a altos niveles de
estrés y también tenían bajos niveles de inmunidad, medi-
dos por el recuento de glóbulos blancos y una prueba de la
capacidad de los neutrófilos para fagocitar o ingerir resi-
duos. La mitad fueron asignados a un grupo de control y la
otra mitad al programa de biorretroalimentación. A estos
últimos sujetos se les dieron instrucciones sobre biorretroalimentación; se obtuvieron niveles basales de relajación

utilizando el equipo de biorretroalimentación; y tras esto, se realizaron sesiones individuales de una hora de duración dos veces por semana. El entrenamiento incluía prácticas en casa con ejercicios de relajación grabados en casetes e información específica sobre el estrés. Se entrenó a los sujetos tanto con EMG (un monitor muscular) como con biorretroalimentación de temperatura hasta que alcanzaron un nivel que investigadores anteriores habían determinado que estaba relacionado con un estado de relajación. Estos procedimientos son bien conocidos y ampliamente utilizados por los terapeutas de biorretroalimentación para entrenar a las personas a relajarse y aprender a reducir los efectos físicos del estrés. Inicialmente, se recogieron muestras de sangre para identificar a los sujetos, como se ha mencionado anteriormente, al principio de las sesiones de relajación asistida por biorretroalimentación y después de que cada sujeto cumpliera los criterios de relajación.

Cuando los análisis de sangre de estos sujetos se compararon con los realizados antes del tratamiento y con los del grupo de control que no había recibido ningún tratamiento, se observó que sus neutrófilos funcionaban significativamente mejor tras el tratamiento. No hubo diferencias en el número de glóbulos blancos, lo que indica que el efecto estaba relacionado únicamente con la función. A estos sujetos no se les dijo nada sobre el sistema inmunitario ni se les explicó el propósito del estudio. Sin embargo, cuando estos individuos altamente estresados aprendieron a relajarse en las cuidadosas condiciones que empleó el Dr. Peavey, se produjo un efecto directo pero selectivo sobre la inmunidad.

Otros investigadores han descubierto que la relajación por sí sola no es una condición suficiente para cambiar el sistema inmunitario, sino que también se requiere algún procedimiento de imaginería o visualización[39]. Sin embargo, en estos estudios posteriores sólo se ofreció una sesión de entrenamiento en relajación. No es probable que esto tenga consecuencias inmediatas, ya que a menudo se necesitan muchas sesiones antes de que se aprenda la respuesta de relajación. El estudio de la Dra. Peavey, por otra parte, empleó un enfoque integral a largo plazo para la gestión del estrés, lo que podría explicar sus hallazgos diferenciales. El estrés como supresor de la función inmunitaria ha sido bien estudiado. Es lógico que cualquier tratamiento que reduzca el estrés ayude a restaurar la integridad del sistema inmunitario. Tanto en el estudio de Hall como en el trabajo de Peavey, no se intentó controlar ningún tipo o actividad particular de los glóbulos blancos. Sin embargo, sus trabajos son muy prometedores porque demuestran que, mediante un esfuerzo consciente, se puede animar al sistema inmunitario a funcionar de una forma que se sabe que es más propicia para la salud. Además, los estudios implican una especie de control, en el sentido de que se establecen las condiciones adecuadas para que la propia sabiduría del cuerpo (esa gran superinteligencia) se mueva en una dirección saludable. Dado que ambos investigadores sólo realizaron un número limitado de análisis de sangre, sus procedimientos pueden haber tenido un efecto más generalizado sobre el sistema inmunitario del que fueron capaces de identificar.

LA IMAGEN Y EL NEUTRÓFILO

¿Cuáles son los límites de nuestra capacidad para comunicarnos conscientemente con el funcionamiento del cuerpo? Hace veinte años, J. V. Basmajian, médico y científico, publicó un artículo en *Science* en el que aportaba pruebas de que los seres humanos podían aprender a controlar voluntariamente una sola célula. Cuando se introducían en una célula nerviosa motora unos electrodos muy pequeños que podían medir la actividad eléctrica de una célula y se proporcionaba a la persona información auditiva cada vez que se disparaba esa célula, podía aprender rápidamente a dispararla a voluntad. Incluso podrían aprender a disparar ráfagas largas que sonaban como redobles de tambor cuando se cruzaban con los altavoces, o ráfagas cortas, o patrones de su propia elección[40].

Los trabajos de Basmajian, las investigaciones de Barbara Brown y Joe Kamiya y de otros laboratorios de todo el país que demostraban que las ondas cerebrales podían controlarse de forma similar siempre que se les proporcionara retroalimentación, los estudios sobre la fisiología de los yoguis de la India, que podían realizar hazañas maravillosas, todo esto desafiaba lo que todo el mundo estaba relativamente seguro de que era cierto sobre el sistema nervioso humano. Es decir, todo estos estudios demostraron que las funciones que se creían totalmente fuera del control consciente eran bastante controlables con la práctica especializada, y normalmente eso parecía requerir retroalimentación de algún tipo. Existe la creencia generalizada de que no puede haber aprendizaje sin retroalimentación. (Para la sociedad industrializada y modernizada, esa retroalimentación se ha producido a través de máquinas muy precisas que se han desarrollado para medir la fisiología y luego retroalimentar la información de mil maneras: luces, lecturas digitales, pitidos, zumbidos e incluso gráficos por ordenador. La biorretroalimentación ha llegado a su fin. No ha habido función corporal que no pudiera controlarse hasta cierto punto una vez que se ha monitorizado adecuadamente y se ha proporcionado información al sujeto a través de una retroalimentación rápida. El sistema inmunitario no debería ser una excepción. La capacidad de vencer todas las enfer-

medades infecciosas y relacionadas con el sistema inmunitario debería venir de la mano de la tecnología que permiti-
ría precisamente ese control. Sin embargo, nos enfrentamos
a dos retrasos: En primer lugar, aún no se ha desarrollado
una tecnología no invasiva para controlar constantemente
la sangre y, en segundo lugar, se desconocen el número y
los componentes del sistema inmunitario adecuados para
combatir cada enfermedad.

Las nuevas investigaciones sugieren que la monitorización y la retroalimentación pueden ser innecesarias para
comunicarse con el sistema inmunitario, y que mediante el
uso de un procedimiento de imaginería pueden producirse
cambios deseados y altamente específicos. Vimos destellos
de esto al principio del trabajo de retroalimentación biológica. Barbara Brown contó su sorpresa al descubrir que
sus sujetos podían crear ondas cerebrales alfa cuando se les
pedía que lo hicieran, sin ninguna retroalimentación del
equipo, pero sólo después de que hubieran pasado algún
tiempo en el equipo de monitorización cerebral (EEG), y
aprendido a asociar un estado de sentimiento (o algún tipo
de imagen) con la producción de alfa. Simplemente recrea-
ban ese estado mental y se producían las ondas alfa[41]. Los
yoguis tampoco utilizan apenas la retroalimentación electrónica. Llegan a sintonizar con su propio funcionamiento
tras años de escucharlo en silencio. El control se produce
de forma natural. Todos tenemos la capacidad de desarrollar nuestro cerebro de esta manera, como el instrumento
de biorretroalimentación más exquisito de todos. Sin embargo, el tiempo y el compromiso necesarios para llevar a
cabo esta tarea requieren una dedicación casi religiosa. De
hecho, para los yoguis, el control fisiológico es una demostración de su espiritualidad.

En la Universidad Estatal de Michigan, varios investigadores, entre ellos C. Wayne Smith y John Schneider, han

comprobado repetidamente la relación entre la imaginación y el sistema inmunitario. Sus resultados sugieren que
la imaginación, por sí misma, sin años y años de entrenamiento en meditación y sin biorretroalimentación, puede
controlar ciertas funciones de los neutrófilos[42].

Su primer estudio se llevó a cabo con ocho hombres y
ocho mujeres, la mayoría de los cuales eran estudiantes de
medicina y psicología. Todos los sujetos seleccionados estaban sanos y fueron cuidadosamente seleccionados. Sólo
se aceptó en el estudio a aquellos que creían que podían ser
capaces de controlar conscientemente su sistema inmunitario. También tuvieron que aceptar asistir a seis sesiones.
En la primera sesión, se les extrajo dos muestras de sangre
(medida de referencia) y los sujetos rellenaron inventarios
de personalidad. En la segunda sesión se habló de la función de los glóbulos blancos y se les mostraron diapositivas
de neutrófilos, que más tarde se incorporarían a sus imágenes. En la tercera sesión se escuchó una cinta de relajación
e imaginería general. Las sesiones cuarta y quinta constituyeron el entrenamiento: se explicaron los fundamentos
y el objetivo del estudio, y se dieron sugerencias para una
imaginería eficaz. A continuación, el grupo practicó la
imaginería e hizo dibujos de sus imágenes, que se valoraron
según criterios específicos. El procedimiento de creación
de imágenes consistió en aconsejar al grupo que visualizara
a los neutrófilos cambiando de forma, pegándose a la pa-
red del vaso y atravesándolo, y luego yendo a lugares donde se había acumulado basura. Se describió a los glóbulos
blancos como basureros que recogían la basura y la tiraban
fuera del cuerpo. El procedimiento duró veinte minutos.
Se sugirió a los sujetos que jugaran con sus imágenes y que
modificaran el procedimiento de cualquier forma que les
pareciera razonable. Se les enviaron a casa artículos que
aclaraban los estudios de imágenes y describían la función

de los glóbulos blancos para que los leyeran. En la sexta sesión, se extrajo sangre, se repitieron las instrucciones de relajación e imaginería específica y se volvió a extraer sangre. Las imágenes fueron puntuadas por tres evaluadores que no tenían conocimiento previo de los resultados de los análisis de sangre. El sistema de puntuación constituyó otro estudio, en el que se encontraron numerosas correlaciones entre el análisis de sangre y las dimensiones modificadas a partir del AC de imágenes. El recuento total de glóbulos blancos descendió significativamente de antes a después de la sesión (de 8200 ± 1500 a 6400 ± 1300). Estos resultados sólo podrían haber ocurrido una de cada 10.000 veces por casualidad. Los dieciséis sujetos mostraron un descenso en el recuento, y el porcentaje medio de neutrófilos que abandonaron el torrente sanguíneo fue del 60%. Y lo que es más sorprendente, el descenso en el recuento total de leucocitos se atribuyó casi en su totalidad a los neutrófilos; los demás glóbulos blancos no salieron. Las imágenes fueron muy específicas, al parecer, para los neutrófilos. Sin embargo, los neutrófilos también mostraron un descenso significativo de la adherencia, o capacidad de adherirse a las paredes de los vasos. Esto desconcertó inicialmente a los investigadores, ya que a los sujetos se les había pedido que se imaginaran un aumento de la adherencia. Entonces plantearon la hipótesis de que era posible que todas las células sensibles ya hubieran abandonado el torrente sanguíneo, en vista de la gran disminución del número de neutrófilos circulantes. Así pues, se sometió a otro grupo de sujetos a un procedimiento de entrenamiento idéntico, sólo que esta vez se les pidió que visualizaran los neutrófilos que permanecían en el torrente sanguíneo y seguían adhiriéndose. Esta vez, la adherencia aumentó durante el procedimiento de formación de imágenes. El porcentaje medio de células adheridas tras el primer experimento fue del 28%, y tras el segundo, del 56%. Los autores siguen reproduciendo estos resultados con controles cada vez más estrictos. Se han realizado réplicas preliminares en varios laboratorios. Las conclusiones siguen siendo constantes, y el efecto consistente, y supera con creces cualquier expectativa casual. Las imágenes parecen tener un impacto directo en la función de los neutrófilos, al menos para aquellos que lo creen.

EPÍLOGO

Tras un esfuerzo concertado por utilizar la imaginación para lograr la salud, las sensaciones físicas y las imágenes de palabras desaparecen, y las ondas cerebrales cambian de niveles alfa semidespiertos a estados más profundos. El vacío sin palabras y sin edad se experimenta como un estado de unidad, de armonía divina. La lucha por la salud física se vuelve irrelevante en el gran esquema; la magia permanece; el espíritu triunfa.

Y, por último, la imaginación no debe considerarse una panacea para todo lo que aqueja a la especie humana, a menos, claro está, que optemos por creer que no hay límites para la conciencia y su capacidad inherente de alterar el estado de las cosas.

APÉNDICES

APÉNDICE A

GUIÓN DE IMÁGENES DE SAMUELS Y BENNETT

"Cierre los ojos, inspire y espire lenta y profundamente, relaje todo el cuerpo con el método que mejor le funcione y deje que las ideas de todos los síntomas de la enfermedad se conviertan en burbujas en su conciencia. Ahora imagine que esas burbujas son expulsadas de su mente, de su cuerpo y de su conciencia por una brisa que las aleja de usted, lejos en la distancia, hasta que ya no las ve ni las siente.

Ahora imagine que está en un lugar que le encanta. Puede ser la playa, en la montaña, en el desierto, o dondequiera que se sienta plenamente vivo, cómodo y saludable. Imagine que el área que le rodea está llena de luz brillante y clara. Permita que la luz fluya en su cuerpo, haciéndole más brillante, y llenándolo con la energía de la salud. Disfrute tomando el sol en esta luz"[1].

APÉNDICE B

GUIÓN DE IMÁGENES ADAPTADO DE IROING DYLE

Las instrucciones básicas son las siguientes (1) Busque un lugar seguro, póngase cómodo y cierre los ojos. (2) Concentre sus pensamientos en la respiración; inhale y cuente 1000, 2000, 3000, 4000; exhale y cuente hacia atrás, 4000, 3000, 2000, 1000. (3) Al inhalar, imagine una ola de energía que sube por la parte delantera del cuerpo; y al exhalar, imagine que la energía se mueve por encima de la cabeza, baja por la espalda y sale por los talones. (4) Imagine un lugar hermoso con todas sus vistas, sonidos y olores; e imagine cómo se siente tu propio cuerpo en ese lugar.

Continúe con el ejercicio de respiración, permitiendo que la energía fluya, y permanezca en el lugar imaginario de sus pensamientos durante quince minutos, pero siga concentrándose en respirar y en permitir que la energía fluya. (5) Mire a su alrededor en busca de una criatura; puede ser un animal, una persona o incluso una planta. Esta forma de vida es su aliada, guía espiritual, consejera, psicoanalista. (6) Hágase amigo, pregúntele su nombre, siga concentrándose en la respiración. Dedique algún tiempo a discutir el problema con esta criatura de la imaginación y escuche sus consejos. (7) Pregúntele si está dispuesto a reunirse con usted a diario. (8) Para cerrar el trato, pídale a la criatura que le dé una señal de poder, ya sea el alivio de un síntoma o la respuesta a un problema.[2]

Las instrucciones para lo que Oyle llama "Manejar tu biocomputador" son la primera y más fiable medicina conocida por la humanidad representada en las cuevas que albergaron a nuestros antepasados durante el periodo lítico Paleo, y continuaron en canciones y tótems. Por mi propia experiencia, les advierto que nunca se tomen este ejercicio a la ligera. Un *sensorium* ligeramente alterado ocasionado por los patrones de respiración, los niveles de realidad que la psique teje en el crepúsculo de la consciencia y el material que surge después de haber sido incrustado profundamente en el subconsciente (normalmente por una buena razón), componen los ingredientes de una experiencia a veces aterradora y siempre cargada emocionalmente. Por cierto, tal vez quiera hacer como los indios para comprobar la validez del aliado espiritual. Pídale que se le aparezca de alguna forma en la realidad ordinaria, cotidiana y despierta en los próximos días.

APÉNDICE C

RELAJACIÓN, IMAGINERÍA Y TRANSCRIPCIÓN PRE-BIOFEEDBACK

El propósito de esta cinta es aprender cómo relajarse y disminuir cualquier dolor o cualquier ansiedad que pueda estar experimentando. Antes de empezar, sin embargo, me gustaría que se sitúe, en su silla o en su cama, de tal manera que pueda llegar a estar totalmente relajado y cómodo. Comience ahora concentrándose en su respiración –inhalando y exhalando– pensando para sí mismo completamente, "relájese". Inhale. Exhale. Una y otra vez. Cada vez que sienta tensión o dolor o ansiedad durante esta cinta, me gustaría que respirara profundamente y se dijera a sí mismo: "relájate". Inhala. Exhale. Relájese. Si aparecen pensamientos mientras realizamos este procedimiento de relajación, simplemente encapsúlelos en una burbuja y déjelos flotar. Ahora, concentrándose solo en el sonido de mi voz, concédase unos minutos para la relajación total, cierre suavemente los ojos y, mientras cuento de diez a uno, piense en sí mismo cada vez más relajado... dejando salir toda la tensión y el estrés.

Relájese hasta niveles más profundos de los que pueda recordar: diez, nueve, ocho, siete, seis, cinco, cuatro, tres, dos, uno, cero. Muy bien.

Ahora, hagamos un viaje mental a través de tu cuerpo para poder identificar cualquier tensión o ansiedad restantes. Empiece por los pies: piense que se ponen muy pesados, se relajan, se calientan, se hunden. Primero, el pie derecho; luego, el izquierdo. Tome conciencia de cada uno de los dedos... empiezan a hormiguear. Imagine que toda la tensión fluye fuera de tus pies, permitiendo que los músculos se aflojen y se relajen, hormigueando y calentándose.

Piense ahora en sus piernas, en las pantorrillas, sobre todo en la derecha: imagine los músculos anudados volviéndose suaves y cálidos, la pantorrilla izquierda, los muslos... el muslo derecho, el muslo izquierdo... los músculos se desanudan, se alargan, se calientan, toda la tensión los abandona.

Concéntrese ahora en sus caderas, dejando que se disipe cualquier tensión, y en su abdomen. Muchos de nosotros mantenemos mucha tensión y tirantez en nuestros abdominales. Deje que se disipe, deje que se libere. Piense por un momento en su espalda... todos los músculos, muchos, muchos músculos arriba y abajo de su espalda. Deje que se vayan... calentando, reconfortando. Sus hombros, déjelos caer ligeramente, soltando cualquier carga. Se siente muy cómodo ahora. Quiero que piense en su brazo derecho, la parte superior de su brazo, la parte inferior, y en su mano derecha. Suéltelos por un momento de cualquier responsabilidad, soltando, relajando. Brazo izquierdo, primero la parte superior y luego la inferior, luego su mano. Ahora, con el ojo de su mente, suba hasta los músculos del cuello.

Concéntrese por un momento en la mandíbula, déjela caer ligeramente y relájela todo lo posible. Concéntrese en el lado derecho de la cara, relajándolo, calentándolo, suavizándolo. Luego relaje el lado izquierdo de la cara, ahora se siente muy cómodo. Ahora relaje todos los músculos alrededor de los ojos, alrededor de toda la cabeza, la parte superior y la parte posterior.

Ahora, tómese unos segundos para hacer otro viaje mental a través de su cuerpo, identificando cualquier tensión restante y dejándola salir. Recuerde que cuando se relaja de este modo, su cuerpo empieza a curarse a sí mismo y usted se llena de energía para cualquier actividad que tenga por delante. Ahora, durante los próximos minutos, oirá el sonido de las olas del mar. Continúe relajándose, permitiéndose este tiempo de despreocupación, dejando que su cuerpo se repare a sí mismo.

APÉNDICE D

IMAGINERÍA CUERPO-MENTE: UN VIAJE MENTAL

La enfermedad

Emprenda ahora un viaje mental, sin censurar ninguna de las imágenes que surjan. Algunas saltarán a su mente con vida propia; otras tomarán forma a medida que las esculpa mentalmente con su imaginación. Concéntrese en la zona perturbada. Suavice todo a su alrededor y deje que tu mente entre en ella. Manténgase suave y relajado. Extienda ahora la mano y toque lo que le molesta. Sienta su textura. Huélalo y tome nota del olor. Escuche: le está diciendo algo. Abra los ojos de su imaginación. Muévase a través del problema y a su alrededor. Recuerde que no debe ser crítico. Sea juguetón, si lo desea. Deje que la forma que ha creado se mueva y cambie. Dele un nombre. Observe su estado de ánimo.

Defensas personales

Tómese un segundo para dejar que estas imágenes se desvanezcan. Respire hasta alcanzar un estado de relajación aún más profundo. Sabiendo que dentro de usted vive la capacidad de recuperarse de casi cualquier cosa, deje que esa capacidad tome forma. Puede ser el sistema inmunitario, o una red de mecanismos de reparación altamente especializados, o un cambio de estructuras. Observe esto. Céntrese, descienda a su cuerpo, hasta que pueda ver y sentir que esto ocurre. Cree las imágenes si no vienen solas. ¿Está funcionando el sistema de defensa? Si es así, ¿cómo? Hágase preguntas y escuche. Deje que sus defensas vengan a usted en la forma que deseen. Recuérdelas.

Deje que las imágenes se desvanezcan. Ahora, si está recibiendo algún tratamiento, empiece a imaginar que lo toma. Observe qué sucede después de que entra en su cuerpo, adónde va. Observe su forma y color. Sienta cómo interactúa con sus células. ¿Qué hace con ellas o a ellas? Tómese tu tiempo. Si tiene más de un tipo de terapia, imagine también las otras. Fíjese en tu estado emocional, ya que todas estas cosas interactúan en su interior. No sea crítico. Confíe en usted. Confíe en el método de diagnóstico y curación más antiguo que se conoce.[3]

APÉNDICE E

TRANSCRIPCIÓN DE IMÁGENES DE QUEMADURAS

Quiero que se ponga cómodo en su cama o en su silla... aparte todo sus pensamientos... póngase cómodo y cierre los ojos y relájese y escuche... relájese y escuche. Puede que incluso le entre un poco de sueño. Siéntase bien durante un rato. Cierre los ojos. Respire hondo... déjelo salir. Déjese hundir... sintiéndose bien... sintiéndose cada vez mejor.

Mientras cuento de diez a uno, deje que cada cuenta sea una señal para relajarse cada vez más: diez, nueve, ocho, siete, seis, cinco... cada vez más cómodo... cuatro, tres, dos, uno.

Relaje los pies y deje que se calienten y se sientan cómodos. Relaje las piernas y deje que se calmen y tranquilicen. Relájese, dejando que toda la tensión salga de su estómago. Relaje las caderas, cada vez más profundamente. Vuelva a respirar hondo, exhale. Deje que salga toda la tensión. Ahora relaje la espalda... toda la espalda arriba y abajo. El cuello, los hombros. El brazo derecho se relaja ahora, y la mano derecha. Sienta cada vez más paz. Tu brazo izquierdo y tu mano izquierda están relajados. Cada vez más profundo. Se siente bien al relajarse... calmarse... un poco más y más.

Ahora la cara, la cabeza... se relajan, cada vez más. La cabeza puede sentirse pesada, caliente.

A la cuenta de tres, suelte cualquier tensión que aún puedas tener: uno, dos, tres.

Ahora se siente cómodo, quizá un poco somnoliento, con los ojos cerrados. Mientras le hablo de su tratamiento, relájese. Y recuerde, siempre que se sienta tenso o temeroso, respire hondo y diga: "relax, paz, calma". Deje que el miedo desaparezca.

Imagine que se acerca la hora de quitarse el vestido e ir al baño, imagíneselo. Relájese, cada vez más profundamente, respirando hondo cada vez que se sienta incómodo. La enfermera entra ahora y empieza a cortarle el vendaje. Imagíneselo. Cada vez que se sienta incómodo, respire, relájese. Imagíneselo, sintiendo cómo la enfermera corta el vendaje y cómo su piel siente el frescor.

Respire hondo y deje que el malestar desaparezca. Ahora, muy relajado y tranquilo, empieza a levantarse de la cama... tal vez usted solo. Usted está relajado y tranquilo y se siente muy bien. Imagínese moviéndose ahora hacia la puerta, moviéndose por el pasillo hacia su baño... sintiéndose bastante fresco, pero sin dolor. Respirando profundamente, ejercitando sus músculos con cada paso... más largo y más fuerte. Siga respirando. Ejercite sus pulmones con cada respiración. Vuelva a exhalar completamente, relajándose.

A la cuenta de tres, quiero que suelte cualquier tensión que pueda tener en cualquier parte de tu cuerpo: uno, dos, tres.

Mírese a sí mismo mientras se acerca a la bañera y ve a la persona que le ayudará cuando lo necesite. Al entrar en la bañera, sienta el agua, que al principio le parecerá fuerte y, poco a poco, cada vez más agradable. La piel quemada que ya no está viva tiene que ser eliminada para que la nueva piel pueda crecer. Cuando esto se vuelva incómodo, recuerde respirar profundamente y dejar que el momento pase... permaneciendo muy relajado y tranquilo... dejando que la buena sensación del agua caliente se apodere de su atención.

Continúe relajándose ahora, cada vez más profundamente, deseando volver a su cama, y quizás echarse una siesta.

Se ve saliendo del baño ahora, secándose suavemente, y cubriéndose ahora mientras vuelve a su cama o a tu silla, permaneciendo muy tranquilo y muy relajado. Deje que pase el malestar. Si tiene que esperar un rato, aproveche este tiempo para seguir relajándose, como lo está haciendo ahora, dormitando un poco. Puede que sienta frío, pero es natural y desaparecerá cuando le vuelvan a poner las vendas.

Primero le ponen crema blanca calmante en las nalgas. En cuanto toca la piel, se siente muy bien.

Ahora, se coloca una gasa de malla fina sobre la crema y cualquier molestia restante empieza a desaparecer. Se colocan nuevas gasas. Cada vez se siente más caliente. Todas las molestias desaparecen ahora.

Recuerde trabajar con su tratamiento dejando que su cuerpo permanezca relajado así, sintiéndose bien, respirando profundamente. Cada vez que sienta molestias, inhale y exhale completamente. Ahora, durante los próximos minutos, imagínese bien, sano, en el lugar más hermoso imaginable. Continúe respirando profundamente: inhale y exhale, relájese, relájese, relájese.

Orden de clasificación de las medidas dependientes significativas de dolor y ansiedad en pacientes quemados

Los tratamientos a los que se asignó el mismo orden de clasificación no fueron significativamente diferentes.

4=Mayor mejoría

1= Menos mejoría

VARIABLE DEPENDIENTE	Grupo de Control	Relajación	Relajación Imaginería	Relajación Imaginería Biorretroali-mentación
Entrenamiento de temperatura periférica	1	4	4	4
Media sesión de entrenamiento mielógrafo	1	2	4	3
Entrenamiento de unidades subjetivas de malestar	1	2	4	4
Tratamiento de unidades subjetivas de malestar	1	2	4	4
Estado de ansiedad Spielberg				
Post-entrenamiento	1	4	4	4
Post-tratamiento	1	2	4	4
Analgésicos menores	1	1	4	3
Sedantes	1	2	4	3

APÉNDICE F

ACCIÓN INTENCIONADA

(+) Imágenes positivas	(+) Glóbulos rojos
(+) Histeria (MMPI)	(+) Glóbulos blancos
(+) Control (MMPI)	(-) Hemoglobina
(+) Ansiedad (POMS)	
(-) Inclusión expresada (FIRO)	
(-) Inclusión deseada (FIRO)	
(-) Oportunidad (L de C)	

LUCHA NO DIRIGIDA

(+) Psicastenia (MMPI)	(+) Glóbulos rojos
(+) F(MMPI)	(-) Hemoglobina
(-) Oportunidad (L de C)	(+) Volumen corpuscular medio
(-) Afecto (FIRO)	(+) Recuento corpuscular medio
(+) Depresión (POMS)	
(+) Psicopatía (MMPI)	
(-) Histeria (MMPI)	
(+) Otros poderosos (L de C)	

RESIGNACIÓN

(+) Depresión (MMPI)	(+) Glóbulos rojos
(+) Tensión (POMS)	(-) Hemoglobina
(-) Histeria (MMPI)	(+) MCV
(-) Esquizofrenia (MMPI)	(+) MCC
	(-) SEGS
	(-) Linfocitos

Correlaciones significativas de determinadas IMAGEN CA y variables hematológicas y bioquímicas sanguíneas

+pzo,01; Todos los demás significativos a p<0,5.
Nota:
AC= actividad
ST= fuerza
CO= color
DA= peligrosidad

| Variable | Imagen CA | | | | Imágenes metafóricas | | | |
| | Cáncer | | WBC | | Cáncer | | | |
	AC	ST	AC	ST	CO	DA	ST	AC
Med. sangre:								
RBC			29	32		33		30
HGB			30	27		35*		31
HCT		-30				36*	25	42*
Plaquetas			28			29		
WBC								25
Proteína						26		
Fósforo			-25	-32				
Ácido úrico			29					
Creatinina				25				
Alk. phos.	37*				35			
SGOT	26							

NOTAS

NOTAS AL CAPÍTULO 1

1. R. F. Kraus, "A Psychoanalytic Interpretation of Shamanism", pp. 19-32.

2. R. L. Bergman, "A School for Medicine Men", p. 663.

3. J. Rothenberg, *Technicians of the Sacred*.

4. W. LaBarre, "Shamanic Origins of Religion and Medicine", pp. 7-11.

5. M. Eliade, *Shamanism: Archaic Techniques of Ecstasy*.

6. Ibid.

7. L. G. Peters, and D. Price-Williams, "Towards an Experiential Analysis of Shamanism", pp. 398-418.

8. J. A. Wike, "Modern Spirit Dancing of Northern Puget Sound".

9. Véase la nota 5.

10. M. J. Harner, *The Way of the Shaman*.

11. G. Majno, *The Healing Hand*.

12. A. S. Lyons, and R. J. Petrucelli, *Medicine: An Illustrated History*.

13. W. B. Cannon, "Voodoo Death", pp. 182-190; S. C. Cappannari et al., "Voodoo in the General Hospital", pp. 938-940; R. Saphir et al., "Voodoo Poisoning in Buffalo, New York", pp. 437-438.

14. W. LaBarre, *The Peyote Cult*.

15. Harner, *Way of the Shaman*, p. xii.

16. J. Frank, *Persuasion and Healing*.

17. A. Johannes, "Many Medicines in One", pp. 43- 70.

18. R. Grossinger, *Planet Medicine*, p. 13; ibid., p. 23.

19. L. Jilek-Aall, *Call Mama Doctor*.

20. V. Garrison, "Doctor, Espiritista, or Psychiatrist?", pp. 65-180.

21. Harner, *Way of the Shaman*, p. 45.

22. Kendall, "Supernatural Traffic: East Asian Shamanism", p. 180.

23. Véase la nota 1.

24. Kendall, "Supernatural Traffic", p. 171.

25. S. Rogers, "Shamans and Medicine Men", pp. 1202-1223.

26. R. H. Lewie, *Primitive Religion*; D. Landy, *Culture, Disease and Healing*; M. Eliade, *Shamanism*.

27. J. Halifax, *Shamanic Voices*, p. 11.

28. A. A. Popov, "How Sereptic Djarvoskin of the Nganasans (Tavgi Samoyeds) Became a Shaman".

29. W. G. Jilek, *Indian Healing*, p. 64; ibid., p. 66; ibid.

30. Ibid., p. 73; ibid., pp. 73-74.

31. G. B. Risse, "Shamanism: The Dawn of a Healing Profession", p. 22.

32. C. Castaneda, *The Teachings of Don Juan*; idem, *A Separate Reality*.

33. A. Hultkrantz, "A Definition of Shamanism", pp. 25-37.

34. C. T. Tart, *States of Consciousness*.

35. Véase la nota 7.

36. E. Underhill, *Mysticism*; W. James, *The Variety of Religious Experience*.

37. L. LeShan, *The Medium, the Mystic, and the Physicist*.

38. Véase la nota 7.

39. LeShan, *Medium, Mystic, and Physicist*, p. 42.

40. Ibid., p. 108.

41. LeShan, *Medium, Mystic, and Physicist*; F.Capra, *The Turning Point*.

42. J. Kamiya, from material presented to the International Conference on Science and Shamanism, Esalen Institute, Big Sur, California, in February, 1984.

43. C. T. Tart, "A Psychophysiological Study of Out-of-the-Body Experiences in Selected Subjects", pp. 1-16.

44. Castaneda, *Teachings of Don Juan*.

45. P. Suedfeld, *Restricted Environmental Stimulation*.

46. W. Heron, "The Pathology of Boredom", pp. 52-56; J. Zubek, C. Welch, and M. Saunders, "Electroencephalographic Changes During and After 14 Days of Perceptual Deprivation", pp. 490-492.

47. Véase la nota 45.

48. P. Suedfeld, and R. A. Borrie, "Altering States of Consciousness through Sensory Deprivation".

49. J. C. Lilly, *The Center of the Cyclone*; idem, *The Deep Self*.

50. M. Zuckerman, "Hallucinations, Reported Sensations, and Images".

51. Suedfeld, *Restricted Environmental Stimulation*, p. 44.

52. C. Wissler, *The American Indian*; E. M. Loeb, "The Shaman of Niue", pp. 393-402; P. Radin, *Primitive Religion*.

53. G. Devereux, *Basic Problems of Ethnopsychiatry*; J. Silverman, "Shamanism and Acute Schizophrenia", pp. 21-31.

54. W. G. Jilek, *Indian Healing*, p. 35.

55. R. Noll, "Shamanism and Schizophrenia", pp. 443-459.

56. Véase la nota 5.

57. Véase la nota 10.

58. Noll, "Shamanism and Schizophrenia", p. 452.

59. K. Wilber, *The Atman Project*; E. Green, and A. Green, *Beyond Biofeedback*; J. Hillman, *Re-Visioning Psychology*.

60. R. D. Laing, *The Politics of Experience*; J. W. Perry, "Reconstitutive Process in the Psychopathology of the Self", pp. 853-876.

61. I. Oyle, *Magic, Mysticism and Modern Medicine*.

62. Véase la nota 5.

63. Wilber, *Atman Project*, p. 152; ibid., p. 158; ibid., p. 159.

64. C. Blacker, *The Catalpa Bow*.

65. A. Lommel, *Shamanism*, p. 60.

66. M. Eliade, "Some Observations on European Witchcraft".

67. W. Y. Evans-Wentz, *Tibetan Yoga and Secret Doctrines*.

68. H. C. Guyton, *Human Physiology and Mechanisms of Disease*.

69. No intentaré documentar estos hallazgos comunes. La mejor fuente de información sobre trabajos científicos en este campo es la revista trimestral Biofeedback and Self-Regulation.

70. M. J. Hamer, *The Way of The Shaman*.

71. O. Nordland, "Shamanism as an Experience of the 'Unreal'", p. 174.

72. Hamer, *Hallucinogens and Shamanism*; R. G. Wasson, *Divine Mushroom of Immortality*; W. LaBarre, *The Peyote Cult*, P. T. Furst, ed., *Flesh of the Gods*.

73. D. C. Noel, *Seeing Castaneda*.

74. De una entrevista con Sam Keen, publicada en Noel, *Seeing Castaneda*.

75. J. Siskind, "Visions and Cures among the Sharanahua".

76. Ibid, p. 37; ibid.

77. De Prem Das, citado por Halifax, *Shamanic Voices*, frontispicio.

78. Ibid.

79. Wasson, *Divine Mushroom of Immortality*.

80. H. Munn, "The Mushrooms of Language".

81. Ibid., p. 88.

82. Ibid., p. 95.

83. Hamer, *Hallucinogens and Shamanism*; Eliade, "European Witchcraft".

84. J. de Bergamo (c. 1470-71), "Quaestio de Strigis", p. 199.

85. Véase la nota 70.

86. Grossinger, *Planet Medicine*, pp. 42-43.

87. D. K. Stat, "Ancient Sound: The Whistling Vessels of Peru", pp. 2-7.

88. Bergman, "School for Medicine Men", pp. 663-666.

89. N. Drury, *The Shaman and the Magician*.

90. Recursos: Se pueden obtener cintas de tambores chamánicos en el Center for Shamanic Studies, Box 673, Belden Station, Norwalk, Conn., 06852, y cantos y canciones indias a través de Del Enterprise, Inc., Box 248, Mission, S. Oak., 57555. Las cintas de audio utilizadas con auriculares eliminan algunos de los problemas de ruido al realizar trabajo chamánico con vecinos poco comprensivos cerca.

91. Drury, *Shaman and Magician*, p. 8.

92. Véase la nota 68.

93. R. Melzack and P. D. Wall, "Pain Mechanism: A New Theory", pp. 971-979.

94. A. Neher, "Auditory Driving Observed with Scalp Electrodes in Normal Subjects", pp. 449-451; idem, "A Physiological Explanation of Unusual Behaviour in Ceremonies Involving Drums", pp. 151-160.

95. Green and Green, *Beyond Biofeedback*.

96. Jilek, *Indian Healing.*

97. E. D. Adrian, and B. H. C. Matthews, "The Berger Rhythm", pp. 355-385; F. Morrell, and H. H. Jasper, "Electrographic Studies of the Formation of Temporary Connections in the Brain", pp. 201-215; and many others.

98. E. R. John, and K. F. Killam, "Electrophysiological Correlates of Avoidance Conditioning in the Cat", pp. 252-274.

99. H. Benson, *The Relaxation Response;* idem, J. F. Beary, and M. P. Carol, "The Relaxation Response", pp. 37-46.

100. Benson, *Relaxation Response.*

101. Blacker, *Catalpa Bow.*

102. A. Balikci, "Shamanistic Behavior among the Netsilik Eskimos".

103. Wasson, *Divine Mushroom of Immortality.*

104. LaBarre, *"Shamanic Origins".*

105. M. J. Gage, *Women, Church and State,* p. 281.

106. Véase la nota 5.

107. S. Krippner, and A. Villoldo, *The Realms of Healing.*

108. Kraus, "Psychoanalytic Interpretation of Shamanism", p. 26.

109. Noll, "Shamanism and Schizophrenia", p. 445.

110. Rogers, "Shamans and Medicine Men".

111. T. T. Waterman, "The Paraphernalia of the Cuwamish 'Spirit-Canoe' Ceremony".

112. J. H. Tenzel, "Shamanism and Concepts of Disease in a Mayan Indian Community", pp. 372-380.

113. E. R. Service, *A Profile of Primitive Culture.*

114. W. Wildschut, "Crow Indian Medicine Bundles".

115. G. A. Reichard, *Navaho Religion.*

116. Bergman, "School for Medicine Men", p. 666.

NOTAS AL CAPÍTULO II

1. R. Grossinger, *Planet Medicine,* p. 97.

2. A. S. Lyons, and R. J. Petrucelli, *Medicine: An Illustrated History,* p. 170.

3. From Phillimores Apollonius of Tyans, Book II, Chap. XXXVII.

4. Three excellent resources for the history of medicine during this era are: G. A. Binder, *Great Moments in Medicine*; W. Osler, *The Evolution of Modern Medicine*; Lyons and Petrucelli, *Medicine*.

5. M. J. Gage, *Women, Church and State*, p. 241.

6. Ibid., p. 242.

7. Ibid., p. 243.

8. M. Murray, *The Witch Cult in Western Europe*.

9. M. Eliade, "Some Observations on European Witchcraft", p. 41.

10. De la comunicación personal con M. J. Hamer, 1982; Harner, ed., *Hallucinogens and Shamanism*.

11. Hamer, *Hallucinogens and Shamanism*.

12. M. B. Kreig, *Green Medicine: The Search for Medicines that Heal*.

13. E. Maple, *Magic, Medicine, and Quackery*.

14. Ibid., p. 43.

15. Lyons and Petrucelli, *Medicine*.

16. Quoted by Maple, *Magic, Medicine, and Quackery*, p. 67.

17. B. Ehrenreich, and D. English, *Witches, Midwives, and Nurses*.

18. Quoted by H. R. Trevor-Roper, *The European Witch-Craze of the Sixteenth and Seventeenth Centuries and Other Essays*, p. 142.

19. G. Zilboorg, *The Medicine Man and the Witch during the Renaissance*, p. 62.

20. M. Harris, *Cows, Pigs, Wars and Witches*.

21. M. Daly, *Gyn!Ecology: The Metaethics of Radical Feminism*.

22. Ver Gage, *Women, Church and State*, for a breakdown in expenses for burning a witch in France.

23. Citado por F. Capra, *The Turning Point*.

24. Capra, *Turning Point*, p. 56.

25. Osler, *Modern Medicine*, p. 187.

26. A. M. Stoddart, *Life of Paracelsus*, p. 213.

27. F. Hartman, *Paracelsus: Life and Prophecies*, pp. 111-112.

28. C. E. McMahon, "The Role of Imagination in the Disease Process", p. 181.

29. F. Sommers, "Dualism in Descartes".

NOTAS AL CAPÍTULO III

1. N. Cousins, *The Healing Heart*, p. 16.

2. J. Achterberg, I. Collerain, and P. Craig, "A Possible Relationship between Cancer, Mental Retardation, and Mental Disorders", pp. 135-139.

3. D. Costa, E. Mestes, and A. Coban, "Breast and Other Cancer Deaths in a Mental Hospital", pp. 371-378.

4. See S. E. Locke and M. Hornig-Rohan, *Mind and Immunity*, for an annotated bibliography of this material.

5. J. W. Berg, R. Ross, and H. B. Latourette, "Economic Status and Survival of Cancer Patients". pp. 467-477.

6. J. Frank, *Persuasion and Healing*.

7. Ibid., p. 138.

8. M. Lorr, D. M. McNair, and G. H. Weinstein, "Early Effects of Librium Used with Psychotherapy", pp. 257-270.

9. F. A. Volgyesi, "School for Patients", pp. 8-17.

10. S. Wolf, "Effects of Suggestion and Conditioning on the Action of Chemical Agents in Human Subjects", pp. 100-109.

11. Cousins, *Human Options*, pp. 19-20.

12. J. Achterberg, and G. F. Lawlis, *Bridges of the Bodymind*; L. LeShan, *The Mechanic and the Gardener*; L. Dossey, *Space, Time and Medicine*; J. D. Goldstrich, *The Best Chance Diet*; D. Ornish, *Stress, Diet and Your Heart*; o. C. Simonton, S. Simonton, and J. Creighton, *Getting Well Again*.

13. J. H. Schultz, and W. Luthe, *Autogenic Training*.

14. G. Dick-Read, *Childbirth without Fear*, p. 14.

15. D. Brook, *Naturebirth*, p. 133; ibid., p. 127.

16. C. Garfield, "Beyond the Relaxation Response".

17. Brook, *Naturebirth*, p. 130.

18. De Demographic Yearbooks, statistics published by the United Nations.

19. D. Haire, and J. Haire, "The Cultural Warping of Childbirth".

20. J. E. Johnson, "Effects of Accurate Expectations about Sensations on the Sensory and Distress Components of Pain", pp. 261-275; idem et al., "Sensory Information Instruction in a Coping Strategy, and Recovering from Surgery", pp. 4-17.

21. D. Krieger, *Therapeutic Touch.*

22. Achterberg and Lawlis, *Imagery of Cancer.*

23. These materials were presented by Dr. Heidt at the Second Annual Conference on Imaging and Fantasy Process, November 1978, and case studies were published in Achterberg and Lawlis, *Bridges of the Bodymind.*

24. Achterberg and Lawlis, *Bridges of the Bodymind.*

25. M. Samuels and H. Bennett, *Be Well*, p. 144.

26. M. Samuels and N. Samuels, *Seeings with the Mind's Eye*; Samuels and Bennett, *The Well Body Book*; idem, *Be Well.*

27. I. Oyle, *Magic, Mysticism and Modern Medicine*, p. 11.

28. Ibid., p. 34.

29. Oyle, *The New American Medical Show*, p. 149.

30. J. Segal, "Biofeedback as a Medical Treatment", p. 149.

31. Varias buenas fuentes sobre los aspectos de la biorretroalimentación son: E. Green, and A. Green, *Beyond Biofeedback*; K. R. Gaarder, and P. Montgomery, *Clinical Biofeedback: A Procedural Manual*; B. Brown, *New Mind, New Body*; idem, *Stress and the Art of Biofeedback*; D.S. Olton, and A. R. Noonberg, *Biofeedback: Clinical Applications in Behavioral Medicine*; J. V. Basmajian, *Muscles Alive*, 3rd ed.; R. J. Gatchel, and K. P. Price, eds., *Clinical Applications of Biofeedback.*

32. Achterberg, P. McGraw, and Lawlis, "Rheumatoid Arthritis: A Study of Relaxation and Temperature Biofeedback as an Adjunctive Therapy", pp. 207-223.

33. La investigación, la aplicación y las referencias científicas de varios trastornos específicos se publicaron en profundidad en Achterberg and Lawlis, *Bridges of the Bodymind.*

34. Los procedimientos estadísticos de diagnóstico están disponibles en Achterberg y Lawlis, Imagery and Disease, que contiene trabajos publicados anteriormente en *Imagery of Cancer*, así como instrumentos de evaluación para la diabetes y el dolor de columna (Institute for Personality and Ability Testing, 1984). Más adelante, en el capítulo 6, se analiza brevemente el desarrollo del instrumento para el cáncer.

35. E. Kiester, "The Playing Fields of the Mind", p. 20.

36. Achterberg, C. Kenner, and Lawlis, "Biofeedback, Imagery, and Relaxation"; Kenner and Achterberg, "Non-Pharmacologic Pain Relief for Patients".

NOTAS AL CAPÍTULO IV

1. M. S. Gazzaniga, and J. E. Ledoux, *The Integrated Mind.*

2. A. Luria, *The Mind of a Mnemonist.*

3. T. X. Barber, H. H. Chauncey, and R. A. Winer, "Effects of Hypnotic and Nonhypnotic Suggestion on Paratid Gland Response to Gustatory Stimuli", pp. 374-380; K. D. White, "Salivation: The Significance of Imagery in its Voluntary Control", pp. 196-203.

4. A. E. Kazdin, and L. A. Wilcoxin, "Systematic Desensitization and Nonspecific Treatment Effects", p. 5; E. L. Digiusto, and N. Bond, "Imagery and the Autonomic Nervous System", pp. 427-438.

5. K. L. Lichstein, and E. Lipshitz, "Psychophysiological Effects of Noxious Imagery", pp. 339-345.

6. W. A. Shaw, "The Relaxation of Muscular Action Potentials to Imaginal Weight Lifting", pp. 247-250.

7. Barber, "PsychologicalAspects ofHypnosis", pp. 390-419; idem, *Hypnosis: A Scientific Approach;* idem, "Hypnosis, Suggestions and PsychosomaticPhenomena", pp. 13-27.

8. J. Schneider,C. W. Smith, and S. Whitcher, "The Relationship of Mental Imagery to White Blood Cell (Neutrophil) Function"; H. R. Hall, "Hypnosis and the Immune System", pp. 92-103.

9. Kazdin and Wilcoxin, "Systematic Desensitization".

10. C. S. Jordan, and K. T. Lenington, "Physiological Correlates of Eidetic Imagery and Induced Anxiety", pp. 31-42.

11. G. E. Schwartz, D. A. Weinberger, and J. A. Singer, "Cardiovascular Differentiation of Happiness, Sadness, Anger, and Fear: Imagery and Exercise", pp. 343-364.

12. R. W. Sperry, and M. S. Gazzaniga, "Language following Surgical Disconnection of the Hemispheres", pp. 108-121; J. E. Bogen, "The Other Side of the Brain", pp. 135-162.

13. Gazzaniga andLeDoux, *Integrated Mind;* Bogen, "Other Side of the Brain"; J.Levy,C. Trevarthen, and R. W.Sperry, "Perception of BilateralChimericFigures followingHemispheric Deconnection", pp. 61-78.

14. D. Galin, and R. Ornstein, "Individual Differences in Cognitive Style", pp. 367-376.

15. M. A. Safer, and H. Leventhal, "Ear Differences in Evaluating

Emotional Tones of Voice and Verbal Content", pp. 75-82; D. M. Tucker et al., "Right Hemisphere Activation during Stress", pp. 697-700.

16. B. Lyman, S. Bernardin, and S. Thomas, "Frequency of Imagery in Emotional Experience", pp. 1159-1162.

17. P. Bakan, "Imagery, Raw and Cooked"; J. Head, *Aphasia and Kindred Disorders of Speech*, Vol. 1.

18. I. M. Lesser, "A Review of the Alexithymia Concept", pp. 531-543.

19. W. J. H. Nauta, "Some Efferent Connections of the Prefrontal Cortex in the Monkey".

20. C. F. Jacobsen, "Studies of Cerebral Function in Primates", pp. 3-60.

21. 21. A. Meyer, and E. Beck, *Prefrontal Leucotomy and Related Operations*.

22. B. Milner, "Interhemispheric Differences in the Localization of Psychological Process in Man", pp. 272-277.

23. M. E. Humphrey, and O. L. Zangwill, "Cessation of Dreaming after Brain Injury", pp. 322-325.

24. M. Critchley, *The Parietal Lobes*.

25. B. Milner, "Brain Mechanisms Suggested by Studies of Temporal Lobes"; E. De Renzi, "Nonverbal Memory and Hemispheric Side of the Lesion", pp. 181-189.

26. J. H. Jackson, "On Right or Left-Sided Spasm at the Onset of Epileptic Paroxysms, and on Crude Sensation Warnings and Elaborate Mental States", pp. 192-206.

27. W. Penfield, and P. Perot, "The Brain's Record of Auditory and Visual Experience", pp. 595-596.

28. H. Selye, *The Stress of Life*.

29. W. Herbert, "Elaborating the Stress Response".

30. A. Samuels, "Beyond the Relaxation Response".

31. H. F. Dvorak et al., "Fibrin Gel Investment Associated with Line 1 and Line 10 Solid Tumor Growth, Angiogenesis, and Fibroplasia in Guinea Pigs", pp. 1458-1472.

32. K. Lashley, "In Search of the Engram", pp. 425-482.

33. P. van Heerden, *The Foundation of Empirical Knowledge*.

34. K. Pribram, *Languages of the Brain*; idem, "Problems Concerning the Structure of Consciousness"; K. Wilber, *The Holographic Paradigm and Other Paradoxes*; M. Ferguson, *Karl Pribram's Changing Reality*.

35. Pribram, *Languages of the Brain*, p. 157.

36. Pribram, "What the Fuss is All About", p. 32.

37. Pribram, *Languages of the Brain,* p. 152.

38. Ibid., p. 100.

39. A. Ahsen, "Neural Experimental Growth Potential for the Treatment of Accident Traumas, Debilitating Stress Conditions, and Chronic Emotional Blocking", pp. 1-22.

40. S. Weisburd, "Food for Mind and Mood", pp. 216-219.

41. Achterberg et al., "Psychological Factors and Blood Chemistries as Disease Outcome Predictors for Cancer Patients", pp. 107-122; R. L. Trestman, "Imagery, Coping, and Physiological Variables in Adult Cancer Patients".

42. H. Benson, *The Relaxation Response.*

43. See D. D. Barchas et al., "Behavioral Neurochemistry", pp. 964-973, for an excellent review on behavioral neurochemistry, which emphasizes the endorphins as neuroregulators.

44. M. W. Adler, "Endorphins, Enkephalins, and Neurotransmitters", pp. 71-74.

45. D. Levine, N. C. Gordon, and H. L. Fields, "The Mechanism of Placebo Analgesia", pp. 654-657.

46. L. C. Saland et al., "Acute Injections of Opiate Peptides into the Rat Cerebral Ventrical", pp. 523-528.

47. S. C. Gilman et al., "Beta-Endorphin Enhances Lymphocyte Proliferative Responses", pp. 4226-4230.

48. E. Hazum, K. Chang, and P. Cuartrecasas, "Specific Monoplate Receptors for Beta-Endorphin", pp. 1033-1035.

49. E. W. D. Colt, W. Wardlaw, and A. G. Frantz, "The Effect of Running on Plasma Beta-Endorphin", p. 1637.

50. A. Goldstein, "Thrills in Response to Music and Other Stimuli", pp. 126-129.

51. S. Steinberg, "Endorphins: New Types and Sweet Links", p. 136.

NOTAS AL CAPÍTULO V

1. A. Kleinman and L. H. Sung, "Why Do Indigenous Practitioners Successfully Heal?", pp. 7-26.

2. Ibid.

3. Kleinman, "Some Issues for a Comparative Study of Medical Healing".

4. Kleinman and Sung, "Indigenous Practitioners", p.8.

5. E. Benedict, and T. Porter, "Native Indian Medicine Ways", p. 7.

6. Z. Lipowski, "Psychosomatic Medicine in the Seventies", pp. 233-238.

7. Quoted by ibid., p. 233.

8. K. Pelletier, *Mind as Healer, Mind as Slayer*.

9. J. L. Singer, and K. S. Pope, eds., The *Power of the Human Imagination*; Sheikh, *Imagery: Current Theory, Research and Application*; E. Shorr et al., eds., *Imagery: Its Many Dimensions and Applications*.

10. A. Sheikh, and C. S. Jordan, "Oinical Uses of Mental Imagery".

11. Ibid., p. 423.

12. K. D. Strosahl, and J. C. Ascough, "Oinical Uses of Mental Imagery", pp. 422-438.

13. D. Meichenbaum, *Cognitive-Behavioral Modification*.

14. Meichenbaum, "Why Does Using Imagery in Psychotherapy Lead to Change?".

15. Singer, *Imagery and Daydream Methods in Psychotherapy and Behavior Modification*.

16. C. Philips, and M. Hunter, "The Treatment of Tension Headache", pp. 499-507; N. Spanos, C. Horton, and J. Chaves, "The Effects of Two Cognitive Strategies on Pain Threshold", pp. 677-681; J. J. Horan, F. C. Layne, and C. H. Pursell, "Preliminary Studies of 'In Vivo' Emotive Imagery on Dental Discomfort", pp. 105-106.

17. F. H. Kanfer, "The Many Faces of Self-Control".

18. M. D. Avia, and F. H. Kanfer, "Coping with Aversive Stimulation", pp. 73-81; E. L. Worthington, Jr., "The Effects of Imagery Content, Choice of Imagery Content, and Self-Verbalization on the Self-Control of Pain", pp. 225-240.

19. Kleinman and Sung, "Indigenous Practitioners", p. 7.

20. E. F. Torrey, "What Western Psychotherapists Can Learn from Witchdoctors", pp. 69-76.

21. J. Frank, Persuasion and Healing; Kleinman and Sung, "Indigenous Practitioners", pp. 7-26.

22. R. C. Ness, and R. M. Wintrob, "Folk Healing".

23. L. D. Weatherhead, *Psychology, Religion and Healing.*

24. Frank, *Persuasion and Healing.*

25. Véase nota 20.

26. G. B. Risse, "Shamanism: The Dawn of a Healing Profession", pp. 18-23.

27. J. Maddox, *The Medicine Man,* quoted by Torrey, "What Western Psychiatrists Can Learn", p. 73.

28. M. E. P. Seligman, *Helplessness;* W. B. Cannon, "Voodoo Death", pp. 182-190.

29. Frank, *Persuasion and Healing,* p. 66.

30. Risse, "Shamanism", p. 22; ibid.

31. J. Deese, and S. H. Hulse, *The Psychology of Learning.*

32. Ness and Wintrob, "Folk Healing".

33. W. G. Jilek, *Indian Healing.*

34. R. L. Bergman, "A School for Medicine Men", pp. 663-666.

NOTAS AL CAPÍTULO VI

1. C. Bernard, *An Introduction to the Study of Experimental Medicine,* originally published in 1865, revised and translated in 1957, p. 73.

2. J. Page, *Blood: The River of Life.*

3. R. Ader, ed., *Psychoneuroimmunology.*

4. R. Ader, and N. Cohen, "Behaviorally Conditioned Immunosupression and Murine Systemic Lupus Erythematosus", pp. 127-128.

5. E. Locke, and M. Horning-Rohan, *Mind and Immunity.*

6. M. P. Rogers, D. Dubey, and P. Reich, "The Influence of the Psyche and the Brain on Immunity and Disease Susceptibility", pp. 147-165; M. Stein, R. Schiavi, and M. Camerino, "Influence of Brain and Behavior on the Immune System", pp. 435-440.

7. E. Harrell, P. Lambert, and J. Achterberg, "The Effects of Electrical Stimulation of the Hypothalamus on Macrophagic Activity in the Rat", pp. 193-196.

8. K. Bulloch, and R. Y. Moore, "Innervation of the Thymus Gland by Brainstem and Spinal Cord in Mouse and Rat", pp. 157-166.

9. P. Bardos et al., "Neocortical Lateralization of NK Activity in Mice", pp. 609-611.

10. N. Geschwind, and P. Behan, "Left-Handedness: Association with Immune Disease, Migraine, and Developmental Learning Disorder", pp. 5097-5100.

11. Bibliography sponsored by the Reynolds Foundation and circulated in mimeograph, 1976.

12. E. Green, and A. Green, *Beyond Biofeedback.*

13. B. Klopfer, "Psychological Variables in Human Cancer", p. 334.

14. Ibid, p. 339.

15. L. LeShan, *The Mechanic and the Gardener,* p. 139.

16. Ibid.

17. A. Carrel, *Man the Unknown.*

18. Ibid., p. 314.

19. H. Selye, *The Stress of Life.*

20. 5. C. Gilman et al., "Beta-Endorphin Enhances Lymphocyte Proliferative Responses", pp. 4226-4230.

21. Work conducted by investigators Plotnikoff, Miller, and Murgo at the Oral Roberts School of Medicine at Tulsa, Okla., and reported in *Science News,* Vol. 122, July 24, 1982.

22. J. Wyblan et al., "Suggestive Evidence for Receptors for Morphine and Methionine-Enkephalin on Normal Human Blood I-Lymphocytes", pp. 1068-1070.

23. H. Newman, "Health Attitudes, Locus of Control and Religious Orientation".

24. D. Gregg, "The Paucity of Arthritis among Psychotic Patients", pp. 853-854; T. L. Pilkington, "The Coincidence of Rheumatoid Arthritis and Schizophrenia", pp. 604-607.

25. Achterberg, I. Collerain, and P. Craig, "A Possible Relationship between Cancer, Mental Retardation, and Mental Disorders", pp. 135-139.

26. A. Leaf, "Every Day is a Gift When You Are over 100", pp. 93-118; 5. Benet, *Abkhasians;* G. Halsel, *Los Viegos.*

27. Leaf, "Every Day is a Gift".

28. Achterberg, o. C. Simonton, and 5. Simonton, "Psychology of the Exceptional Cancer Patient", pp. 416-422.

29. R. Derogatis, M. D. Abeloff y N. Melisaratos, "Psychological Coping Mechanisms and Survival Time in Metastatic Breast Cancer", pp. 1504-1508.

30. Este trabajo y los siguientes estudios se encuentran en las siguientes publicaciones: Achterberg, et al., "Psychological Factors and Blood Chemistries as Disease Outcome Predictors for Cancer Patients", pp. 107-122; Achterberg, y G. F. Lawlis, "A Canonical Analysis of Blood Chemistry Variables Related to Psychological Measures of Cancer Patients", pp. 1-10.

31. R. L. Trestman, "Imagery, Coping, and Physiological Variables in Adult Cancer Patients".

32. Este trabajo apareció en Achterberg y Lawlis, *Imagery of Cancer: A Diagnostic Tool for the Process of Disease*, publicado por IPAT en 1978, y revisado en 1984 para incluir herramientas para la diabetes y el dolor bajo el nuevo título *Imagery and Disease*.

33. P. Bakan, "Imagery, Raw and Cooked".

34. Los resultados detallados sobre los hallazgos de la Clínica de Rehabilitación del Cáncer se recogen en: Final Report, Cancer Rehabilitation Demonstration Project, NCl#Nol-CN-45133, National Cancer Institute, National Institute of Health, Washington, D.C., 1977. Los resultados del estudio sobre laringectomizados se recogen en: Final Report, Comprehensive Rehabilitation of the Laryngectomee, NCl#RlS-CA-18629, National Cancer Institute, National Institute of Health, Washington, D.C., 1979.

35. M. Harner, *Personal communication*.

36. L. Thomas, "On warts".

37. Ibídem, p. 62.

38. Ibídem, pp. 63-64; ibídem, p. 65.

39. H. R. Hall, "Hypnosis and the Immune System: A Review with Implications for Cancer and the Psychology of Healing", pp. 92-103; ídem, S. Longo y R. Dixon, "Hypnosis and the Immune System: The Effect of Hypnosis on T and B Cell Function".

40. B. S. Peavey, "Biofeedback Assisted Relaxation: Effects on Phagocytic Immune Function".

41. C. W. Smith et al., "Imagery and Neutrophil Function Studies".

42. J. V. Basmajian, "Control of Individual Motor Units", pp. 440-441.

43. B. Brown, *New mind, New body*.

44. Schneider, C. W. Smith y S. Whitcher, "The Relationship of Mental Imagery to White Blood Cell (Neutrophil) Function".

NOTAS A LOS APÉNDICES

1. M. Samuels y H. Bennett, *Be Well*, p. 284.

2. I. Oyle, *The New American Medical Show*.

3. A lo largo de los años de realización de proyectos de investigación, se han desarrollado guiones especiales que sirven al sutil propósito de la educación sanitaria. Estos guiones informan al paciente sobre la naturaleza del trastorno y sobre las posibles fuentes de recuperación, en particular los recursos autocurativos del propio paciente. Están grabados en cinta de audio y disponibles para diabetes, artritis reumatoide, dolor, cáncer, quemaduras, migraña y obesidad. También hay disponible una cinta de relajación general que sirve como inducción previa a la imaginación y al *biofeedback*. El precio de las cintas es de 13,50 dólares, más 2,00 dólares de gastos de envío (los residentes en Texas deben añadir un 5% de impuestos de venta), en Health Associates, Inc. P. o. Box 36471, Dallas, Tx. 75235.

BIBLIOGRAFÍA

Achterberg, J.; Collerain, I.; and Craig, P. "A Possible Relationship Between Cancer, Mental Retardation, and Mental Disorders". *Journal of Social Science and Medicine* 12 (May 1978): 135-139.

—; Kenner, C.; and Lawlis, G. F. "Biofeedback, Imagery, and Relaxation: Pain and Stress Intervention for Severely Burned Patients". Paper presented at the Biofeedback Society of America, Annual Meetings, Chicago, ID., March, 1982.

—, and Lawlis, G. F. *Imagery of Cancer: A Diagnostic Tool for the Process of Disease.* Champaign, Ill.: Institute for Personality and Ability Testing, 1978.

—, and —. "A Canonical Analysis of Blood Chemistry Variables Related to Psychological Measures of Cancer Patients". *Multivariate Experimental Clinical Research.* 1 & 2 vol. 4 (1979): 1-10.

—-, and —. *Bridges of the Bodymind: Behavioral Approaches to Health Care*. Champaign, Ill.: Institute for Personality and Ability Testing, 1980.

—, and —. "Imagery and Terminal Care: The Therapist as Shaman". In *Behavior Therapy in Terminal Care*, edited by D. Sobel. Cambridge, Mass.: Ballinger, 1981.

—, and —. *Imagery and Disease*. Champaign, ID.: Institute for Personality and Ability Testing, 1984.

—-; —; Simonton, O. C.; and Simonton, S. "Psychological Factors and Blood Chemistries as Disease Outcome Predictors for Cancer Patients". *Multivariate Experimental Clinical Research* 3 (1977): 107-122.

—; McGraw, P.; and Lawlis, G. F. "Rheumatoid Arthritis: A Study of Relaxation and Temperature Biofeedback as an Adjunctive Therapy". *Biofeedback and Self-Regulation* 6 (1981): 207-223.

—; Simonton, o. C.; and Simonton, S. "Psychology of the Exceptional Cancer Patient: A Description of Patients Who Outlive Predicted Life Expectancies". *Psychotherapy: Theory, Research, and Practice* 14 (Winter 1977): 416-422.

Ader, R. ed. *Psychoizeuroimmunology*. New York: Academia Press, 1981.

—, and Cohen, N. "Behaviorally Conditioned Immunosupression and Murine Systemic LupusErythematosus". *Psychosomatic Medicine* 44 (1982): 127-128.

Adler, M. W. "Endorphins, Enkephalins, and Neurotransmitters". *Surgical Rounds*, June 1983, pp. 71-74.

Adrian, E. D. and Matthews, 8. H. C. "The Berger Rhythm, Potential Changes from the Occipital Lobes in Man". *Brain* 57 (1934): 355-385.

Ahsen, A. *Basic Concepts in Eidetic Psychotherapy.* New York: Brandon House, 1968.

—. "Eidetics: Neural Experimental Growth Potential for the Treatment of Accident Traumas, Debilitating Stress Conditions, and Chronic Emotional Blocking". *Tournal of Mental Imagery* 2 (1978): 1-22.

Anderson, M. P. "Imaginal process: Therapeutic applications and theoretical models".In *Psychotherapy Process: Current Issues and Future Trends,* edited by M. J. Mahoney. New York: Plenum, 1980.

Aristotle. *Parva Naturalia.* Oxford ed., vol. III, 463a.

Assagioli, R. *Psychosynthesis: A Collection of Basic Writings.* New York: Viking, 1965.

Avia, M. D., and Kanfer, F. H. "Coping with Aversive Stimulation: The Effects of Training in a Self-Management Contest". *Cognitive Therapy and Research* 4 (1980): 73-81.

Bakan, P. "Imagery, Raw and Cooked: A Hemispheric Recipe". In *Imagery,* edited by J.E. Shorr; G.E. Sobel; P. Robin; and J. A.Connella. New York: Plenum Press, 1980.

Balikci, A. "Shamanistic Behavior among the Netsilik Eskimos". In *Magic, Witchcraft and Curing,* edited by J. Middleton. New York: The Natural History Press, 1967.

Barber, T. X. "Psychological Aspects of Hypnosis". *Psychological Bulletin* 58 (1961): 390-419.

—. *Hypnosis: A Scientific Approach.* New York: Van Nostrand, 1969.

—. "Hypnosis, Suggestions and Psychosomatic Phenomena: A New Look from the Standpoint of Recent Experimental Studies". *The American Tournal of Clinical Hypnosis* 21 (1978): 13-27.

—; Chauncey, H. H.; and Winer, R. A. "Effects of Hypnotic and Non hypnotic Suggestions on Paratid Gland Response to Gustatory Stimuli". *Psychosomatic Medicine* 26 (1964): 374-380.

Barchas, D. D.; Akil, H.; Elliott, G. R.; Holman, R. 8.; and Watson, S. J. "Behavioral Neurochemistry: Neuroregulators and Behavioral States". *Science* 200 (1978): 964-973.

Bardos, P.; Degenne, D.; Lebranchu, Y.; Biziere, K.; and Renoux, G. "Neocortical Lateralization of NK Activity in Mice". *Scandinavian Journal of Immunology* 13 (1981): 609-611.

Bartrop, R. W.; Luckhurst, E.; Lazurus, L.; Kiloh, L. G.; and Penny, R. "Depressed Lymphocyte Function afterBereavement". *Lancet* 1 (1977): 834-836.

Basmajian, J. V. "Control of Individual Motor Units". *Science* 141 (1963): 440-441.

—. *Muscles Alive: Their Functions Revealed by Electromyography*, 3rd ed.Baltimore: Williams & Wilkins, 1979

Beck, A. R. "Role of Fantasies in Psychotherapy and Psychopathology". *Journal of Nervous and Mental Diseases* 150 (1970): 3-17.

Benedict, E., and Porter, T. "Native Indian Medicine Ways". *Monchanin Journal* 10 (1977): 11-22.

Benet, S. *Abkhasians.* New York: Holt, Rinehart and Winston, 1974.

Benson, H. *The Relaxation Response.* New York: Morrow, 1975.

—: Beary, J. F.; and Carol, M. P. "The Relaxation Response". *Psychiatry* 37 (1974): 37-46.

Berg, J. W.; Ross, R.; and Latourette, H. B. "Economic Status and Survival of Cancer Patients". *Cancer* 39 (1977): 467-477.

Bergamo, J. de. (c. 1470-1471.) "Quaestio de Strigis". Unpublished manuscript, Bibliotheque National, Paris. Quoted in Joseph Hanse, *Quellen and Untersuchen zur Geschichte des Hexenwahns und der Hexenverfulgung in Mittelalter.* pp. 195-200. Bonn: Carl Georgi, 1901 (1905).

Bergman, R. L. "A School for Medicine Men". *American Journal of Psychiatry* 130, 6 (June 1973): 663-666.

Bernard, C. *An Introduction to the Study of Experimental Medicine.* New York: Dover Publications, Inc., 1957.

Binder, G. A. *Great Moments in Medicine.* Detroit: Parke-Davis, 1966.

Binet, A. *L'Etude Experimentale de l'Intelligence.* Paris: Costes, 1922.

Blacker, C. *The Catalpa Bow.* London: Allen & Unwin, 1975. Bogen, J. E. "The Other Side of the Brain: An Oppositional Mind". *Bulletin of the* Los *Angeles Neurological Society* 34 (1969): 135-162.Brook, D. *Naturebirth.* New York: Pantheon Books, 1976.

Brown, B. *New Mind, New Body.* New York: Harper & Row, 1974.

—. *Stress and the Art of Biofeedback.* New York: Harper & Row, 1977.

Bulloch, K., and Moore, R. Y. "Innervation of the Thymus Gland by Brainstem and Spinal Cord in Mouse and Rat". *American Journal of Anatomy* 161 (1981): 157-166.

Cannon, W. B. "Voodoo Death". *Psychosomatic Medicine* 19 (1957): 182-190.

Cappannari, S. C.; Rau, B.; Abram, H. S. et al. "Voodoo in the General Hospital: A Case of Hexing and Regional Enteritis". *Journal of the American Medical Association* 232 (1975): 938-940.

Capra, F. *The Turning Point.* New York: Simon & Schuster, 1982.

Carrel, A. *Man the Unknown.* New York: Harper & Row, 1935.

Castaneda, C. *The Teachings of Don Juan: A Yaqui Way of Knowledge.* Berkeley and Los Angeles: University of California Press, 1968.

—. *A Separate Reality: Further Conversations with Don Juan.* New York: Simon & Schuster, 1971.

Cautela, R. "Covert Conditioning: Assumptions and Procedures". *Journal of Mental Imagery* 1 (1977): 53-64.

Clark, P. "The Phantasy Method of Analyzing Narcissistic Neurosis". *Psychoanalytic Review* 13 (1925): 225-232.

Colt, E. W. D.; Wardlaw, W.; and Frantz, A. G. "The Effect of Running on Plasma Beta-Endorphin". *Life Science* 28 (1981): 1637.

Costa, D.; Mestes, E.; and Coban, A. "Breast and Other Cancer Deaths in a Mental Hospital", *Neoplasma* 28 (1981): 371-378.

Cousins, N. *Human Options.* New York: W. W. Norton & Co., 1981.

—. *The Healing Heart*. New York: W. W. Norton & Co., 1983. Crampton, M. *An Historical Survey of Mental Imagery Techniques in Psychotherapy and Description of the Dialogic Imaginal Integration Method*. Montreal: Quebec Center for Psychosynthesis, 1974.

Critchley, M. *The Parietal Lobes*. London: Edward Arnold, 1953. Daly, M. *Gyn/Ecology: The Metaethics of Radical Feminism*. Boston: Beacon Press, 1978.

Deese, and Hulse, S. H. *The Psychology of Learning*. New York: McGraw Hill, 1967.

DeRenzi, E. "Nonverbal Memory and Hemispheric Side of the Lesion". *Neuropsychologia* 6 (1968): 181-189.

Derogatis, R.; Abeloff, M. D.; and Melisaratos, N. "Psychological Coping Mechanisms and Survival Time in Metastatic Breast Cancer". *Journal of the American Medical Association* 242 (Oct. 5, 1979): 1504-1508.

DeSoille, R. *The Directed Daydream*. New York: Psychosynthesis Research Foundation, 1965.

Devereux, G. *Basic Problems of Ethnopsychiatry*. Chicago: University of Chicago Press, 1980.

Dick-Read, G. *Childbirth without Fear*. New York: Harper & Row, 1953.

DiGuisto, E. L., and Bond, N. "Imagery and the Autonomic Nervous System: Some Methodological Issues". *Perceptual and Motor Skills* 48 (1979): 427-438.

Dossey, L. *Space, Time and Medicine*. Boulder, Co: Shambhala, 1982.

Drury, N. *The Shaman and the Magician*. London, Boston, and Henley: Routledge & Kegan Paul, 1982.

Dvorak, H. F.; Dvorak, A. M.; Manseau, B. J.;Wiberg, L.; and Churchill, W. H. "Fibrin Gel Investment Associated with Line 1 and Line 10 Solid Tumor Growth, Angiogenesis, and Fibroplasia in Guinea Pigs: Role of Cellular Immunity, Myofibroblasts, Microvascular Damage, and Infarction in Line 1 Tumor Regression". *Journal of the National Cancer Institute* 62 (1978): 1458-1472.

Ehrenreich, B., and English, D. *Witches, Midwives, and Nurses: A History of Women Healers*. New York: The Feminist Press, 1973.

Eliade, M. *Shamanism: Archaic Techniques of Ecstasy*. New York: Pantheon Books, Bollingen Foundation, 1964. (Revised from original French version, 1951).

—. "Some Observations on European Witchcraft". *Occultism, Witchcraft, and Cultural Fashions*. Chicago: Chicago University Press, 1976.

Ellis, A. *Rational-Emotive Therapy and Cognitive Behavior Therapy*. New York: Springer, 1981.

Evans-Wentz,W. Y. *Tibetan Yoga and Secret Doctrines*. London: Oxford University Press, 1967.

Ferguson, M. "Karl Pribram's Changing Reality". *Re-Vision*, 1(3/4)(1978): 8-13.

Ferguson, W. K., and Bruun, G. *A Survey of European Civilization*. Boston: Houghton Mifflin Co., 1958.

Frank, J. *Persuasion and Healing*. Baltimore and London: Johns Hopkins University Press, 1974.

Frank, L. *Die Psychoanalyse*. Munich: E. Reinhardt, 1910.

Fretingny, R., and Virel, A. *L'Imagerie Mentale*. Geneva: Mont Blanc, 1968.

Furst, P. T., ed. *Flesh of the* Gods: *The Ritual Use of Hallucinogens.* New York: Doubleday/Natural History Press, 1972.

Gaarder, K. R., and Montgomery, P. *Clinical Biofeedback: A Procedural Manual,* 2nd ed. Baltimore: Williams & Wilkins, 1982.

Gage, M. J. *Women, Church and State.* Published in Chicago, Ill., 1893.

Galin, D., and Ornstein, R. "Individual Differences in Cognitive Style-I: Reflective Eye Movements". *Neuropsychologia* 12 (1974): 367-376.

—, and —. "Lateral Specialization of Cognitive Modes: An EEG Study". *Psychophysiology* 9 (1976): 412-418.

Garfield, C. "Beyond the Relaxation Response". Material presented at the University of California at Los Angeles, February, 1983.

Garrison, V. "Doctor, Espiritista, or Psychiatrist? Health-Seeking Behavior in a Puerto Rican Neighborhood of New York City". *Medical Anthropology* 1 (1977): 65-180.

Gatchel, R. J., and Price, K. P., eds. *Clinical Applications of Biofeedback: Appraisal and Status.* New York: Pergamon, 1979.

Gazzaniga, M. S., and LeDoux, J. E. *The Integrated Mind.* New York: Plenum Press, 1978.

Gendlin, E. T. *Focusing.* New York: Everest House, 1978.

Gerrard, D. Preface to *Seeing with the Mind's Eye,* by M. Samuels and N. Samuels. New York: Random House, 1975.

Geschwind, N., and Behan, P. "Left-Handedness: Association with Immune Disease, Migraine, and Developmental Learning Disorder". *Proceedings of the National Academy of Sciences* 79 (1982): 5097-5100.

Gillin, J. "Magical Fright". *Psychiatry* 11 (1948): 387-400. Gilman, S. C.; Schwarts, J. M.; Milner, R. J.; Bloom, F. E.; and Feldman, J. D. "Beta-Endorphin Enhances Lymphocyte Proliferative Responses". *Proceedings of the National Academy of Science* 79 (July 1982): 4226-4230.

Goldstein, A. "Thrills in Response to Music and Other Stimuli". *Physiological Psychology* 8 (1980): 126-129.

Goldstritch, J. D. *The Best Chance Diet.* Atlanta: Humanics Limited, 1982.

Green, E., and Green, A. *Beyond Biofeedback.* New York: Delta, 1977.

Gregg, D. "The Paucity of Arthritis Among Psychotic Patients".

American Journal of Psychiatry (1939): 853-854.

Grossinger, R. *Planet Medicine: From Stone Age Shamanism to PostIndustrial Healing.* Garden City, New York: Anchor Press/Doubleday, 1980.

Guillerey, M. "Medicine Psychologique". In *Medecine Officielle et Medecine Heretique.* Paris: Pion, 1945.

Guyton, H. C. *Human Physiology and Mechanisms of Disease.* 3rd ed. Philadelphia: W. B. Saunders Co., 1982.

Haire, D., and Haire, "The Cultural Warping of Childbirth". *Special News Report.* International Childbirth Education Association, 1972. Halifax, J. *Shamanic Voices: A Suroey of Visionary Narratives.* New York: E. P. Dutton, 1979.

Hall, H. R. "Hypnosis and the Immune System: A Review with Implications for Cancer and the Psychology of

Healing". *Journal of Clinical Hypnosis* 25, 2-3 (1982-1983): 92-103.

—; Longo, S.; and Dixon, R. "Hypnosis and the Immune System: The Effect of Hypnosis on T and B Cell Function". Paper presented to the Society for Clinical and Experimental Hypnosis, 33rd Annual Workshops and Scientific Meeting, Portland, Oregon, October, 1981.

Halsel, G. *Los Viegos*. Emmaus: Rodale Press, 1976.

Happich, C. "Das Bildbewusstsein als Ansatzstelle Psychischer Behandling". Zbl. *Psychotherapie* 5 (1932): 663-667.

Hamer, M. ed. *Hallucinogens and Shamanism*. New York: Oxford University Press, 1973.

—. *The Way of the Shaman: A Guide to Power and Healing*. San Francisco: Harper & Row, 1980.

Harrell, E.; Lambert, P.; and Achterberg, "The Effects of Electrical Stimulation of the Hypothalamus on Macrophagic Activity in the Rat.' *Physiological Psychology,* 9, 2 (1979): 193-196.

Harris, M. *Cows, Pigs, Wars and Witches: The Riddles of Culture*. New York: Vintage Books, 1978.

Hartman, F. *Paracelsus: Life and Prophecies*. Blauvelt, N. Y.: Rudolf Steiner, 1973.

Hazum, E.; Chang, K. J.; and Cuartrecasas, P. "Specific Monoplate Receptors for Beta-Endorphins". *Science* 205 (1979): 1033-1035.

Head, *Aphasia and Kindred Disorders of Speech,* vol. 1. Cambridge: Cambridge University Press, 1926.

Heidt, P. "Patients Tell Their Stories". Paper presented to the second Annual Conference on Imaging and Fantasy Process, New York, 1978.

Herbert, W. "Elaborating the Stress Response". *Science News* 24 (1983): 84.

Heron, W. "The Pathology of Boredom". *Scientific American* 196 (1957): 52056.

Hillman, J. *Re-Visioning Psychology*. New York: Harper & Row, 1975.

Horan, J. J.; Layne, F. C.; and Pursell, C.H. "Preliminary Studies of in Vivo' Emotive Imagery on Dental Discomfort". *Perceptual and Motor Skills* 42 (1976): 105-106.

Horowitz, M. "Visual Thought Images in Psychotherapy".

American Journal of Psychotherapy 12 (1968): 55-75.

—. *Image Formation and Cognition*. New York: Appleton, 1970.

—; Control of Visual Imagery and Therapeutic Intervention". In *The Power of Human Imagination*, edited by J. L. Singer and K. S. Pope. New York: Plenum, 1978.

Hultkrantz, A. "A Definition of Shamanism". *Temenos* 9 (1973): 25-37.

Humphrey, M. E., and Zangwill, O. L. "Cessation of Dreaming after Brain Injury". *Journal of Neurology, Neurosurgery, and Psychiatry* 14 (1951): 322-325.

Ingelfinger, F. J. "The Physicians Contribution to the Health System". *New England Journal of Medicine,* 295 (Sept. 2, 1976): 565-566.

Jackson, J. H. "On Right or Left-Sided Spasm at the Onset of Epileptic Paroxysms, and on Crude Sensation Warnings and Elaborate Mental States". *Brain* 3 (1980): 192-206.

Jacobsen, C. F. "Studies of Cerebral Function in Primates: 1. The functions of the frontal associations areas in monkeys". *Comparative Psychology Monographs.* 13 (1936): 3-60.

Jacobsen, E. "Electrical Measurements of Neuromuscular States During Mental Activities: Imagination of Movement Involving Skeletal Muscle". *American Journal of Physiology* 91 (1929): 597-608.

Jaffe, D. T., and Bresler, D. E. "Guided Imagery: Healing Through the Mind's Eye". In *Imagery: Its Many Dimensions and Applications,* edited by

J. E. Shorr; G. E. Sobel; P. Robin; and J. A. Connella. New York: Plenum, 1980.

James, W. *The Varieties of Religious Experience.* New York: Collier Books, 1961.

Janet, P. *Nervoses et Idees Fixes.* Paris: Akan, 1898.

Jellinek, A. "Spontaneous Imagery: A New Psychotherapeutic Approach". *American Journal of Psychotherapy* 3 (1949): 372-391.

Jilek, W. G. *Salish Indian Mental Health and Culture Change: Psycho Hygienic and Therapeutic Aspects of the Guardian Spirit Ceremonial.* Toronto and Montreal: Holt, Rinehart & Winston of Canada, 1974.

—. *Indian Healing.* Blaine, Wash.: Hancock House, 1982. Jilek-Aall, L. *Call Mama Doctor.* Seattle, Wash.: Hancock House, 1979.

Johannes, A. "Many Medicines in One: Curing in the Eastern Highlands of Papua New Guinea". *Culture, Medicine, and Psychiatry* (Mar. 4, 1980): 43-70.

John, E. R., and Killam, K. F. "Electrophysiological Correlates of Avoidance Conditioning in the Cat". *Journal of*

Pharmacology and Experimental Therapeutics 125 (1959): 252-274.

Johnson, J. E. "Effects of Accurate Expectations about Sensations on the Sensory and Distress Components of Pain". *Journal of Personality and Social Psychology* 27 (1973): 261-275.

—.; Rice, V. H.; Fuller, S. S.; and Endress, M. P. "Sensory Information Instruction in a Coping Strategy, and Recovery from Surgery". *Research in Nursing and Health.* 1(1) (1978): 4-17.

Jordan, C. S. "Mental Imagery and Psychotherapy: European Approaches". In *The Potential of Fantasy and Imagination,* edited by A. A. Sheikh and J. T. Shaffer. New York: Brandon House, 1979.

—, and Lenington, K. T. "Psychological Correlates of Eidetic Imagery and InducedAnxiety". *Journal of Mental Imagery* 3 (1979): 31-42. Jung, C. G. "TheStructure and Dynamics of the Psyche". In *Collected Works,* vol. 8. Translated by R. F. C. Hull. Princeton: Princeton University Press, 1960. (Originally published in 1926).

Kamiya, J. Material presented to the International Conference on Science and Shamanism, Esalen Institute, Big Sur, California, February, 1984.

Kanfer, F. H. "The Many Faces ofSelf-Control: or Behavior Modification Changes its Focus". In *Behavioral Self Management: Strategies, Techniques and Outcomes,* edited by R. B.Stuart.New York: Brunner/Maze!, 1977.

Kazdin, A. E., and Wileman, L.A. "Systematic Desensitization and Non-SpecificTreatment Effects: A Methodological Evaluation". *Psychological Bulletin* 83 (1975): 5.

Kazner, M. "Image Formation During Free Association". *Psychoanalytic Quarterly* 27 (1958): 465-484.

Kendall, L. "SupernaturalTraffic: EastAsianShamanism". *Culture, Medicine, and Psychiatry* 5 (1981): 171-191.

Kenner, C., andAchterberg, J. "Non-Pharmacologic Pain Relief for Patients". Presented to the American BumAssociation Annual Meetings, New Orleans, La., April, 1983. (Winner, JohnA. MoncriefAward, Best Scientific Paper, Allied Health Category.)

Kiester, E. "The Playing Fields of the Mind". *Psychology Today* 18 (July, 1984): 18-24.

Kleinman, A. "SomeIssues for a ComparativeStudy of Medical Healing". *International Journal of Social Psychiatry* 19(159) (1973): 159.

—, andSung, L. H. "Why DoIndigenous PractitionersSuccessfully Heal?" *Social Sciences and Medicine* 138 (1979): 7-26.

Klopfer, B. "Psychological Variables in Human Cancer". *Journal of Projective Techniques* 21 (1957): 331-340.

Kosbab, F. P. "Imagery Techniques in Psychiatry". *Archives of General Psychiatry* 31 (1974): 283-290.

Kramer, H., and Sprenger, J. *The Malleus Maleficarum.* Translated by Rev. Montague Summers. London: Pushkin Press, 1928. Original writing: 1486.

Kraus, R. F. "A PsychoanalyticInterpretation ofShamanism". *The Psychoanalytic Review* 591 (1972): 19-32.

Kreig, M. B. *Green Medicine: The Search for Medicines that Heal.* New York: Bantam, 1966.

Kretschmer, W. "MeditativeTechniques in Psychotherapy". In *Altered States of Consciousness,* edited by C. Tart. New York: Wiley, 1969.

Krieger, D. *Therapeutic Touch: How to Use Your Hands to Help or Heal.* Englewood Cliffs, N. J.: Prentice-Hall, 1979.

Krippner, S., and Villoldo, A. *The Realms of Healing.* Milbrae, Ca.: Celestial Arts, 1976.

LaBarre, W. *The Ghost Dance: Origins of Religion.* New York: Delta, 1972

—. *The Peyote Cult.* New Haven: Yale University Press, 1938.

—. "Shamanic Origins of Religion and Medicine". *Journal of Psychedelic Drugs* II, 1-2 (1979): 7-11.

Laing, R. D. *The Politics of Experience.* New York: Ballantine, 1967.

Landy, D., ed. *Culture, Disease and Healing: Studies in Medical Anthropology.* New York: Macmillan, 1977.

Lashley, K. "In Search of the Engram". *Symposium for the Society of Experimental Biology* 4 (1950): 425-482.

LaViolette, F. E. *The Struggle for Survival: Indian Cultures and the Protestant Ethic in British Columbia.* Toronto: University of Toronto Press, 1961.

Lazarus, A. A., and Abramovitz, A. 'The Use of 'Emotive Imagery' in the Treatment of Children's Phobias". *Journal of Mental Science* 108 (1962): 191-195.

Lea, H. C. *Materials Toward a History of Witchcraft, vol.* 1-3. Arranged and edited by Arthur C. Howland. New York: Thomas Yoseloff, 1957.

Leaf, A. "Every Day is a Gift When You Are Over 100". *National Geographic Magazine* 143 (1973): 93-118.

LeShan, L., *The Medium, the Mystic, and the Physicist.* New York: Ballantine Books, 1975.

—. *The Mechanic and the Gardener.* New York: Holt, Rinehart & Winston, 1982.

Lesser, I. M. "A Review of the Alexithymia Concept". *Psychosomatic Medicine* 32 (1981): 531-543.

Leuner, H. "Guided Affective Imagery: An Account of Its Development".*Journal of Mental Health* 1 (1977): 73-92.

—. "Basic Principles and Therapeutic Efficacy of Guided Affective Imagery". In *The Power of Human Imagination,* edited by J. L. Singer and K. S. Pope. New York: Plenum, 1978.

Levine, J. D.; Gordon, N. C.; and Fields, H. L. 'The Mechanism of Placebo Analgesia". *The Lancet,* Sept. 23, 1978, pp. 654-657.

Levy, J.; Trevarthen, C.; and Sperry, R. W. "Perception of Bilateral Chimeric Figures Following Hemispheric Deconnection". *Brain* 95 (1972): 61-78.

Lichstein, K. L., and Lipshitz, E. "Psychophysiological Effects of Noxious Imagery: Prevalence and Prediction". *Behavior Research and Therapy* 20 (1982): 339-345.

Lilly, C. *The Center of the Cyclone: An Autobiography of Inner Space.* New York: Julian, 1972.

—. *The Deep Self.* New York: Simon and Schuster, 1977. Lipkin, S. 'The Imagery Collage and its Use in Psychotherapy". *Psychotherapy:* Theory, *Research, and Practice* 2 (1970): 238-242.

Lipowski, Z. J. "Psychosomatic Medicine in the Seventies: An Overview". *The American Journal of Psychiatry* 134: 3 (1977): 233-238.

Locke, S. E. "Stress Adaptation and Immunity: Studies in Humans". *General Hospital Psychiatry* 4 (1982): 49-58.

—, and Homing-Rohan, M. *Mind and Immunity: Behavioral Immunology, An Annotated Bibliography 1976-1982.* New York: Institute for the Advancement of Health, 1983.

Loeb, E. M. 'The Shaman of Niue". *American Anthropologist* 26 (1924): 393-402.

Lommel, A. *Shamanism.* New York: McGraw Hill, 1967.

Lorr, M.; McNair, D. M.; and Weinstein, G. H. "Early Effects of Librium Used with Psychotherapy". *Journal of Psychiatric Research* 1 (1962): 257-270.

Lowie, R.H. *Primitive Religion.* London: Routledge & Sons, 1925.

Luria, A. *The Mind of a Mnemonist.* New York: Basic Books, 1968. Luthe, W. *Autogenic Therapy,* vol. 1-7. New York: Grune &Straton, 196

Lyman, B.; Bernardin, S.; andThomas, 5. "Frequency of Imagery in Emotional Experience". Perceptual and Motor Skills (1980): 1159-1162.

Lyons, A. 5., and Petrucelli, R. J. *Medicine: An Illustrated History.* New York: Harry N.Abrams, Inc., 1978.

Majno, G. *The Healing Hand: Man and Wound in the Ancient World.* Cambridge: Harvard University Press, 1975.

Maple, E. *Magic, Medicine, and Quackery.* New York: A. 5. Barnes & Co., 1968.

McMahon, C. E. "The Role of Imagination in the Disease Process: Pre-Cartesian History". *Psychological Medicine* 6 (1976): 179-184.

Meichenbaum, D. *Cognitive-Behavioral Modification: An Integrative Approach.* New York: Plenum, 1977.

—. "Why Does Using Imagery in Psychotherapy Lead to Change?" In *The Power of Human Imagination,* edited by J. L. Singer and K. S. Pope. New York: Plenum, 1978.

Melzack, R., andWall, P. D. "Pain Mechanism:A New Theory". *Science* 150 (1965): 971-979.

Meyer, A., and Beck, E. *Prefrontal Leucotomy and Related Operations: Anatomic Aspects of Success or Failure.* Springfield, Ill.: Charles C. Thomas, 1954.

Milner, B. "Brain Mechanisms Suggested by Studies of Temporal Lobes". In *Brain Mechanisms Underlying Speech and Language,* edited by F. L. Darley. New York: Grune &Stratton, 1968, pp.122-145.

—. "Interhemispheric Differences in the Localization ofPsychological Process in Man". *British Medical Bulletin* 27 (1971): 272-277.

Morrell, F., and Jasper, H. H. "ElectrographicStudies of the Formation of Temporary Connections in the Brain". *Electroencephalography and Clinical Neurophysiology* 8 (1956): 201-215.

Morrison, J. K. "Emotive Reconstruction Therapy.A Short-Term Psychotherapeutic Use of Mental Imagery". In *Imagery: Its Many Dimensions and Applications,* edited by J.E.Shorr; G. E. Soble; P. E. Robin; and J.A. Connella. New York: Plenum, 1980.

Munn, H. "The Mushroom of Language". In *Hallucinogens and Shamanism,* edited by M. Harner. New York: Oxford University Press, 1973.

Murray, M. *The Witch Cult in Western Europe.* Oxford: Oxford University Press, 1921.

Nauta, W. J. H. "SomeEfferent Connections of the Prefrontal Cortex in the Monkey". In *The Frontal Granular Cortex and Behavior,* edited by J. M. Warren and K.Akert. New York: McGraw-Hill, 1964.

Neher, A. "Auditory Driving Observed with Scalp Electrodes in Normal Subjects". *EEG and Clinical Neurophysiology* 13 (1961): 449-451.

—. "A Physiological Explanation of Unusual Behavior in Ceremonies Involving Drums". *Human Biology* 34 (1962): 151-160.

Ness, R. C., and Wintrob, R. M. "Folk Healing: A Description and Synthesis". American Journal of Psychiatry 138:11 (1981), 1477-1481.

Newman, H. "Health Attitudes: Locus of Control and Religious Orientation". Master's thesis, University of Texas Health Science Center, School of Allied Health Sciences, Dallas, 1983.

Noel, D. C. *Seeing Castaneda: Reactions to the "Don Juan" Writings of Carlos Castaneda.* New York: G. P. Putnam's Sons, 1976.

Nolen, W. *Healing: A Doctor in Search of a Miracle.* Random House, 1974.

Noll, R. "Shamanism and Schizophrenia: A State-Specific Approach to the 'Schizophrenia Metaphor' of Shamanic States". *American Ethnologist* 10(3)(1983): 443-459.

Nordland, O. "Shamanism as an Experience of the 'Unreal'". In *Studies of Shamanism,* edited by C. M. Edsman. Stockholm: Almquist &: Wiksell, 1967.

Olton, D. S., and Noonberg, A. R. *Biofeedback: Clinical Applications in Behavioral Medicine.* Englewood Cliffs: Prentice Hall, 1980.

Ornish, D. *Stress, Diet and Your Heart.* New York: Holt, Rinehart &: Winston, 1982.

Osler, W. *The Evolution of Modern Medicine.* New Haven: Yale University Press, 1921.

Oyle, I. *Magic, Mysticism and Modern Medicine.* Millbrae, Ca.: Celestial Arts, 1976.

—. *Time, S-pace and the Mind.* Millbrae, Ca.: Celestial Arts, 1976.

—. *The New American Medical Show.* Santa Cruz: Unity Press, 1979.

Page, J. *Blood: The River of Life.* Washington, D.C.: U.S. News Books, 1981.

Peavey, B. S. "Biofeedback Assisted Relaxation: Effects on Phagocytic Immune F unction". Ph.D. dissertation, North Texas State University, Denton, Texas, 1982.

Pelletier, K. *Mind as Healer, Mind as Slayer.* New York: Dell, 1977. Penfield, W., and Perot, P. "The Brain's Record of Auditory and Visual Experience". *Brain* 86 (1963): 595-596.

Perls, F. *Gestalt Therapy Verbatim.* New York: Bantam, 1970.

Perry, W. "Reconstitutive Process in the Psychopathology of the Self". *Annals of the New York Academy of Sciences* 96 (1962): 853-876.

Peters, L. G., and Price-Williams, D. "Towards an Experiential Analysis of Shamanism". *American Ethnologist* 7 (1980): 398-418.

Philips, C., and Hunter, M. "The Treatment of Tension Headache-II. EMG 'Normality' and Relaxation". *Behavioral Research and Therapy* 19(1981): 499-507.

Pilkington, T. L. "The Coincidence of Rheumatoid Arthritis and Schizophrenia". *Journal of Nervous and Mental Disease* 124 (1956): 604-607.

Popov, A. A. "How Sereptic Djarvoskin of the Nganasans (Tavgi Samoyeds) Became a Shaman". Translated by Stephen P. Dunn. In *Popular Beliefs and Folklore Tradition in Siberia,* edited by Vilmos Diozeg. Bloomington, Ind.: Indiana University Press, 1968.

Pribram, K. *Languages of the Brain.* Monterey, Ca.: Brooks/Cole Pub. Co., 1971.

—. "Problems Concerning the Structure of Consciousness". In *Consciousness and the Brain,* edited by G. G. Globus et al. New York: Plenum, 1976.

—. "What the Fuss isAllAbout". In *The Holographic Paradigm and Other Paradoxes,* edited by K. Wilber. Boulder: Shambhala, 1982.

Progroff, I. *The Symbolic and the Real.* New York: Julian Press, 1963.

—. "Waking Dream and Living Myth". In *Myths, Dreams and Religion,* edited by J. Campbell. New York: Dutton, 1970.

Rachman, S. *Phobias: Their Nature and Control.* Springfield, Ill.: Thomas, 1968.

Radin, P. *Primitive Religion.* New York: Viking, 1937.

Reed, G. F. "Sensory Deprivation". In *Aspects of Consciousness,* edited by G. Underwood and R. Stevens. London: Academic Press, in press.

Reichard, G. A. *Navaho Religion*. New York: Pantheon Books, Bollingen Foundation, 1950.

Reyher, J. "Spontaneous Visual Imagery: Implications for Psychoanalysis, Psychopathology and Psychotherapy". *Journal of Mental Imagery* 2 (1977): 253-274.

Risse, G. B. "Shamanism: The Dawn of a Healing Profession". *Wisconsin Medical Journal* 71 (1972): 18-23.

Rogers, M. P.; Dubey, D.; and Reich, P. "The Influence of the Psyche and the Brain on Immunity and Disease Susceptibility: A Critical Review". *Psychosomatic Medicine* 41 (1979): 147-165.

Rogers, S. "Shamans and Medicine Men". *CIBA Symposia* 4 (1942): 1202-1223.

Rothenberg, J., ed. *Technicians of the Sacred: A Range of Poetries From Africa, America, Asia, and Oceania*. Garden City, N.Y.: Doubleday, 1968.

Safer, M.A., and Leventhal, H. "Ear Differences in Evaluating Emotional Tones of Voice and Verbal Content". *Journal of Experimental Psychology: Human Perception and Performance* 3 (1977): 75-82.

Saland, L. C.; van Epps, D. E.; Ortiz, E.; and Samora, A. "Acute Injections of Opiate Peptides into the Rat Cerebral Ventricle:A Macrophagelike Cellular Response". *Brain Research Bulletin* 10 (1983): 523-528.

Salter, A. *Conditioned Reflex Therapy*. New York: Farrar & Straus, 1949.

Samuels, A. Material presented at a conference entitled "Beyond the Relaxation Response: Self-Regulation Mechanisms and Clinical Strategies", sponsored by UCLA Extension, Los Angeles, California. October 26-28, 1984.

Samuels, M., and Bennett, H. *The Well Body Book*. New York: Random House-Bookworks, 1973.

—, and—. *Be Well*. New York: Random HouseBookworks, 1974.

—, and Samuels, N. *Seeing with the Mind's Eye*. New York: Random House-Bookworks, 1975.

Saphir, R.; Gold, A.; Giambrone, J. et al. "Voodoo Poisoning in Buffalo, New York". *Journal of the American Medical Association* 202: 437-438, 1967.

Saretsky, T. *Active Techniques and Group Psychotherapy*. New York: Jason Aronson, 1977.

Schleifer, S. J.; Keller, S.E.; McKegney, F. P.; and Stein, M. "Bereavement and Lymphocyte Function". Paper presented at annual meeting, *American Psychiatric Association*, San Francisco, 1980.

Schneider, J.; Smith, C. W.; and Whitcher, S. "The Relationship of Mental Imagery to White Blood Cell (Neutrophil) Function: Experimental Studies of Normal Subjects". Uncirculated Mimeograph. Michigan State University, College of Medicine, East Lansing, Mich., 1983.

Schultz, J. H., and Luthe, W. *Autogenic Training: A Physiological Approach to Psychotherapy*. New York: Grune & Stratton, 1969.

Schwartz, G. E.; Weinberger, D. A.; and Singer, J. A. "Cardiovascular Differentiation of Happiness, Sadness, Anger, and Fear: Imagery and Exercise". *Psychosomatic Medicine* 43 (1981): 343-364.

Segal, J. "Biofeedback as a Medical Treatment". *Journal of the American Medical Association* 232 (April, 14, 1975): 179-180.

Seligman, M.E. P. *Helplessness*. San Francisco: W. H. Freeman & Co., 1975.

Selye, H. *The Stress of Life*. New York: McGraw-Hill, 1956.
Service, E. R. *A Profile of Primitive Culture*. New York: Harper & Brothers, 1958.

Shaw, W. A. "The Relation of Muscular Action Potentials to Imaginal Weight Lifting". *Archives of Psychology* (1940): 247-250.

Sheehan, P. W. "Hypnosis and Processes of Imagination". In *Hypnosis: Developments in Research and New Perspectives*, edited byE. Fromm, and R.E. Shor. New York: Aldine, 1979.

Sheikh, A., ed. *Imagery: Current Theory, Research and Application*. New York: Wiley, 1983.

—, and Jordan, C. S. "Oinical Uses of Mental Imagery". In *Imagery: Current Theory, Research and Application*, edited by A. Sheikh. New York: Wiley, 1983.

—, and Shaffer, J. T., eds. *The Potential of Fantasy and Imagination*. New York: Brandon House, 1979.

Sherrington, C. S. *Man on His Nature*. London: Cambridge University Press, 1940.

Shorr, J. E. *Psycho-Imagination Therapy: The Integration of Phenomenology and Imagination*. New York: Intercontinental Medical Book Corp., 1972.

—, Sobel, G. E.; Robin, P.; and Connella, J. A., eds. *Imagery: Its Many Dimensions and Applications*. New York: Plenum, 1980.

Silverman, J. "Shamanism and Acute Schizophrenia". *American Anthropologist* 69 (1967): 21-31.

Simonton, o. C.; Simonton, S.; and Creighton, J. *Getting Well Again.* Los Angeles: Tarcher, 1978.

Singer, J. S. *Imagery and Daydream Methods in Psychotherapy and Behavior Modification.* New York: Academic Press, 1974.

—, and Pope, K. S., eds. *The Power of the Human Imagination.* New York: Plenum, 1978.

Siskind, "Visions and Cures among the Sharanahua". In *Hallucinogens ans Shamanism,* edited by M. Harner. New York: Oxford University Press, 1973.

Smith, C. W.; Schneider, J.; Minning, C.; and Whitcher, S. "Imagery and Neutrophil Function Studies: A Preliminary Report". Prepublication and personal communication. Michigan State University, Dept. of Psychiatry, 1981.

Sommers, F. "Dualism in Descartes: The Logical Ground". In *Descartes,* edited by M. Hooker. Baltimore: Johns Hopkins University Press, 1978.

Spanos, N.; Horton, C.; and Chaves, J. "The Effects of Two Cognitive Strategies on Pain Threshold". *Journal of Abnormal Psychology* 84 (1975): 677-681.

Sperry, R. W., and Gazzaniga, M. S. "Language Following Surgical Disconnection of the Hemispheres". In *Brain Mechanisms Underlying Speech and Language,* edited by F. L. Darley. New York: Grune & Stratton, 1967, pp. 108-121.

Stampfl, T., and Lewis, D. "Essentials of Therapy: A Learning Theory-Based Psychodynamic Behavioral Therapy". *Journal of Abnormal Psychology* 72 (1967): 496-503.

Stat, D. K. "Ancient Sound: The Whistling Vessels of Peru". *El Quarterly Journal of the Museum of New Mexico* 85 (1979): 2-7.

Stein, M.; Schiavi, R.; and Camerino, M. "Influence of Brain and Behavior on the Immune System". *Science* 191 (1976): 435-440.

Steinberg, S. "Endorphins: New Types and Sweet Links". *Science News* 124 (1983): 136.

Stoddart, A. M. *Life of Paracelsus.* London, 1911.

Strosahl, K. D., and Ascough, J. S. "Clinical Uses of Mental Imagery: Experimental Foundations, Theoretical Misconceptions, Research Issues". *Psychological Bulletin* 89 (1981): 422-438.

Suedfeld, P. *Restricted Environmental Stimulation.* New York: Wiley Interscience, 1980.

—, and Borrie, R. A. "Altering States of Consciousness through Sensory Deprivation". In *Expanding Dimensions of Consciousness,* edited by A. A. Sugerman and R. E. Tarter. New York: Springer, 1978.

Suskind, J. "Visions and Cures Among the Sharanahua". In *Hallucinogens and Shamanism,* edited by M. Hamer. New York: Oxford University Press, 1973.

Tart, C. T. "A Psychophysiological Study of Out-of-the-Body Experiences in Selected Subjects". *Journal of the American Society for Physical Research,* vol. 62 (January 1968): 1-16.

—. *States of Consciousness.* New York: E. P. Dutton, 1975. Tenzel, J. H. "Shamanism and Concepts of Disease in a Mayan Indian Community". *Psychiatry* 33 (1970): 372-380.

Thomas, L. "On Warts". Chapter in *The Medusa and the Snail.*

Toronto, New York, and London: Bantam Books, 1980 .

Torrey, E. F. "What Western Psychotherapists Can Learn from Witchdoctors". *American Journal of Orthopsychiatry* 42: 1 (1972): 69-76.

Trestman, R. L. "Imagery, Coping and Physiological Variables in Adult Cancer Patients". Ph.D. dissertation, University of Tennessee, Knoxville, Tenn., 1982.

Trevor-Roper, H.R. *The European Witch-Craze of the Sixteenth and Seventeenth Centuries and Other Essays.* New York: Harper Torch-Books, 1969.

Tucker, D.M.; Roth, R.S.; Arneson, B. A.; and Buckingham, T.M. "Right Hemisphere Activation duringStress". *Neuropyschologia,* 15 (1977): 697-700.

Underhill, E. *Mysticism,* 4th ed.London: Methuen and Co., 1912.

Van Heerden, P. J. *The Foundation of Empirical Knowledge.* N. V.

Uitgeverij Wistik-Wassenaar, the Netherlands, 1968.

Volgyesi, F. A. "School for Patients. Hypnosis-Therapy and Psychoprophylaxis". *British Journal of Medical Hypnosis* 5 (1954): 8-17.

Wasson, R. G. Divine Mushroom of Immortality. Ethno-Mycological Studies, No. 1. New York: Harcourt, Brace, Jovanovich, 1968.

Waterman, T. T. " he Paraphernalia of theCuwamish 'SpiritCanoe' Ceremony". *Indian Notes,* Museum of the American Indian, 1930.

Weatherhead, L. D. *Psychology, Religion and Healing.* New York: Abingdon-Cokesbury Press, 1951.

Weisburd, S. "Food forMind and Mood". *Science News* 125 (1984): 216-219.

Wheeler, J.; Thome, K.S.; andMisner, C. *Gravitation.* San Francisco: Freeman, 1973.

White, K. D. "Salivation: TheSignificance of Imagery in its Voluntary Control". *Psychophysiology* 15, 3 (1978): 196-203.

Wike, J. A. "ModernSpirit Dancing of Northern Puget Sound". UnpublishedMaster's thesis, University ofWashington, Dept. of Anthropology, Seattle, Wash., 1941.

Wilber, K. *The Atman Project.* Wheaton, ID.: Quest, 1980.

—, ed. *The Holographic Paradigm and Other Paradoxes.* Boulder: Shambhala, 1982.

Wildschut, W. "Crow Indian Medicine Bundles". In *Museum of the American Indian,* edited by J.C.Ewers. New York: Heye Foundation, 1975.

Williams, T. A. *Dreads and Besetting Fears.* Boston: Little, Brown, 1923.

Wissler, C. *The American Indian.* New York: Oxford University Press, 1931.

Wolf, S. "Effects ofSuggestion andConditioning on the Action of Chemical Agents in HumanSubjects: The Pharmacology of Placebos". *Journal of Clinical Investigation* 29 (1950): 100-109.

Wolpe, J. *Psychotherapy by Reciprocal Inhibition.* Stanford: Stanford University Press, 1958.

—. *The Practice of Behavior Therapy.* New York: Pergamon, 1969.

Wolpin, M. "Guided Imagining to Reduce Avoidance Behavior". *Psychotherapy: Theory, Research and Practice* 6 (1969): 122-124.

Worthington, E.L., Jr. "The Effects of ImageryContent, Choice of Imagery Content, and Self-Verbalization on theSelf-Control of Pain". *Cognitive Therapy and Research* 2 (1978): 225-240.

Wybran, J.; Appelbrrom, T.; Famaey, J. D. et al. "Suggestive Evidence for Receptors for Morphine and Methionine-Enkephalin on Normal Human Blood T-Lymphocytes". *Journal of Immunology* 123 (1979): 1068-1070.

Yanouski, A., and Fogel, M. L. "Some Diagnostic and Therapeutic Implications of Visual Imagery Reactivity". *Journal of Mental Imagery* 2 (1978): 301-302.

Zilboorg, G. *The Medicine Man and the Witch during the Renaissance.* New York: Cooper Square, 1969.

Zubek, J.; Welch, C.; and Saunders, M. "Electroencephalographic Changes During and After 14 Days of Perceptual Deprivation". *Science* 139 (1963): 490-492.

Zukerman, M. "Hallucinogens, Reported Sensations, and Images". In *Sensory Deprivation: Fifteen Years of Research,* edited by J.P. Zubek. New York: Appleton-Century rofts, 1969.

ÍNDICE

Imágenes que curan, chamanismo
y medicina moderna de Jeanne Achterberg,
compuesto con tipos Montserrat en portadillas
y créditos y Cormorant Garamond
en el resto de tripas,
bajo el cuidado de Cecilia Brañas y Elisa Díaz,
se terminó de imprimir el 28 de junio de 2023.

LAUS DEO